HEINE BAKKEID

Heine Bakkeid est un auteur norvégien. *Tu me manqueras demain* (Equinox/Les Arènes, 2020) est son premier roman traduit en français. Il est suivi de *Rendez-vous au paradis*, paru chez le même éditeur. Tous ses livres sont repris chez Pocket.

RENDEZ-VOUS AU PARADIS

ÉGALEMENT CHEZ POCKET

Tu me manqueras demain

Rendez-vous au paradis

HEINE BAKKEID

RENDEZ-VOUS AU PARADIS

Traduit du norvégien
par Céline Romand-Monnier

EQUINOX
les arènes

Titre original :
MÖT MIG I PARADISET

MIXTE
Papier issu de sources responsables
FSC® C003309

L'éditeur de cet ouvrage s'engage dans une démarche de certification FSC® qui contribue à la préservation des forêts pour les générations futures.

Pour en savoir plus :
www.editis.com/engagement-rse/

ISBN : 978-2-266-32135-8

Dépôt légal : novembre 2022

Kripos, la police criminelle, administre le fichier central des personnes recherchées en Norvège. Mille huit cents nouvelles inscriptions par an. Soit cinq par jour. Dans ces affaires, on travaille toujours à partir de quatre scénarios : le suicide, la disparition volontaire, l'accident, et bien sûr la disparition par le fait d'autrui…

La dernière journée de travail de Robert Riverholt

« Alors ? Qu'en penses-tu ? »

Milla Lind était assise, les jambes serrées. Elle avait ce jour-là opté pour un tailleur-pantalon et une coiffure que Robert Riverholt lui avait vue sur la jaquette de ses livres. Elle parlait toujours d'une voix douce et agréable, sans se pousser du col, sans sombrer dans les verbiages de ses autres clients. Ses questions n'étaient jamais posées machinalement, pour combler les vides de la conversation. Elle interrogeait parce qu'elle voulait savoir. C'était ce qu'il préférait chez elle. Ça, et ses yeux.

« C'est bien. »

Il lui rendit ses pages de manuscrit et se renfonça dans son fauteuil, la main dans les cheveux, le sourire aux lèvres.

« J'ai hâte de lire la suite.

— Génial ! » renchérit vivement Pelle Rask de son canapé, plus loin dans l'appartement sous les toits, sans même lever les yeux de son iPad.

Robert constata que, avec ses cheveux mi-longs luisants tirés en arrière et sa chemise cintrée ouverte jusqu'au troisième bouton, l'agent suédois de Milla avait une fois de plus endossé le style vendeur de *timeshare* aux Canaries.

Milla pivota vers lui sans rien dire avant de s'adresser de nouveau à Robert :

« J'ai envie de conclure la série sur l'entrée de Gjertrud dans la vie d'August Mugabe. » Elle attrapa quelques mèches de cheveux, les roula entre ses doigts. « L'instant qui a tout changé. »

Au début, Robert avait perçu cette manie comme le signe d'un manque d'assurance, il avait cru à une timidité maladroite la poussant à porter sa main à ses cheveux pour les ordonner, les arranger. Il savait désormais que ce n'était pas le cas.

« C'est quand sa fille a disparu, n'est-ce pas ?

— Oui, c'est ça. »

Le regard de Robert erra par les fenêtres vers le ciel sans nuages d'Oslo.

« Je crois que ce serait une digne conclusion de ce projet.

— August me fait penser à toi. » Milla relâcha ses mèches, glissa un stylo plaqué or entre ses lèvres, l'y garda quelques secondes puis se mit à tambouriner avec sur son pantalon tout en l'observant. « De plus en plus.

— Ouh là ! »

Robert s'arracha un rire enjoué.

J'ai laissé les choses aller trop loin, songea-t-il, obligeant ses muscles faciaux à obéir, à ne pas faillir. Bien, bien trop loin.

Elle l'observait encore.

« Je ne sais pas si ça a toujours été le cas ou si c'est moi qui le façonne ainsi.

— Eh bien, surtout, ne le répète à personne. »

Il lui fit un clin d'œil, se tapa sur les cuisses et se leva. Saluant de la tête Pelle sur son canapé, il se dirigea vers l'entrée, où il s'arrêta et se retourna.

« On se voit à Tjøme ce soir. Tu as rassemblé les troupes, hein ?

— Oui, confirma Milla, le rejoignant avec son manuscrit à la main. Ils vont venir. » Elle s'arrêta, respira. « Tu as découvert quelque chose ? Du nouveau ?

— Ce soir, Milla. On en parlera ce soir. »

Dehors, le soleil envahissait le ciel et, sous ses rayons plongeant entre les immeubles, les rues de la capitale devenaient si belles, si belles… Depuis qu'il avait sauté de sa roue de hamster pour se mettre à son compte, Robert Riverholt était totalement épris de cette ville. Conquis par son architecture et ses paysages sonores, au point de ne pas remarquer le pas déterminé qui s'approchait derrière lui, l'ombre qui se déployait sur lui alors qu'il s'engageait dans une ruelle plantée d'arbres vénérables. Il ne nota rien d'autre que le canon contre son occiput et le déclic métallique du percuteur sur l'amorce. Et le soleil disparut.

PREMIÈRE PARTIE

Ceux à qui on manque

Chapitre 1

Je n'ai jamais aimé la transition de l'hiver au printemps. Les arbres nus et tortueux rappellent des mutations végétales au lendemain d'une attaque nucléaire. Tout Stavanger se noie sous d'infinies giboulées qui rendent la ville grise et vert algue.

Il y a plus de monde qu'avant dans les bureaux de NAV, l'agence pour l'emploi de Klubbgata. Ça se bouscule sur le canapé de la salle d'attente, les visages sont figés, confits dans leur résignation à la défaite.

« Thorkild Aske. » La poignée de main d'Iljana n'a pas changé depuis notre dernière entrevue. Peut-être un peu plus apathique, plus froide : l'impression de saluer un cadavre dans un congélateur. « Ravie de vous revoir, déclare-t-elle sans une once de conviction avant de se laisser choir sur une chaise de bureau à dossier ergonomique.

— Ah oui, alors. Absolument ravi ! »

Je m'assieds.

« Vous souvenez-vous de votre numéro d'identité ?

— Bien sûr. »

Je retrouve entre nous la coupe de bananes en plastique, toujours aussi glauques. Je constate qu'elles ont maintenant la compagnie d'une poire et d'une grappe de raisins rouges, sans pour autant que l'atmosphère générale en soit devenue plus fruitée.

« Pouvez-vous me l'indiquer ? »

Elle se balance d'avant en arrière, légèrement agacée.

Je récite le numéro pour qu'Iljana puisse enfin se détourner de mon visage abîmé et porter son regard sur son écran d'ordinateur.

« Vous souhaitez donc déposer une demande de pension d'invalidité en lieu et place de l'allocation de retour à l'emploi…

— Oui. » Je lui tends l'enveloppe que j'ai apportée. « En concertation avec mon groupe de prise en charge, je suis arrivé à la conclusion que c'était la seule voie possible. »

Elle retire ses lunettes d'un coup sec.

« Après ce qui s'est passé quand vous avez…

— Rendu visite à ma sœur dans le Nord-Norge, l'automne dernier, oui.

— Vous avez tenté de… » Iljana m'observe d'un air hésitant. « … vous supprimer ?

— Oui. Deux fois, en fait. Vous trouverez les rapports dans l'enveloppe. »

Iljana toussote en feuilletant le dossier.

« Oui. Une fois avec un… » Elle lève les yeux. « Un harpon ?

— Je subissais trop de pression.

— De pression de… notre part ? De la part de NAV ? »

J'acquiesce encore.

Ulf, mon ami et psychiatre, a décidé que le moment était venu de tenter le grand chelem : l'invalidité totale. Ulf et mon médecin traitant ont même écrit ensemble une lettre dans laquelle ils prétendent que c'est l'insistance de NAV à m'envoyer travailler dans un centre d'appels à Forus qui a provoqué mes deux tentatives de suicide avortées, l'une où je me suis jeté à la mer, l'autre où je me suis tiré un harpon dans la main et la poitrine. Aucune mention n'est faite de l'affaire dans laquelle j'étais allé m'empêtrer. Ulf a même menacé d'alerter la presse si NAV continuait son manège avec ce patient cérébrolésé hautement suicidaire, qui avait d'importants besoins thérapeutiques.

« Bon. » Iljana vérifie les papiers. « Alors, en ce qui nous concerne, je crois que nous avons tout ce qu'il nous faut pour continuer. »

Elle rassemble les documents, les remet dans l'enveloppe, puis joint les mains sur ses genoux.

« Qu'est-ce qui va se passer, maintenant ? »

Je frotte mes doigts sur ma cicatrice à la paume. Elle me fait encore mal au point de pénétration du harpon, surtout les jours de pluie, et ce n'est pas ce qui manque à Stavanger.

« Bon. » Elle serre ses pouces l'un contre l'autre. « L'étape suivante sera le bilan neuropsychologique.

— Qui consiste en quoi ? »

Elle tourne la tête dans ma direction, sans que nos regards se croisent.

« Il s'agit d'une série de tests cognitifs. Vous serez convoqué dans le courant du printemps.

— Merci », dis-je en me levant.

Iljana m'adresse un sourire compassé, qui n'atteint pas les yeux, avant de se pencher vers la coupe de fruits en plastique.

« Restez bien tranquille, Aske. Respectez vos limites. Pas de déplacement pendant que votre dossier est à l'examen.

— Plus jamais. Uniquement des soirées calmes dans mon studio, en méditation profonde sur les singularités de la vie en général et de NAV en particulier. »

Iljana secoue faiblement la tête et se concentre à nouveau sur son ordinateur. Je m'en vais.

Mon portable sonne avant même que je sois sorti de l'agence.

« Terminé ? »

La voix d'Ulf est tendue. En fond sonore résonnent un moteur et la chanson d'Arja Saijonmaa, « *Jag vill tacka livet*[1] ».

« Terminé.

— Et ?

— Je vais recevoir une convocation pour l'examen neuropsychologique dans le courant du printemps.

— Bon, bon. Alors c'est parti. Bien, bien. »

Il y a un blanc, Ulf allume son clignotant, il fredonne en mastiquant frénétiquement un de ses chewing-gums à la nicotine :

« *Det har gitt mig smärtan så att jeg kan skilja lyckan ifrån sorgen*[2]... »

1. « Je veux remercier la vie. » *(Toutes les notes sont de la traductrice.)*

2. « La vie m'a donné la douleur pour que je puisse distinguer le bonheur du chagrin. »

À mon retour de Tromsø, Ulf m'a supprimé certains médicaments et, histoire de donner le bon exemple, il a lui-même renoncé aux Marlboro. S'est ensuivie une terrible surconsommation de patchs et de chewing-gums à la nicotine. Nous n'avons pas tardé à nous rendre compte qu'il s'était mis dans un sacré pétrin avec cette décision. Il ne peut désormais plus céder à l'appel du tabac sans devoir aussi sec réévaluer mon régime médicamenteux. Le tout a évolué en guerre de positions non déclarée : j'attends, il mâche.

« Au fait, tu as préparé tes affaires pour demain ? s'enquiert-il, juste avant que je raccroche.

— Oui. Ma valise est bouclée.

— Pas de cafetière ni autres conneries inutiles, comme la dernière fois ? Tu n'as pas les moyens de te mettre dans la merde, cette fois, Thorkild.

— Rien que des vêtements et des bonnes intentions. Pas de bêtises, cette fois.

— Cette possibilité avec Milla Lind, c'est peut-être la dernière que tu auras de…

— Je te le promets.

— Doris a hâte de faire ta connaissance. Elle n'a jamais rencontré d'Islandais.

— À moitié. Je ne suis qu'à moitié islandais, tu le sais, et je n'ai pas foutu les pieds là-bas depuis plus de vingt ans.

— Peu importe. Le truc, c'est qu'elle a hâte.

— Ulf. » Je serre les paupières face au soleil de printemps qui impose sa présence au cœur de Stavanger, entre deux averses au-dessus du bâtiment de NAV. « En ce qui concerne ce dîner…

— Laisse tomber. Je t'invite et tu viens. Aucune excuse, cette fois... *Och alla sånger som är samma sånger*[1]... Ah oui, au fait, précise Ulf au milieu de son duo avec Arja. Il faudrait acheter du cerfeuil.

— Quoi ?

— Du cerfeuil. Il faut que tu apportes du cerfeuil.

— C'est quoi, le cerfeuil ?

— Du cerfeuil ! aboie-t-il, ses maxillaires travaillant à plein régime. C'est une sorte de persil. Passe dans un supermarché en venant.

— Je suis obligé ?

— *Och alla sånger som är sanna*[2]... Oui. »

1. « Et toutes les chansons sont les mêmes chansons. »
2. « Et toutes les chansons sont vraies. »

Chapitre 2

« Ulf dit que vous êtes impuissant… »

À la table de cuisine d'Ulf dans sa maison d'Eiganes, Doris me considère d'un air interrogateur. Cette nouvelle petite amie est une sexologue, chroniqueuse et blogueuse allemande de cinquante-sept ans. Il l'a rencontrée à un congrès à Bergen.

« Non ! Il croit que ! » rectifie Ulf, qui hache du cerfeuil de toutes ses forces sur l'îlot de cuisine juste à côté.

Il porte une tunique ample sans manches et je vois trois patchs de nicotine sur son bras.

Doris rompt un petit pain et dépose les morceaux sur une soucoupe à côté de son bol. Ulf vient bientôt saupoudrer une poignée de cerfeuil sur sa soupe. Elle trempe un bout de mie dans le liquide trouble pour noyer les fines herbes, puis le mastique énergiquement.

« Dites-moi, vous vous masturbez souvent ? »

Je fixe intensément mon potage, comme si je n'avais pas entendu la question.

« Thorkild ne se masturbe pas », glisse obligeamment Ulf tout en nous servant de vin, avant de s'asseoir entre nous.

Doris plonge un autre bout de pain dans sa bouillie de cerfeuil, m'observe entre ses cils.

« Alors, comment le savez-vous ?

— Eh bien, justement. » Ulf se lèche le bout des doigts. « Il ne sait pas. Il se crée ces obstacles, des barrières infranchissables, pour ne pas avoir à s'investir dans le monde hors de son studio. Aske fuit tout ce qui pourrait être qualifié d'interaction humaine.

— L'ermite moderne », dis-je, tentant désespérément de paraître affable en cette soirée mondaine cauchemardesque.

J'attrape mon verre et le vide d'un trait. Doris joint les mains sous son menton. Elle a les cheveux courts, teints en roux, une coupe moderne ébouriffée qui pourrait évoquer une composition de fleuriste maniaco-dépressif. Ses lèvres fines sont rouge foncé, sa peau blanche flasque, mais elle ne paraît ni en surpoids ni bouffie, on dirait plutôt qu'elle vient de perdre quelques kilos et que sa peau n'a pas eu le temps de s'ajuster. Elle a l'air contente, tant d'elle-même que du décolleté plongeant qu'elle a choisi pour l'interrogatoire de ce soir.

« Avez-vous essayé de vous placer dans un scénario sexuel, d'imaginer des situations, des gens qui d'ordinaire éveilleraient chez vous une réaction sexuelle avec érection induite ?

— Je ne sais pas… » Crispé, je baisse de nouveau les yeux sur mon potage, son odeur doucereuse et le liquide vert huileux me rappellent des eaux saumâtres envahies par les algues. « … quoi… dire… »

Quand elle a fini de manger, Doris sort une cigarette de son sac et l'allume ; Ulf fixe la braise rougeoyante d'un œil torve et languissant.

« Il faut oser fantasmer, poursuit-elle. Réaffranchir vos désirs. »

Elle se penche en avant, souffle un nuage de fumée vers le plafond.

« Parfois, on les relègue aux oubliettes en se figurant qu'ils ne nous sont plus accessibles. L'oppression sexuelle n'est pas un concept exclusivement féminin, vous savez. Elle n'est pas forcément le fait d'autrui non plus. »

Elle tire sur sa cigarette, recrache la fumée avec un plaisir visible.

« Je peux vous donner quelques exercices qu'il pourrait valoir la peine d'essayer quand vous êtes seul.

– Merci. » Je remue sans but ma cuillère dans mon potage. « C'est vraiment trop gentil de votre part. »

Contrarié, Ulf se détourne de Doris et de sa cigarette et passe la main sur les pansements de son bras. Il braque ensuite son regard sur moi.

« On devrait peut-être faire un dernier récapitulatif de ce qui t'attend à Oslo demain ?

– OK. »

Je me félicite de pouvoir changer de sujet et de voir Ulf souffrir autant que moi.

« J'adore les livres de Milla, ronronne Doris. Peu d'auteurs ont su créer meilleur antagoniste que Gjertrud, la femme d'August Mugabe. Vous en avez lu, d'ailleurs ? »

Je secoue la tête.

« Eh bien, continue-t-elle, utilisant son bol à soupe comme un cendrier. Milla Lind n'est pas seulement la reine incontestable du polar en Scandinavie, elle a aussi une grande renommée en Allemagne. »

Tout en lapant sa soupe, Ulf rebondit sur ce qu'elle vient de dire :

« Elle a écrit douze livres sur un *lensmann*[1] mélancolique, au savoureux nom d'August Mugabe, dont l'épouse a tenté d'attenter à ses jours à deux reprises au moins…

– Trois, corrige-t-elle.

– Quoi ? » Ulf lâche sa cuillère et dévisage Doris et sa cigarette d'un air agacé. « Non, c'est deux. La première…

– La femme de Mugabe a essayé de le tuer trois fois. » Doris se ressert de vin. « Dans le premier livre, elle l'empoisonne ; dans le quatrième, elle met le feu au chalet alors qu'il est bourré de somnifères et dort dans la mezzanine, et dans le huitième…

– Non, non. Le tueur à gages qui essaie de le tuer dans le huitième livre agit tout à fait clairement sur les ordres de Brandt, son chef corrompu. Il le dit lui-même avant de tirer, c'est la salutation d'un vieil ami. Si ça avait été Gjertrud, il aurait dit que c'était la salutation d'un "être aimé"… »

Ulf m'observe en hochant la tête d'un geste appuyé, comme pour solliciter une confirmation de sa thèse. Refusant de valider une quelconque théorie de l'homme qui s'interpose entre moi et mes cachets, je l'ignore et me tourne vers Doris.

« C'est précisément parce qu'il dit cela que nous savons que c'est Gjertrud la commanditaire, rétorque-

1. Fonctionnaire de police rurale, exerçant aussi certaines fonctions administratives civiles, dont le grade correspond à celui de commissaire de police.

t-elle. Dire que c'est de la part d'un vieil ami n'est que la dernière offense en date de cette presque septuagénaire gorgée de mépris pour l'homme qui a refusé de lui donner un enfant. Ça va avec les pommes de terre froides qu'elle lui sert toujours pour le dîner. Forte symbolique de la femme sans enfants, pétrie de chagrin et de regrets amers. »

Ulf fait claquer sa langue.

« Hmm, oui, tu as peut-être raison. »

Il revient vers moi :

« Comme tu le sais, Robert Riverholt, le précédent consultant de Milla Lind, a été abattu en pleine rue par son ex-femme il y a six mois. Sa mort a été un coup très dur pour Milla, qui n'a plus travaillé depuis. Je faisais une formation de thérapie du deuil à Fornebu quand j'ai rencontré sa psychiatre. Milla et son consultant venaient à peine de commencer le travail de documentation quand il est mort, alors elle a besoin d'aide pour mener à bien les recherches avant de se lancer dans l'écriture de son dernier roman sur August Mugabe. Des lecteurs du monde entier attendent ce livre, Aske.

— Et c'est là que j'interviens ? Comme consultant criminel, quoi que cela puisse bien vouloir signifier ?

— Dix jours avec la plus grande autrice de polars du pays, pour trois mille cinq cents couronnes par jour, me rappelle Ulf en portant un toast silencieux.

— Tout plutôt qu'être envoyé par NAV mouler des chandelles dans un atelier à Auglendsmyrå…

— De toute façon, tu as quelques semaines avant ton bilan neuropsychologique, et c'est un travail tout ce qu'il y a de tranquille et de sûr. Voyager avec Milla Lind en personne, voilà une ordonnance que je n'ai pas l'occasion de signer tous les jours.

— Merci, dis-je laconiquement en vidant mon verre de vin. J'ai besoin de cet argent.

— Oui, nous en avons besoin, et comment, renchérit Ulf avant de s'adresser à Doris : Je pense d'ailleurs que Gjertrud va tenter une ultime fois de tuer August Mugabe dans ce dernier livre… Et que la série se conclura sur la réussite de l'opération. Hein ? Ce serait quelque chose, non ?

— Absolument. » Doris sort une autre cigarette. « Je n'en attends pas moins. »

Son bol entre les mains, Ulf s'appuie d'un geste démonstratif contre le dossier de sa chaise et boit le reste de sa soupe.

« Tu les retrouves demain à treize heures au Bristol », reprend-il ensuite.

Il extrait un paquet de chewing-gums à la nicotine de sa poche, en expulse deux ou trois de l'emballage et se les pose sur la langue.

« L'avion d'Oslo décolle à huit heures et demie, donc mets bien ton réveil. De toute manière, je t'appellerai pour m'assurer que tu es prêt. On peut aussi revoir ta liste de médicaments, si tu veux, au cas où tu voudrais discuter de quelque chose…

— Tu sais ce que je voudrais. »

Je repose mon verre.

« Ce temps est révolu. » Ulf promène sa langue pour se nettoyer la bouche, ses doigts jouent sur la porcelaine. « Pour toi comme pour moi. » Il se lève, commence à débarrasser la table. « Tu t'y es appliqué quand tu étais à Tromsø. Mais si tu ne te sens pas prêt pour ce voyage, je le respecte tout à fait, ça ne fait même pas six mois que tu étais sous les balles, et nous pouvons parfaitement…

— Non, je veux le faire. Je me disais juste que ça pourrait être bien d'avoir quelque chose sous la main au cas où, au moins une plaquette d'Oxynorm ou…

— Laisse tomber. Neurontin, Risperdal, et Seroplex contre l'anxiété. Pas de Seresta, pas d'oxy. C'est le deal.

— Le Seroplex, c'est pour les chatons. »

Ulf grimace et va cracher ses chewing-gums dans l'évier, en expulse deux autres de la plaquette.

« Et ça, à ton avis, c'est quoi ? » Il me présente les chewing-gums dans sa paume. « Nous avons tous deux choisi de sacrifier quelque chose pour notre santé. Si moi j'y arrive, tu vas bien y arriver aussi.

— Et si j'ai des insomnies ?

— Eh bien, tu boiras une tasse de camomille et tu écriras un poème là-dessus. »

Doris pose sa cigarette allumée dans son bol.

« N'est-ce pas un peu dangereux, Ulf, de l'envoyer là-bas sans rien d'autre que du Seroplex ? »

Ulf souffle par le nez et lance les chewing-gums dans sa bouche.

« Absolument pas. C'est précisément à cause de ce qui s'est passé la dernière fois qu'il n'a pas les cachets qu'il désire. »

Exaspéré, je secoue la tête en me levant pour partir. Doris vient vers moi, pose la main sur mon épaule.

« Concernant ce dont nous parlions tout à l'heure, vous devriez peut-être employer cette période de déplacement à chercher un chemin de retour vers votre sexualité.

Voyez si vous osez être curieux, fantasmer, réfléchissez à ces questions. » Elle s'arrête un instant et m'observe avec un demi-sourire. « Vous pensez que vous pourriez avoir envie de faire ça ?

— Ulf dit que les fantasmes sont dangereux pour moi.

— Eh bien… » Elle pince les lèvres, les plis de ses commissures se contractent. « Il faut toujours réfléchir à la destination où nous emmène notre imagination et surtout aux fantasmes auxquels on s'adonne ; mais on a aussi le droit de les garder pour soi, en soi, vous savez. Tant que vous avez le sentiment qu'ils vous apportent quelque chose et ne nuisent ni à vous ni à autrui…

— Vous avez raison. » Je lui adresse une espèce de sourire et lui serre brièvement la main. « Tant qu'ils ne nuisent pas… »

Chapitre 3

À part le chauffeur et moi, le bus 9 pour Tananger est vide. Il fait nuit, les lueurs jaunes des réverbères glissent sur les vitres et le véhicule oscille légèrement, comme un navire qui dérive dans le doux soir de printemps. Nous sortons de la ville, roulons vers l'ouest; il y a de jeunes feuilles sur les arbres, du tussilage émerge sur le bas-côté.

Je descends à l'arrêt juste devant l'ancienne chapelle. Le parking est désert. De petites lumières brillent entre les arbustes de la haie derrière l'édifice.

Sitôt arrivé sur le sentier du cimetière, je m'arrête. Devant moi, je vois de nouveaux tas de terre brune avec des fleurs, des pierres tombales gravées de lettres dorées, des anges et des oiseaux, éclairés par des bougies d'extérieur et des lampions en verre. Des nuages anthracite arrivant de la mer déferlent dans le ciel sans lune. Je suis venu souvent depuis mon retour de Tromsø. La première fois, je suis resté ici, sans entrer dans le cimetière proprement dit.

Je longe le sentier entre les parcelles. Un faible courant d'air m'arrête dans ma progression, j'aperçois sa stèle.

La quatrième en partant du chemin, flanquée de deux lampions. Un seul est allumé. Je m'immobilise, les yeux rivés sur le noir de la pierre.

« C'est dans l'obscurité qu'il est le plus beau, déclare soudain une voix derrière moi.

— Quoi ? » Je me retourne vivement et me trouve nez à nez avec un homme d'un certain âge en manteau marron et chapeau. Il est à quelques pas de moi, accompagné d'un chien hirsute qu'il tient en laisse. « Pardon, vous disiez ?

— Le cimetière, répond-il d'un ton doux. Je préfère venir le soir, moi aussi. Il a l'air moins dénudé de nuit, et puis c'est si joli, avec les bougies, même quand il fait mauvais.

— Oui. » Je resserre le col de ma veste. « C'est joli.

— Vous avez de la famille ici ?

— Non, elle… »

Je m'interromps.

« Ma femme. » D'un geste du front, l'homme désigne une rangée de l'autre côté. « Veuf depuis bientôt sept ans. Ma fille m'a suggéré de prendre un chien. » Il sourit vers l'animal à ses pieds. « Pour la compagnie. C'est bien d'avoir quelqu'un pour combler le vide en attendant le jour où nous nous retrouverons. » Il m'observe, le regard rehaussé de conviction intime. « Au paradis. » Je hoche à peine la tête. « Vous, vous avez un chien ?

— Quoi ?

— Un chien…

— Non, moi, je prends des cachets ; la pilule du bonheur.

— Ah ? Ça aide ?

— Je ne sais pas trop. »

Mon regard se réfugie auprès de la tombe de Frei.

« Bon », conclut l'homme quand son chien se met à tirer sur sa laisse.

Ils disparaissent dans la nuit.

Je m'attarde quelques instants, puis fais un pas en avant dans l'herbe moelleuse. Le sol paraît tout de suite plus froid, comme si l'hiver n'avait pas totalement lâché prise ici. Je m'empresse de regagner le sentier et me mets à courir vers le parking.

Chapitre 4

Il fait humide à Oslo, et plus frais qu'à Stavanger, où les arômes du fumier de Jæren commençaient déjà à se déposer sur la ville. Au restaurant de l'hôtel Bristol, on me dirige vers le vestiaire. Une femme échange ma veste contre un ticket, puis je retourne dans le vestibule. Le jardin d'hiver et le bar de la bibliothèque sont presque pleins, quelqu'un joue du piano, il règne une puissante odeur de café torréfié et de steak aux oignons. Je promène mon regard sur la clientèle jusqu'à ce que j'aperçoive une femme et deux hommes partiellement dissimulés par de grandes plantes vertes. La femme me sourit et me fait signe, tandis que les deux hommes me regardent approcher d'un air modérément curieux.

Je rends le signe d'un geste gauche et les rejoins.

« Vous devez être Aske. » La femme se lève quand j'arrive à leur table. « Nous vous attendions. »

Je confirme et lui serre la main.

« Eva. Je suis l'éditrice de Milla.

— Thorkild Aske.

— Pelle Rask, se présente le plus jeune des deux hommes en restant assis sur son siège. Je suis l'agent de Milla. C'est nous, à l'agence Gustavsson, qui nous occupons des droits étrangers.

— Halvdan. » L'autre homme se lève pour me saluer. « Directeur de la maison d'édition.

— Et vous partez à Tjømc tout à l'heure ? s'enquiert Eva une fois que nous sommes tous assis.

— Oui. C'est ce qui est prévu.

— Bon, bon. » Halvdan prend sa fourchette et s'attaque à un millefeuille. « Ça va être bien, vous allez voir.

— Je crois qu'elle a hâte de vous rencontrer, précise Eva, mais nous pensions qu'il serait tout de même préférable d'aborder certaines choses entre nous au préalable. »

Un serveur vient déposer devant moi une tasse et une petite cafetière.

« Alors, fait Halvdan entre deux bouchées, vous êtes un ancien enquêteur à l'Inspection générale de la police ? »

Sa fourchette en suspens, il m'observe sous ses sourcils broussailleux dans l'attente d'un commentaire de ma part.

« C'est exact, mais ce temps-là est révolu. »

Tous trois me dévisagent en hochant la tête. Ils sont au courant de mon parcours.

« Il y a quelques années, j'ai été radié des cadres et condamné à trois ans et demi de réclusion criminelle à la prison de Stavanger.

— Et maintenant, vous êtes free-lance. » Le directeur de la maison d'édition retourne à son gâteau, avant de pointer sa fourchette sur Eva. « N'est-ce pas Viknes-Eik qui a écrit un essai sur le fait de devoir expier ses péchés ?

— Oui, répond-elle en sirotant son vin. *En disgrâce*. Poignant.

— *En disgrâce*, c'est ça. Une lecture déchirante. »
Il manie sa fourchette comme un sceptre entre nous. « Vous l'avez lu ? »

Je secoue la tête. J'aurais pu dire que j'en connais un rayon sur la déchéance, sur la destruction d'une carrière et d'une âme, j'aurais pu dire que j'ai à Stavanger un psychiatre qui se demande parfois si je ne continue pas de descendre la pente, mais je ne me sens pas d'humeur à jouer les pisse-froid au premier rendez-vous et puis je doute que le jardin d'hiver et le bar de la bibliothèque soient le lieu le plus approprié pour la franchise clinique déguisée en bavardage pince-sans-rire.

Halvdan fait pivoter avec lenteur sa fourchette sur son axe et ferme les yeux.

« Il y expose sa méfiance viscérale envers la sanction et la détention, et exalte une société où la notion d'expiation viendrait de l'intérieur.

— "C'est dans mes prunelles que tu verras les grilles de ma geôle", ajoute Eva.

— Oui. Oui. Cette phrase, oui.

— Vous allez devoir signer une clause de confidentialité, glisse l'agent. Cela implique le silence complet sur tout ce que vous pourriez apprendre sur le prochain livre de Milla, ainsi que sur elle et sur sa vie privée. »

J'acquiesce.

« Parlez-moi du précédent consultant de Milla. » Je bois une gorgée de café. « J'ai cru saisir que Robert Riverholt avait…

— Été abattu, coupe le directeur de la maison d'édition. Une histoire épouvantable. Qui nous a tous beaucoup touchés…

— Riverholt était un ex-policier, avec une vie privée compliquée. » Pelle passe un doigt sur l'anse de sa tasse. « Sa femme était malade, elle lui a tiré dessus en pleine rue avant de repartir en voiture et de se suicider sur un parking, près du Maridalsvannet. »

Eva pose sa main sur la mienne.

« Cette tragédie n'a aucun rapport ni avec la maison d'édition ni avec Milla, mais je comprends votre inquiétude. Milla a été affectée, elle aussi. Elle n'a pas écrit le moindre…

— Bon. » Pelle Rask toussote et pousse des papiers sur la table. « Si vous voulez bien parcourir ça et signer avant qu'on continue… »

Je commence à lire le document alors que Halvdan salue d'un signe de tête un groupe d'hommes qui passe devant notre table.

« Dans un premier temps, ce sera pour une semaine », précise Pelle quand j'ai fini de lire. Il me tend un stylo. « Nous payons la moitié des honoraires à l'avance, le reste à la fin du contrat. S'il y a des retards, ou si Milla a besoin de vous plus longtemps, nous continuerons sur la même base tarifaire, si ça vous convient. Vous serez aussi défrayé, bien sûr, donc conservez bien vos factures.

— Bon. » Halvdan pose sa fourchette sur son assiette quand je rends à Pelle la déclaration de confidentialité dûment signée. « Vous devez être curieux de savoir de quoi il retourne ? »

Je fais signe que oui. Je me demande en effet quelle aide Milla Lind peut espérer de moi, mais, surtout, je me demande ce que j'espère moi-même. Crois-je vraiment qu'Ulf sera à l'aéroport pour m'accueillir à bras ouverts, avec un tas d'ordonnances dans la poche arrière, et qu'il me dira « Ah oui, ça, c'est un bon Thorkild, voilà ton Seresta et tes oxy, lâche-toi, salue bien Frei et ton studio, on se reverra dans l'au-delà » ? Car la seule raison que je vois pour quitter mon studio, c'est que j'imagine que ça va changer quelque chose.

« Vous connaissez les livres sur August Mugabe ?

— Non, pas vraiment.

— Eh bien, Milla Lind est l'un de nos auteurs les plus populaires, ses livres sont publiés dans plus de trente pays et se sont vendus à plus de dix millions d'exemplaires dans le monde. Dans le cadre du lancement de son dernier roman, *Cœur d'hirondelle*, nous, sa maison d'édition, avons envoyé un communiqué de presse annonçant qu'elle avait entamé son travail sur l'ultime opus de la série des August Mugabe. Quand Robert est mort, ils venaient à peine de commencer leurs recherches…

— Milla n'a rien écrit depuis, intervient Eva. Elle a fait une grosse dépression et ce n'est que tout récemment qu'elle s'est sentie assez forte pour reprendre.

— Milla et Robert avaient déterré une affaire de disparition réelle, précise Pelle. Ils allaient s'en servir comme toile de fond pour le livre.

— Quelle affaire ?

— L'automne dernier, deux filles de quinze ans ont disparu d'un foyer de la Protection de l'enfance en périphérie de Hønefoss. Elles sont montées dans une voiture devant le foyer et, depuis, personne ne les a revues. La police pense qu'elles allaient à Ibiza, où elles avaient déjà fugué l'année précédente.

— C'est plutôt bien trouvé, s'amuse le directeur de la maison d'édition. Dans le livre, l'affaire est directement liée à l'histoire entre August Mugabe et sa femme, qui a essayé de le tuer à au moins deux reprises…

— N'est-ce pas trois ?

— Alors vous les avez lus ! s'écrie-t-il avant de partir d'un grand éclat de rire. Vous savez, Milla elle-même refuse de dire si oui ou non c'est la femme de Mugabe qui se tient derrière la balle de pistolet d'*Un lit de violettes*…

— Depuis le meurtre de Robert, tout est en attente, commente Eva pour remettre la conversation sur les rails. Il est crucial que Milla reprenne le travail.

— C'est là que vous intervenez, ajoute Pelle. Vous allez prendre la place de Robert. Il s'agit d'interpréter des rapports de police, d'apporter votre aide sur des questions techniques et ainsi de suite. Je souligne qu'il ne s'agit pas d'une enquête, mais d'un simple travail de documentation pour le livre de Milla.

— Ça m'a l'air palpitant…

— Oui, hein ? » font-ils tous trois en chœur.

Le directeur se lève.

« Pelle, Eva, vous vous occupez du reste, j'ai un rendez-vous à quatorze heures. » Il se penche au-dessus de la table. « Aske, bonne chance », conclut-il en me serrant la main énergiquement avant de s'en aller.

Chapitre 5

Le car met deux heures et demie pour rejoindre Tjøme, à la pointe ouest du fjord d'Oslo, où on m'attend pour me conduire au chalet de Milla Lind. J'emploie la durée du trajet à lire l'un de ses romans. Il s'intitule *Les Tentacules du poulpe* et parle d'August Mugabe, enquêteur retraité à la mélancolie profonde, et de sa femme, qui se délecte de le haïr.

À l'arrivée dans le centre de Tjøme, j'en suis à une bonne moitié du livre et j'ai déjà tissé un certain lien avec cet enquêteur usé jusqu'à la corde, qui erre l'échine courbée entre les maisons en bois de Sandefjord, à la recherche de l'homme qui a séduit et enlevé la fille unique de l'armateur…

« Mais bonjour, vous ! » s'exclame un homme parlant un norvégien mâtiné de suédois à ma descente du car. Il a dans une main deux sacs de bouteilles siglés *Vinmonopol* et exhibe deux rangées de facettes dentaires dont le blanc étincelant contraste avec le hâle de sa peau botoxée. « Vous êtes… Thorkild ? Le policier ?

— Ex-policier. » Je lui serre mollement la main. « Enchanté.

— Joachim, se présente l'homme avec enthousiasme. Joachim Börlund. Enfin, le compagnon de Milla, quoi. »

Nous restons à nous jauger une ou deux secondes, lui toujours sémillant, moi le visage verrouillé dans un demi-sourire cordial auquel je m'exerce depuis quelque temps.

« Bon. » Joachim s'interrompt net, comme s'il était à court d'énergie, puis reprend : « Il n'y aura que nous. Malheureusement, il est trop tôt pour poser des casiers ; avant la Saint-Jean, les crabes sont quasiment vides, mais nous avons trouvé quelques monstres bien charnus au supermarché, précise-t-il en désignant le Spar juste à côté. Le bord de mer sans tourteau frais et vin blanc, c'est une aberration, non ?

— Ce serait totalement inédit. »

Joachim lève ses sacs entre nous et va pour plaisanter au sujet des bouteilles, mais se ravise et m'adresse à la place un sourire figé avant de me montrer sa voiture, un SUV Volvo rouge aux jantes immaculées et à la carrosserie rutilante.

« C'est juste un petit coup de bagnole jusqu'à Verdens ende[1], annonce-t-il une fois que nous sommes installés.

— Pardon ? » Je me tourne vers lui. « Je n'ai pas compris…

— Verdens ende. » Joachim appuie sur un bouton qui fait démarrer le moteur. « Le chalet se trouve à la pointe sud de Tjøme, qui s'appelle Verdens ende.

— Vous plaisantez ?!

— Non. » Avec son sourire exagéré et ses mains qui se crispent et se décrispent sur le volant, Joachim semble

1. « Le Bout du monde. »

retenir son souffle, dans un malaise palpable peut-être dû à ma présence. « Ça s'appelle Verdens ende, insiste-t-il, d'un ton pincé. Je vous assure.

— Curieux nom, conclus-je en ramenant mon regard droit devant moi.

— Oui, sans doute. »

Il vide bruyamment ses poumons, retire une main de son volant, enclenche la marche avant et sort prudemment de sa place de stationnement.

« Vous faites quoi dans la vie, au fait ? »

Nous dépassons un golf sur la droite. Les greens sont verts, les arbres alentour aussi. L'été semble être arrivé depuis longtemps, dans ces contrées.

« Moi ? » Il me lance un bref regard avant de répondre : « En ce moment, je m'occupe surtout d'aider à l'organisation de la carrière de Milla. Interviews, visites de journalistes, lectures, déplacements, e-mails de fans du monde entier et tout un tas de sales besognes. Avant, je dirigeais une agence de voyages à Stockholm. Circuits en Asie et en Afrique du Sud. C'est pendant l'un de ces voyages que j'ai rencontré Milla, il y a maintenant cinq ans.

— Le coup de foudre ?

— Absolument. Milla est la meilleure chose qui me soit arrivée. »

Il hoche vigoureusement la tête, comme pour souligner son propos.

« Parlez-moi de mon prédécesseur, Robert Riverholt. »

Joachim freine et met son clignotant. On dirait une mamie dans une voiture si grande qu'elle doit s'arrimer quand elle conduit.

« Milla a beaucoup souffert de le perdre. » La voiture hoquette quand il appuie sur l'accélérateur. « Depuis, elle n'a pas pu écrire une ligne et j'ai dû m'occuper de tout. » Il inspire profondément. « Enfin, maintenant, vous êtes là et nous sommes de nouveau prêts. »

De « chalet », cette immense villa en bois n'a que le style architectural, en vogue à la fin du dix-neuvième siècle. Elle est entourée d'un vaste jardin avec de grands arbres de toutes parts, et la mer et le rivage rocheux, qu'on aperçoit à travers le feuillage.

« Venez, m'invite Joachim quand je m'arrête devant le perron en pierre. Allons voir si nous trouvons Milla. »

Le sol du vestibule est dallé, les murs sont recouverts de lambris à mi-hauteur. Plus loin, je vois des pièces spacieuses, baignées de lumière. Le mobilier mêle le neuf blanc et l'ancien laissé à l'état brut, chaque pièce respire la rusticité pure, celle qu'on ne peut s'offrir qu'avec de gros moyens et les talents d'un décorateur d'intérieur.

Je suis Joachim jusqu'à la salle à manger, avec cheminée et portes vitrées, puis dans la cuisine, dont une porte donne sur l'arrière de la maison. Il pose les commissions sur le plan de travail, regroupe les bouteilles de vin sur le côté.

« Vous voilà », dit une voix douce derrière moi.

Je me tourne vers la porte, découvre une femme de mon âge, svelte, belle, au balayage blond récent. Quelque chose dans son regard, ses yeux, ne correspond pas au reste. Elle me regarde sans vraiment me regarder.

« Oui. » Joachim la rejoint, prend sa main dans la sienne. « Voici Thorkild Aske. »

Il la conduit délicatement vers moi.

« Bonjour, Thorkild. »

Elle se tourne ensuite vers les bouteilles de vin blanc, en lève une pour lire l'étiquette.

« Tout le monde attend un livre, mais j'ai été mal si longtemps... Je n'arrive pas à trouver la force de mener à bien quoi que ce soit.

— Je vois ce que vous voulez dire. »

Milla me dévisage avec curiosité.

« Vraiment ?

— Il se passe parfois des choses qui font que le temps passe plus lentement, ou s'arrête même, et il peut être difficile de déterminer ce qui va remettre les pendules en marche. »

Elle secoue doucement la tête en continuant de me regarder.

« Et que doit-on faire dans ces cas-là ? »

Je hausse les épaules.

« Trouver un moyen de tenir le coup pendant l'attente. »

Je sens le goût de la gélatine se répandre sur ma langue à la seule évocation de mes médicaments d'autrefois. J'aurais pu ajouter que peu de choses se prêtent mieux à rendre l'attente gérable que la pharmacopée, mais ses pupilles rétrécies, sa motricité légèrement éprouvée, la tonalité de sa voix, m'indiquent qu'elle est déjà parfaitement au courant.

« J'ai cru comprendre que vous aviez été malade... » Milla repose la bouteille de vin et s'appuie contre l'îlot de cuisine. « À cause d'une femme qui est morte ?

— Oui.

— Ils semblent croire que ce sera différent avec vous. Que deux négatifs feront un positif ? Qu'en dites-vous ? »

Je vais répondre, mais Milla Lind s'adresse déjà à Joachim en désignant l'une des bouteilles :

« Celle-ci, tu peux la rapporter. Médiocre. » Elle revient vers moi, saisit mon bras et m'entraîne sur la grande terrasse. « Tous ces gens qui attendent un livre, pour savoir ce qui va arriver à un personnage que j'ai inventé… Et pendant ce temps, Robert est dans un cimetière, à guère plus de cinquante centimètres de la femme qui l'a tué. Personne ne comprend, conclut-elle, lâchant mon bras. Enfin bon. Je vais leur donner ce qu'ils veulent. Je vais finir le travail, terminer ce livre. Après… » Elle s'arrête un instant, son regard vagabonde au-delà des arbres, vers la surface agitée de l'eau. « Ça suffira… »

Elle se dirige vers l'annexe contiguë à la maison principale. Ses yeux sont plus ouverts, à présent. Comme si ces quelques pas avaient balayé ce qu'il y avait entre nous quelques instants plus tôt.

« Venez. Je vais vous expliquer sur quoi nous travaillions, avec Robert. »

Chapitre 6

Milla écarte les portes en verre et me précède dans l'annexe.

« Le chalet d'écriture, mon antre. »

Elle ferme, s'assied à son bureau et rajuste sa coiffure d'une main en allumant l'ordinateur de l'autre.

« Robert et moi avions à peine commencé le travail de documentation pour mon nouveau livre. » Elle s'avance pour taper son code. La lumière de l'écran papillote sur son visage. « On avait trouvé une affaire de disparition qu'on allait utiliser comme toile de fond.

— Y avait-il quelque chose de spécial concernant cette affaire ? »

Elle secoue brièvement la tête sans lever le nez de l'écran.

« On en a parlé dans les médias, les filles n'ont toujours pas été retrouvées ; deux adolescentes qui se sont enfuies d'un foyer de la Protection de l'enfance près de Hønefoss, il y a sept mois. Quand Robert et moi avons regardé les affaires qui pouvaient être d'actualité, celle-ci s'est démarquée. Parce que les filles étaient si jeunes, quinze ans seulement.

— Et en quoi puis-je vous assister ?

— Nous allons parler avec leurs proches et la police, et vous allez m'aider en interprétant et m'expliquant le cours d'une telle affaire. Je sais aussi que vous avez mené des interrogatoires et je pense que ça pourrait être utile pour l'aspect psychologique.

— Que pensent les proches de l'idée de nous parler ?

— Robert avait rencontré les parents d'une des filles disparues, ils apprécient toute l'aide qu'ils peuvent recevoir et sont contents que l'affaire ne soit pas oubliée.

— Et l'autre fille ? »

Milla secoue à nouveau la tête.

« Elle n'a pas de famille.

— Personne ?

— Non. J'ai d'ailleurs un dossier pour vous. »

Son visage disparaît derrière l'écran. Je l'entends fouiller dans un tiroir avant de reparaître. Elle hésite un instant, puis pousse une chemise vers moi.

« Pourquoi l'a-t-elle tué ? » Je prends le dossier, étiqueté *Robert Riverholt*. « La femme de Robert. Pourquoi l'a-t-elle abattu ? »

Milla va parler, mais secoue la tête. Elle fait rouler quelques cheveux entre ses doigts.

« Camilla était souffrante, dit-elle finalement.

— Souffrante ?

— La maladie de Charcot, une maladie dégénérative qui paralyse les nerfs spinaux et cérébraux. Le diagnostic est tombé quand Robert travaillait encore dans la police. Il m'a expliqué qu'à l'époque ils étaient déjà sur le point de se séparer, mais qu'il avait alors décidé de rester aussi longtemps qu'il en serait capable. À la fin, il n'en pouvait plus.

— Donc elle l'a tué parce qu'il allait la quitter ?

— Oui, tranche sèchement Milla avant de se tourner à demi vers les livres de la bibliothèque. Elle ne pouvait pas vivre sans lui.

— Pourquoi la police pense-t-elle que les filles disparues sont parties à Ibiza ?

— Ce n'était pas leur première fugue. » Milla toussote quand nos regards se croisent enfin. « Et la fois précédente, elles étaient allées à Ibiza.

— D'accord. » Je continue de parcourir le dossier. « Quel est le programme ?

— Demain, nous allons tous les deux nous rendre à Hønefoss, au foyer de la Protection de l'enfance et chez la mère de Siv, l'une des filles. Nous sommes attendus.

— Pourquoi ? »

Je repose le dossier entre nous.

« Pourquoi quoi ?

— Je veux dire, si nous n'allons enquêter sur rien, si tout ce que nous allons faire, c'est fouiner dans ce que les gens disent de ces deux filles, pourquoi avez-vous besoin de moi, ou de Robert avant moi, d'ailleurs ? N'est-ce pas un exercice auquel une écrivaine pourrait se livrer seule dans son bureau ? »

Milla m'observe longuement, avant de désigner du menton la cicatrice qui part de mon œil, descend dans le creux sous ma pommette et marque un arrêt au maxillaire avant d'être complétée par une lèvre supérieure fendue qui ne touche jamais la lèvre inférieure, même quand j'ai la bouche fermée.

« Comment vous êtes-vous fait ça ?

— L'accident. » Je détourne mon côté défiguré. « Ulf dit que je n'ai plus besoin d'en parler.

— Ça fait mal ?

— Seulement quand je suis seul. Ou avec d'autres gens. »

Enfin, elle sourit.

« Vous avez raison. » Elle se cale sur sa chaise. « J'aurais pu écrire tout cela d'ici. Me renseigner sur des personnes disparues sur Internet et donner des noms et des visages à leurs histoires en ressortant aussi quelques ombres de mon inconscient, mais cette affaire est différente. »

Elle va préciser sa pensée, change d'avis. Elle respire, se tourne vers une fenêtre derrière laquelle les arbres se balancent doucement au vent marin.

« Comment ça ?

— Elle est différente, c'est tout, répond Milla, clignant des yeux à plusieurs reprises. Joachim a fait votre lit dans la remise à bateaux. » Elle pointe l'index sur le bosquet en contrebas et je distingue les contours d'une construction blanche au bord de l'eau. « Nous nous mettrons au travail demain matin. »

Chapitre 7

Dans le salon de la remise à bateaux, des meubles en rotin entourent une gigantesque baie panoramique qui donne sur la mer. En guise d'équipement nautique, je n'aperçois que quelques objets accrochés aux murs blancs ou aux poutres apparentes. Installé dans un fauteuil, je lis le dossier que Milla m'a transmis. Il contient plusieurs coupures de presse, des photos des filles disparues et divers documents.

Siv et Olivia avaient toutes deux quinze ans quand elles ont disparu, le 16 septembre dernier. Elles ont été vues pour la dernière fois montant dans une voiture inconnue à l'arrêt de bus juste à côté du foyer. La police a pensé qu'elles étaient parties à Ibiza, parce qu'elles y avaient fait une fugue par le passé qui leur avait valu d'être ramenées en Norvège une semaine plus tard par la police, direction la Protection de l'enfance, mais on n'avait cette fois aucune trace d'elles depuis le matin de leur disparition.

Je regarde les photos. Siv a les cheveux blonds, aux épaules, un visage fin hyper maquillé, Olivia des cheveux courts et drus, noir de jais, des pommettes marquées et de beaux yeux soulignés d'un épais trait d'eye-liner. Les photos de Siv et Olivia sont quasiment toutes identiques : visages plâtrés, air désabusé, deux adolescentes dans des poses statiques imitant leurs idoles, avec l'obligatoire moue de canard et les yeux de poupée écarquillés. Seuls leurs regards détonnent ; ces prunelles, froides, inanimées, attestent que Siv et Olivia ont trop vu, vécu, perdu.

C'est encore pire de savoir que nous n'allons même pas enquêter, que j'en suis désormais réduit à fureter dans l'histoire des gens à la recherche d'un bon récit. Je songe alors que tout ce que m'apporte cette semaine avec Milla Lind, c'est une perte de plus à ajouter à mon bilan.

Je repose les photos sur la table, m'enfonce dans mon fauteuil. Frei n'est jamais revenue, même quand je suis rentré à Stavanger après ma sortie de l'hôpital de Tromsø. Ulf dit que c'est un signe que ma lésion de l'amygdale ne s'est pas aggravée et que Frei est bien à sa place au cimetière, et non réduite à une masse de chair glacée que je peux faire revenir en prenant de l'oxycodone et des benzodiazépines. Il pense que sans médicaments et sans Frei je suis maintenant esseulé, que je me corrode dans ce manque de relations humaines. Pour ma part, je dirais que je suis seul, pas esseulé, nuance ; mais nous savons tous deux que ce n'est pas là que réside le véritable problème.

Je change de position sur mon siège et mon regard retombe sur les photos de Siv et Olivia. Je murmure : « Où alliez-vous, ce jour-là ? »

Puis je tourne la tête en fermant les yeux.

Chapitre 8

J'attends ce jour depuis que j'ai trois ans. À côté de moi, Siv est agitée, elle fume une cigarette en écrasant son paquet vide et parle sans discontinuer. Le soleil s'est déjà levé et fait fondre le givre qui mord l'herbe des champs en contrebas de l'arrêt de bus. Il va bientôt atteindre le parking, de l'autre côté de la route, où est garée la voiture du gardien de nuit, sous les fenêtres de la salle commune.

J'ouvre mon sac à dos. Il est presque vide. Siv a rempli le sien de vêtements, maquillage, nounours, mais moi je n'ai presque rien, parce que je sais que quand le soleil se couchera, ce soir, toutes ces vieilles merdes n'auront plus aucune importance. Ce jour d'automne est la seule chose qui compte, car c'est à la fois le premier et le dernier.

« Ça y est. »

Siv écrase son mégot contre l'arrêt de bus alors qu'une voiture se rabat vers nous. Elle jette son paquet de cigarettes vide et ramasse son sac.

« Tu es prête ?

— Oui, dis-je avec un dernier regard sur le bâtiment d'en face. Je suis prête. »

Chapitre 9

J'ai dû m'assoupir dans mon fauteuil. Quand je me réveille, le soleil a disparu. La surface de la mer est toute en lignes irrégulières qui roulent vers les rochers. Les arbres grincent en agitant leurs branches. J'ai froid, je suis abattu, Stavanger et mon studio me manquent.

Je remets mes chaussures et remonte vers la maison. Je suis presque sorti du bosquet quand j'aperçois Milla dans le chalet d'écriture. Penchée au-dessus de son bureau, les bras en avant, les yeux écarquillés, la bouche qui s'ouvre et se referme comme si elle avait une attaque.

Je vais m'avancer quand je vois quelqu'un derrière elle. Il la relève en la tirant par les cheveux, la tient quelques secondes avant de la projeter vers le bureau. L'expression de Milla passe de la peur aiguë à l'extase. Alors qu'il la brusque encore, son chemisier se défait, libérant un sein. Joachim le saisit de sa main libre et serre.

Soudain, Milla regarde droit vers moi. Joachim lâche son sein et porte la main à sa gorge. Milla ouvre grand la bouche, son corps se raidit. Juste quand elle semble sur le point de s'évanouir, Joachim lâche prise. Il la retient par les cheveux et elle pend au-dessus de son bureau.

Je réalise alors que son regard n'était pas dirigé sur moi mais à travers moi, perdu dans l'obscurité, derrière. Bientôt, Joachim lâche ses cheveux et elle retombe lourdement sur son bureau tandis qu'il recule dans l'ombre.

Après être resté figé sur place un instant, j'avance finalement vers la maison. Je vois Milla par la porte vitrée du chalet d'écriture. Elle reboutonne son chemisier, se détourne en m'apercevant.

« Vous avez besoin de quelque chose ? »

Joachim apparaît à la porte, il passe ses doigts dans ses cheveux fins fraîchement décolorés.

« Ma valise. Je l'ai laissée dans le vestibule.

— Attendez ici. »

Il regagne la maison par la porte de la cuisine.

Je fais un pas vers le chalet d'écriture, m'arrête. À la porte, Milla baisse les stores vénitiens et je l'entends actionner le verrou. Joachim me rapporte ma valise.

« Désolé, dis-je. Je ne voulais pas…

— Vous autres, vous ne savez pas comment elle est. Ce dont elle a besoin.

— Et de quoi a-t-elle besoin ? »

Nous arrivons au bosquet. Il s'arrête devant moi, se poste sur un petit monticule herbeux, devenant ainsi presque aussi grand que moi. Il sourit. Ses dents luisent dans la pénombre.

« De perdre le contrôle. »

Comme je ne dis rien, il secoue la tête, puis il descend de son promontoire et développe :

« Les femmes comme Milla Lind ont besoin d'un certain type de personne. D'un certain type d'homme, pas…

— Oui, j'ai compris. Pas de quelqu'un comme moi. »

Joachim continue de marcher sans répondre.

« Ou comme Robert.

— Quoi ? » Il s'arrête. Cette fois, il ne trouve pas de monticule, mais recule d'un pas, comme pour niveler la différence de taille. « Que dites-vous ?

— Vous avez dit "vous autres" : "*Vous autres*, vous ne comprenez pas comment elle est." Je suppose que vous parliez des gens comme Robert et moi ?

— J'ai tout de suite identifié son genre. J'ai tout de suite vu à travers lui.

— Autrement dit, vous êtes fin psychologue ?

— Vous n'allez pas rester assez longtemps pour le savoir, camarade. Tenez. » Joachim lâche ma valise par terre entre nous. « Pour le reste, débrouillez-vous ! » lance-t-il en repartant vers la maison.

Chapitre 10

Le lendemain matin au petit déjeuner, Joachim et moi n'échangeons pas une parole, juste de brefs regards, et une poignée de main dans l'entrée quand Milla et moi partons.

« Alors nous voilà tous les deux, observe-t-elle quand nous montons dans sa voiture pour aller à Hønefoss.

— Oui. »

Je serre le volant. Je n'ai pas conduit depuis mon retrait de permis il y a plus de trois ans, mais je n'ai pas pu me résoudre à le lui dire quand elle m'a tendu les clefs après le petit déjeuner.

« Avant, j'adorais voyager. » Milla me sourit. « Les salons du livre aux quatre coins de la terre, les virées shopping, les week-ends dans des grandes villes…

— Parlez-moi de votre livre. »

J'ai déjà décidé que j'aimais sa voix. Douce et mûre, qui ne domine pas l'espace sonore. Quand elle parle, Milla ne me fait pas l'effet d'être du genre à réclamer la pleine et entière attention. C'est déjà bien que vous soyez là, à l'écouter, à votre manière.

« Il va parler de la jeunesse d'August Mugabe. »

Sous un couvercle de nuages gris, le serpent d'asphalte sinue à travers la forêt ancienne et les champs de blé nus.

« J'ai envie de montrer aux lecteurs l'homme qu'il était avant de rencontrer Gjertrud. Les temps avec la mère de son enfant, laquelle ne voulait pas de lui. Elle a pris l'enfant et l'a quitté avant qu'il ait pu la demander en mariage.

— Intéressant.

— Je crois que je voudrais le modeler un peu sur vous. »

Son sourire perdure pendant qu'elle examine ma face détruite en attendant une réaction.

« Ah ? fais-je sans quitter la route des yeux.

— Enfin, vous en plus jeune. » Elle a un petit rire. « Les cheveux courts, les yeux aussi gris que les nuages de pluie dehors. » Elle glousse. « Comme j'imagine qu'étaient les vôtres. Avant que la gravité s'y installe.

— Avant les cicatrices ? »

Son regard s'est arrêté sur les sillons accidentés de mon visage.

« J'aime les cicatrices. » Elle avance sa main, ses doigts les effleurent. « Celles que tout le monde peut voir et celles qui sont intérieures.

— Je me serais bien passé de plusieurs d'entre elles.

— Ah ? » Elle retire sa main. « Lesquelles ?

— Camilla, la femme de Robert… » Le regard de Milla se durcit et me fuit. « Vous la connaissiez ?

— À peine. » Elle se tourne vers sa vitre. « Nous avons rencontré Camilla quelques fois, Robert l'a amenée à Tjøme, mais je ne la connaissais pas.

— Vous disiez qu'elle ne pouvait pas vivre sans lui ?

— Oui. Robert venait de quitter le domicile conjugal. Il s'était trouvé un appartement. C'était un homme bien, pas quelqu'un qui se tire quand sa femme tombe malade. N'allez pas croire ça. Il a essayé aussi longtemps qu'il a pu, mais à la fin, c'était trop. Il disait qu'il ne pouvait pas rester juste pour attendre qu'elle meure. Ce n'était juste ni pour elle ni pour lui. »

Sa tête se rapproche de la vitre, comme si elle essayait de trouver entre les arbres autre chose sur quoi se concentrer.

« Elle voulait l'emmener dans l'au-delà ? Faire des parties de cartes en buvant le thé avec les esprits ?

— Ne dites pas des choses pareilles. »

Je vois sa bouche partir à l'oblique, vers le bas.

« Désolé. »

Nous dépassons une petite zone industrielle, les bas-côtés sont mouillés, l'herbe grise recouverte d'une couche de poussière d'asphalte.

« Avec Robert, on avait un jeu. » Milla appuie sa tête contre la vitre. À droite apparaissent de vastes terres et des champs qui viennent d'être ensemencés, flanqués de fermes éparses. Étables, dépendances, machines agricoles, silos, une ou deux balles de foin remisées à l'écart, les bâches sont déchirées, leur contenu déborde. « On appelait ça le jeu du “Et si”. Ça consistait à déformer les renseignements dont on disposait pour trouver des éléments à utiliser dans la trame de mon livre.

— August Mugabe aussi cherche deux adolescentes de l'assistance publique ?

— Non. Lui, il cherche sa fille. Elle a disparu quand elle avait dix-sept ans, c'était à l'époque où il a rencontré

Gjertrud. August ne l'a pas connue, la mère lui a refusé toute relation, mais il l'a suivie de loin sans oser prendre contact et quand il a été enfin prêt à franchir le pas, à la rencontrer, elle a disparu. Le dernier livre va se dérouler sur deux plans, un à l'époque de la disparition de sa fille quand il était plus jeune, et un autre aujourd'hui, vingt ans plus tard, quand il se remet à la chercher.

— Il la retrouve ? »

L'odeur de printemps et de terre labourée s'immisce par la ventilation de la voiture.

Milla se tourne vers moi, esquisse une espèce de sourire.

« Je n'ai pas encore décidé comment le livre allait se terminer.

— Le fait que personne n'ait eu de leurs nouvelles depuis bientôt sept mois… » Je baisse la climatisation. « Ça n'augure rien de bon.

— Alors vous pensez qu'elles sont mortes ? »

Sa voix a soudain une certaine stridence.

« Est-ce important ? »

Elle me regarde de nouveau.

« Oui.

— Pourquoi ? »

Son regard s'attarde sur mes cicatrices.

« Parlez-moi d'elle. La femme que vous avez tuée en voiture. Vous l'aimiez ? »

Je secoue la tête.

« Je ne pense plus à elle », dis-je, bien que ce soit la mère de tous les mensonges.

Six mois se sont écoulés depuis la dernière fois que j'ai essayé de rejoindre Frei, et échoué, six longs mois sans voir, toucher, sentir son froid contre ma peau, mais cela ne signifie pas que j'ai cessé de penser à elle. Le temps passe, non pas parce que le manque se désagrégerait ou pâlirait, mais parce que ça fait mal de vouloir mourir et que, pendant le cheminement vers le bas de la spirale, on a besoin de médicaments pour atténuer la douleur. Il y a eu des journées, des nuits interminables, où j'étais seul dans mon studio à fantasmer, à essayer de retrouver l'entrée de la spirale, mais je n'y suis pas parvenu à temps avant que le jour tape à nouveau contre le plaid en laine qui occulte la fenêtre du salon. Ulf dit que c'est encore un signe que je vais mieux, moi, je pense que je n'ai pas la bonne motivation.

« Je ne vous crois pas, chuchote Milla en approchant. Je sais ce que c'est, Robert…

— Je ne suis pas Robert Riverholt », dis-je froidement en montant ma main sur le volant de façon à cacher mes cicatrices derrière mon épaule.

Milla m'observe.

« Non, murmure-t-elle, alors que son regard regagne la vitre. En effet. »

DEUXIÈME PARTIE

Ceux qui mentent

Chapitre 11

« Pourquoi ont-ils accepté de nous parler, au juste ? »

Je mets mon clignotant en voyant l'écriteau *Åkermyr*, qui est le nom de l'établissement de la Protection de l'enfance. Nous ne nous sommes presque rien dit pendant la dernière partie du trajet. Milla a l'air tendue, nerveuse, mais ce n'est pas notre conversation, c'est autre chose. Chaque kilomètre que nous mettons derrière nous voit ma frustration croître, non seulement parce qu'elle réplique à mes questions par d'autres questions – sur moi – mais encore parce que quelque chose dans ce programme, ce déplacement, coince et me travaille, et je suis exaspéré de ne pas pouvoir mettre le doigt dessus.

« Ils pensent que ça pourrait être utile, explique-t-elle au moment où je me gare devant l'entrée et coupe le contact. C'est une façon de maintenir l'affaire en vie, de ne pas perdre espoir.

— Qu'en pensent les gens qui enquêtent sur la disparition ? »

Milla défait sa ceinture de sécurité et saisit la poignée de sa portière.

« Ça leur convient tout à fait.

— Vraiment ? Tels que je les connais, les policiers ne sont pas très friands de ce genre d'ingérence.

— Eux, si. »

Découragé, je secoue la tête devant sa réticence à me révéler quoi que ce soit.

« On va leur parler aussi ?

— Peut-être. »

Elle sort de la voiture.

Le foyer de jeunes d'Åkermyr est un bâtiment de plain-pied au toit plat, au bout d'une allée d'environ quinze mètres en bordure de la nationale 7, qui mène à Veme et Sokna. Une quinquagénaire grande et maigre nous accueille sur le perron. Elle s'appelle Karin, a une peau parcheminée par le tabac et une coupe carrée jaune nicotine qui lui fait le visage trop long et les yeux trop rapprochés.

« Vous êtes… Milla Lind, n'est-ce pas ? » demande-t-elle en avançant sa main d'un geste hésitant.

Milla sourit, Karin aussi, ses rides de tabac s'étirent.

« Entrez, entrez. On va aller dans la salle commune, personne ne s'en sert aux heures d'école.

— Vous avez beaucoup de jeunes qui habitent ici ? »

Nous traversons un grand couloir, passons devant une salle d'activités et une salle de musique, à en croire les plaques apposées sur les portes.

« Nous avons une section d'accueil d'urgence et une section d'hébergement. » Karin s'arrête devant une porte entrebâillée. « En ce moment, six chambres sont occupées. » Elle reprend son souffle, pousse le battant et nous précède à l'intérieur. « La salle commune. Venez. »

Dans la pièce, il y a un coin-cuisine où gargouille une cafetière, une table à manger, plus loin, et un salon avec des canapés en cuir de part et d'autre d'une table IKEA. L'ameublement est moderne, mais quelque chose dans l'odeur me rappelle néanmoins la prison, l'hôpital psychiatrique, et même mon studio en contrebas du pont de Stavanger. Ce doit être l'absence d'un certain ingrédient qui fait que ça sent toujours pareil dans ces lieux où trop de gens se sont succédé sans jamais s'attarder.

Nous nous asseyons dans le salon, Karin d'un côté, Milla et moi de l'autre, et j'interroge Karin :

« Vous travailliez ici quand les filles ont disparu ?

— Oui. J'étais déjà directrice, à l'époque. Vous voulez du café, au fait ? Je crois qu'il est tout frais. »

J'accepte, Milla décline. Karin se lève et va chercher deux mugs jaune vif, verse le café.

« Que pouvez-vous nous dire sur elles ? »

Je lui souris quand elle me donne l'une des tasses avant de se rasseoir.

Son regard s'attarde sur Milla, elle tient ses coudes sur ses genoux et son mug devant elle, la vapeur du café a l'air de lui monter droit dans les narines.

« Siv et Olivia se sont rencontrées ici et sont devenues amies. Olivia y était depuis plus longtemps, Siv habitait une partie du temps chez ses parents à Hønefoss.

— Elles avaient déjà fait une fugue. À Ibiza ?

— Oui. C'est exact. L'année d'avant, mais cette fois-là, elles avaient téléphoné au bout d'une semaine.

Je crois que tout ça leur avait fait peur. En tout cas, elles étaient contentes de nous voir arriver là-bas pour les ramener.

— Pouvez-vous me dire ce dont vous vous souvenez, concernant le jour de leur disparition ? » Je goûte le café. « Cette fois-ci, j'entends, l'automne dernier.

— Nous n'avons pas compris qu'elles avaient disparu avant l'après-midi, quand elles ne sont pas rentrées de l'école. Ensuite, nous avons appris qu'elles étaient montées dans une voiture, à l'arrêt de bus. L'un de nos garçons les avait vues.

— Elles avaient des bagages ? Ont-elles emporté des affaires, autres que celles dont elles avaient besoin pour une journée d'école ordinaire ? »

Je lance un bref coup d'œil vers Milla, elle ne semble pas prêter l'oreille à ce que nous disons, se contente de rester immobile à côté de moi sur le canapé, sans rien dire, le regard perdu sur les fenêtres derrière Karin, sur le ciel de plus en plus bleu, de plus en plus lumineux.

« Juste quelques vêtements et affaires personnelles, mais pas autant que la dernière fois.

— Qu'avez-vous fait quand vous avez compris ?

— Eh bien, j'ai appelé la police, bien sûr.

— Ce garçon qui les a vues, poursuis-je, il vit toujours ici ? »

Je sens que mes questions viennent dans le désordre, manquent de suite dans les idées, sont trop limitées. J'espère que Milla va se décider à monter au créneau, poser des questions, demander ce dont elle a besoin pour son livre, mais elle reste coite, figée, avec cette expression qui oscille entre l'absence et la terreur ; elle est là, mais quelque chose la maintient à l'écart de nous.

« Oui. » Karin regarde Milla avant de reposer sa tasse sur la table entre nous. « Mais il est à l'école. »

Elle aussi semble percevoir son malaise.

Milla ne semblait toujours pas vouloir participer à la conversation, je décide de continuer d'interroger Karin, ne serait-ce que pour assouvir ma propre curiosité.

« Vous disiez avoir parlé au précédent consultant de Milla, Robert Riverholt ? Juste après la disparition des filles ?

— Oui, quelques jours plus tard. Il m'a expliqué qu'il y aurait peut-être une émission de télé sur les filles et que Milla Lind elle-même… » Elle toussote, reprend sa tasse, la tient devant son visage. « Je veux dire, j'ai été horrifiée d'apprendre ce qui lui était arrivé. Je n'ai pu le voir que cette unique fois, avant que…

— Vous avez toujours certaines de ses affaires ? » coupe soudain Milla.

Ses rides s'étirent sur son visage comme des fleuves desséchés. Sa peau semble manquer d'eau, elle s'est rétractée au cours des dernières minutes.

« Les affaires de qui ?

— D'Olivia.

— Euh, oui. Je crois, mais…

— Pourrais-je voir sa chambre ?

— Je… » Karin respire, incline la tête sur le côté. « Pourquoi ? Kenny m'avait donné l'impression que ceci n'était que…

— Qui est Kenny ?

— Désolée, fait Milla en se levant brusquement. Je ne peux pas. »

Puis elle se précipite vers la porte.

Je la rattrape devant la voiture.

« Que se passe-t-il ? On enquête quand même ?

— Non. » Milla se tourne vivement vers moi. Elle a le teint gris, les yeux brillants, les larmes prêtes à jaillir. « Mais si nous enquêtions… Si nous… »

Elle se mord violemment la lèvre inférieure, son regard se soustrait au mien, coule vers l'arrêt de bus.

« Je dirais que c'est curieux.

— Quoi ? » Elle reste à fixer l'arrêt de bus, les mains serrées contre sa poitrine, comme s'il y avait là-bas une chose qu'elle était seule à voir et qui lui faisait peur. « Qu'est-ce qui est curieux ?

— C'est curieux que deux filles de quinze ans montent dans une voiture inconnue et disparaissent comme ça. C'est curieux qu'elles aillent jusqu'en Espagne sans laisser la moindre trace en chemin. C'est curieux que leurs portables n'aient pas été utilisés depuis leur disparition… Et c'est curieux que ce travail que vous faisiez avec Robert ait été de la simple documentation pour un roman. »

Milla va parler, mais se ravise.

« Venez, dit-elle finalement. Il faut qu'on aille chez la mère de Siv avant qu'il soit trop tard. »

Elle s'empresse ensuite de prendre place dans la voiture.

Le soleil éclaire les épicéas et les champs en contrebas de la route. Je respire profondément, sens l'air glisser dans mon système respiratoire sans me faire d'effet, puis je me mets au volant. De toute évidence, Milla me cache quelque chose, et je ne sais pas combien de temps je vais avoir le courage de poursuivre cette comédie avant de sauter dans un avion pour Stavanger, mais en même temps, je n'aime pas l'idée de partir avant de savoir ce que je quitte.

Chapitre 12

Assise derrière moi, Siv se penche entre les deux sièges avant. Je la vois dans le rétroviseur. Au milieu d'un défilé incessant de voitures, bus, camions, fourgons, travailleurs et parents stressés qui doivent déposer leurs enfants pour pouvoir enfin aller travailler, elle fixe intensément son portable. En vrai, je n'aime pas voyager, les voyages, ça me fait penser aux transports d'animaux, ils sont dans le noir, sans savoir ce qui les attend à l'autre bout ; mais cette fois, tout est différent. Cette fois, je sais ce qui m'attend à l'arrivée.

« Tu as hâte ? me demande Siv en levant les yeux de son téléphone.

— Oui. »

Nous dépassons une aire de stationnement, un camionneur accroupi regarde entre les roues de son véhicule.

Je me souviens encore du premier voyage, le plus difficile de tous. Nous étions à la table de la cuisine, le soleil entrait par la fenêtre, il faisait chaud dans tout l'appartement. J'ai vu sur elle que quelque chose n'allait pas. Elle avait beau être juste à côté de moi, elle était très loin. Elle est restée assise sur le perron quand l'homme m'a emmenée à la voiture. On aurait dit que son visage, ses yeux marron, ses mains chaudes se noyaient dans le soleil. Maman, je n'ai jamais pu te poser la question : est-ce que tu souriais de tristesse ou de joie ?

Chapitre 13

Les parents de Siv habitent une maison des années 1980, peinte en rouge, avec un toit en pente et un sous-sol aménagé qui dépasse à demi du sol. La mère nous accueille à la porte, elle a des cheveux courts et raides couleur de suie, me fait penser à Liz, sans pour autant présenter les comportements de frayeur de ma sœur quand quelqu'un sonne à sa porte.

« Bonjour, je suis Synnøve. »

Elle serre la main de Milla, le regard brillant du plaisir de la reconnaître.

« Thorkild Aske, dis-je quand elle la lâche enfin des yeux.

— Bon, bon. Soyez les bienvenus. Ne faites pas attention au désordre. Mon mari est au travail. Le café est prêt. L'eau pour le thé aussi. Il a insisté pour que je serve du thé parce qu'il paraît que les artistes préfèrent tous le thé au café noir. J'en ai acheté tout un tas. »

Sur le seuil du salon, elle plaque ses mains contre sa poitrine.

« Merci, ça m'a l'air formidable », déclare Milla une fois qu'elle a pu se débarrasser de son vêtement d'extérieur et suivre Synnøve vers une table basse où des tasses sont disposées autour d'un immense bocal en verre rempli de sachets de thé de toutes les couleurs de l'arc-en-ciel.

Au centre de la pièce, une corbeille déborde de linge sale et des habits traînent partout sur les chaises autour de la table à manger juste à côté. Le salon entier sent l'agrume frais et le linge sale.

« Siv est mon aînée. » Synnøve verse de l'eau bouillante dans nos tasses et désigne une coupelle de tranches de citron. « Elle était fille unique jusqu'à son entrée à l'école primaire et puis les jumeaux sont arrivés. » Elle hésite un instant et réfléchit avant de relever ses yeux baissés et de les poser sur Milla. « C'est là qu'elle a commencé à changer, à être difficile, agressive.

— Comment ça ? » dis-je.

Milla a de nouveau cet éclat terne du regard, elle cherche un point où le fixer, comme si elle avait de la peine à garder le contrôle de ses émotions.

« Elle ne supportait pas ses frères. Elle refusait de s'intéresser à eux, piquait des colères quand je les allaitais, des crises de jalousie. Ensuite, c'est allé de mal en pis. Elle est devenue violente, envers les garçons, mais aussi à l'école, et à la fin nous avons eu besoin d'aide. Quand elle avait sept ans, on lui a diagnostiqué un trouble du comportement. L'année suivante, on n'en pouvait plus. La Protection de l'enfance nous a trouvé une place à Åkermyr, elle y habitait la semaine et rentrait chez nous le week-end. » Elle inspire profondément. « Ça n'a pas arrangé les choses pour elle, mais on n'y arrivait pas lorsqu'elle était à la maison, on n'y arrivait pas… Les garçons avaient peur quand elle était là, et… et… »

Synnøve soupire. Sa bouche se contracte.

« Ce n'est pas normal. Son propre enfant. Vous devez penser que je suis une mère épouvantable, même pas capable de s'occuper de sa fille, mais… Cette colère, mon mari et moi, on n'a jamais compris d'où elle venait, ce qu'on avait fait pour qu'elle soit toujours tellement furieuse contre nous. »

Milla secoue la tête.

« Ça n'a pas dû être facile.

— Vous avez des enfants ? »

Synnøve incline la tête sur le côté.

« Non, fait Milla dans un chuchotement presque inaudible, me faisant craindre soudain qu'elle ne se précipite de nouveau dehors en me plantant là comme un con.

— Un instant, s'il vous plaît. »

Synnøve se lève pour se rendre dans la cuisine où sonne son téléphone.

« Qu'est-ce qui vous arrive ? »

Je me penche vers Milla. Synnøve parle au téléphone dans la cuisine et passe de temps à autre la tête par la porte, comme pour s'assurer que nous ne filons pas.

Milla joint les mains sur ses genoux et respire à fond avant de se tourner vers moi.

« Désolée, dit-elle en se frottant les doigts. Je vais me ressaisir.

— Vous ressaisir ? Je ne comprends pas ce qui…

— C'était mon mari. » Synnøve reparaît au seuil de la pièce. « Il voulait juste savoir si Milla était venue. Je lui ai expliqué que vous étiez là, dans notre salon, en train de boire du thé… Mon Dieu…, hoquette-t-elle en brandissant son portable comme un trophée. On a de la peine à le croire. »

Milla cligne des yeux plusieurs fois avant de tenter un petit sourire.

« J'espère que vous l'avez salué de notre part. »

J'attends que Synnøve ait retrouvé son fauteuil pour reprendre :

« Est-ce que vous aussi, vous pensez que les filles sont en Espagne ? »

Elle hoche énergiquement la tête en souriant.

« Elle nous téléphonera quand elle sera prête à rentrer à la maison. Je le sais. C'est ce qu'elle a fait la dernière fois. Quand elle a eu peur, elle a appelé papa et maman en pleurant pour qu'on vienne la chercher. » Encore ce sourire, un masque qu'on revêt pour cacher ce qui fait rage sous la peau. « Là, elle avait besoin de nous. Donnez-lui juste du temps et elle appellera. On a notre portable allumé en permanence, tous les deux. Elle va finir par téléphoner, vous verrez.

— Vous vous êtes entretenue avec l'ancien consultant de Milla, Robert Riverholt, après la disparition de Siv », dis-je pour relancer la conversation.

Synnøve rajoute de l'eau dans sa tasse et appuie six fois sur le distributeur de sucrettes avant de remuer son thé.

« Il est passé, un homme sympathique, mais ensuite je n'ai plus eu de nouvelles.

— Robert est mort. »

Milla change de position, se redresse, dirige sa main vers la tasse qu'elle n'a pas touchée. Je vois que la peau de ses mains est blanche là où elle a enfoncé ses doigts et ses ongles.

« Oh là là ! » Synnøve saisit sa tasse, elle aussi, mais la repousse en fronçant le nez. « Enfin, j'aurais dû me douter qu'il lui était arrivé quelque chose, quand ce policier est venu sonner à la porte.

— Un policier ?

— On venait de rentrer de Bulgarie. Le voyage avait été commandé avant que les filles disparaissent, alors on ne pouvait pas juste… mais on avait nos portables, précise-t-elle, comme si cela légitimait de partir en vacances alors que leur fille était portée disparue. Bref, un jour un policier est venu, il savait que j'avais vu Robert après la disparition des filles et il voulait savoir de quoi on avait parlé.

— Vous vous souvenez de son nom ?

— Non, désolée.

— Et vous, Milla ? Vous savez qui est ce policier ? »

Elle secoue la tête sans me regarder.

« C'est sûrement quelqu'un qui enquêtait sur son meurtre. Robert a été abattu pendant qu'il suivait cette affaire…

— Il a été abattu ?! s'exclame Synnøve en écarquillant les yeux. C'est affreux !

— Oui, dis-je. Par son ex-femme. Une affaire vite résolue, apparemment. » Milla refusant de me regarder, je secoue la tête et m'adresse de nouveau à Synnøve : « Vous souvenez-vous de quelque chose de particulier au moment de la disparition des filles ? Quelque chose d'inhabituel ?

— On avait décidé de retenter les visites un week-end sur deux, comme avant ; on l'avait déjà fait deux ou trois fois et Siv était bien, gentille, mais la semaine elle était avec cette fille, là, Olivia. » Son regard se durcit soudain. « Je leur ai dit, aux gens du foyer, le premier week-end où elle est rentrée : ma Siv n'aurait pas dû traîner avec elle. Elle ne faisait que créer des problèmes, mais ils n'ont rien voulu savoir.

— Vous l'avez rencontrée ? » questionne Milla avec entrain, sa curiosité semblant soudain éveillée. « Olivia ?

— Oui. Siv l'a amenée ici quelques fois. Quand elles séchaient les cours, elles venaient quémander de l'argent ou de la nourriture. Il fallait appeler le foyer pour qu'ils viennent les chercher. Je ne l'aimais pas. J'ai tout de suite vu quel genre c'était. »

Milla s'agite sur son siège.

« Qu'est-ce qui vous déplaisait chez elle ? »

Synnøve soupire.

« Siv m'a raconté que sa mère l'avait abandonnée quand elle était petite, la pauvre. Elle n'avait personne pour la guider, l'aider, pas comme Siv, qui nous avait, nous, et ça se voyait. On a vite compris le tableau. Je l'ai dit à Siv, d'ailleurs : "Cette fille ne fera que causer des problèmes." Mais elle ne m'écoutait pas, elle ne voulait pas apprendre, et maintenant, maintenant… » Elle respire péniblement. « Je vais lui dire quand elle appellera, cette fois, je vais bien le lui faire entendre.

— Entendre quoi ?

— Que si elle arrête de traîner avec cette gamine elle pourra revenir à la maison. »

Chapitre 14

« J'ai pris ma décision. » Nous regagnons notre voiture. L'air froid de la rivière Ådalselva souffle sur le chemin de fer et remonte vers le lotissement où nous nous trouvons. « Je vais rentrer à Stavanger.

— Quoi ? » Milla ralentit le pas et resserre son cardigan. « On vient à peine de commencer, on…

— Comment puis-je vous aider alors que je ne sais même pas ce que nous faisons ?

— Nous faisons un travail de documentation, répond-elle sans conviction. Pour un livre.

— Écoutez, mon détecteur d'enfumage n'a pas cessé de hurler depuis que je vous ai rencontrée. Ces visites, Robert Riverholt, le reste, vous ne m'avez pas tout dit. »

Milla secoue la tête d'un air abattu.

« Je ne comprends pas votre fixation sur Robert. Ce qui lui est arrivé n'a rien à voir avec ce que nous faisons.

— Ce "Et si" dont vous parliez, c'est un jeu auquel se livrent les policiers pour mettre des mots sur des aspects qui les troublent, qui clochent. Si l'esprit de

Robert était parmi nous et qu'on y jouait au sujet de son meurtre, que pensez-vous qu'il dirait de sa propre mort ?

— Non, chuchote Milla, les yeux ternes comme deux bougies qui vont s'éteindre. S'il vous plaît... »

Je ne tiens plus compte de ses protestations. J'en ai marre de fouiner sans raison dans la vie des gens, marre d'être pris pour un con.

« Moi, je crois qu'il se demanderait pourquoi Camilla l'a exécuté sans même le regarder dans les yeux. Il dirait qu'on ne fait pas moins intime qu'un meurtre par-derrière, en pleine rue. Une exécution froide, impersonnelle.

— Ah oui ? » Milla s'adosse à la voiture côté passager, croise les bras sur sa poitrine. « Et qu'est-ce que vous auriez fait, vous, l'expert, si vous étiez Camilla ? »

Je secoue la tête face à son expression dure, baignée de mépris.

« Je l'aurais confronté, je lui aurais dit tout ce que j'avais à lui dire, tout ce qu'il fallait qu'il entende, dans ma voiture, dans son appartement à lui, ou dans le logement où nous avions jadis partagé quelque chose, et ensuite je me serais glissé aussi près d'elle que possible, je lui aurai collé le pistolet dans la bouche et j'aurais fait feu. Pan ! Ensemble pour toujours.

— "Elle" ?

— Quoi ?

— Vous avez dit "elle".

— Peu importe. Ce voyage, je parie que c'est votre agent, Pelle, et peut-être aussi la maison d'édition qui l'ont organisé pour vous. Ils sont prêts à tout pour que vous commenciez votre livre. Vous, en revanche, Milla, je pense que vous êtes là pour une autre raison.

— Ce n'est pas ce que vous croyez. »

Elle me tourne le dos. Derrière les arbres sur le côté de la propriété, les haut-parleurs annoncent que le train de Bergen partira dans une minute du quai cinq.

« Et qu'est-ce que je crois, selon vous ?

— Que nous cherchons le meurtrier de Robert, murmure-t-elle.

— C'est qui, "nous" ?

— Kenny, Iver et moi, nous...

— Ce sont des policiers ?

— Oui.

— C'est l'un d'eux qui est venu ici après la mort de Robert ?

— Oui.

— Et ce n'était pas pour enquêter sur sa mort ? »

Elle secoue la tête.

« Alors pourquoi ? Qu'est-ce que vous fabriquez ? »

Enfin, elle se tourne.

« Venez avec moi à Drammen.

— Qu'est-ce qu'il y a, à Drammen ?

— Venez, c'est tout. S'il vous plaît. »

Ces situations où les gens autour de moi insistent pour que nous jouions dans la même équipe tout en gardant jalousement leurs secrets, où chaque échange de paroles est un combat, ça déclenche quelque chose en moi, ça me rend curieux, ça me donne envie de découvrir le pourquoi du comment. C'est un jeu auquel j'adorais jouer avant de finir seul dans mon studio sous le pont de Stavanger.

Alors que les rails se mettent à gémir derrière les arbres, je jette un coup d'œil sur la maison d'où nous venons de sortir. À une fenêtre, la mère de Siv fume une cigarette, un cendrier à la main.

« OK, Milla Lind, conclus-je dans un soupir en lui ouvrant sa portière. Allons à Drammen. »

Chapitre 15

Nous nous garons devant le commissariat de Drammen et nous dirigeons vers l'entrée. Un policier va et vient à l'accueil en déplaçant son svelte mètre quatre-vingts à la façon d'un cambrioleur, ses bras se balancent, il fait des pas démesurés. Il nous remarque, vient à la porte.

« Content de te voir, Milla. »

Au-dessus d'un visage étroit au teint clair, presque rose, il a les cheveux gris, un dégradé court avec un épi sur le côté, qui n'est pas sans rappeler l'architecture du commissariat. Sa bouche est anormalement petite, avec des lèvres pleines, on dirait ces poissons, là… les gouramis embrasseurs.

« Iver Isaksen. Je suis le numéro deux de la maison, se présente-t-il en me serrant la main d'un geste vigoureux.

— Enchanté.

— Enfin, numéro deux, c'est sur le papier. Maintenant que le Søndre Buskerud a été intégré dans la circonscription Sud-Est, le siège est à Tønsberg, mais bon, à la direction du commissariat, on a au moins pu conserver nos titres après ce chambardement. »

Ses propres réflexions lui inspirent un large sourire et il resserre sa prise autour de ma main. Iver Isaksen m'évoque un bâtiment au milieu d'autres bâtiments, il me fait l'effet d'être un de ces bovins de la police qui ne quittent leur bureau que s'il est en feu, un politicien, un homme d'administration plus que d'action, qui se met un PV quand il est mal garé et qui respecte toujours les jours fériés.

« C'est donc vous qui avez succédé à Robert, commence-t-il en nous guidant vers l'ascenseur.

— Vous le connaissiez ?

— Oui. Il a travaillé ici.

— Ah bon ? Quand ça ?

— Il est venu de Kripos et est resté chez nous jusqu'en 2011, à peu près, avant de demander sa mutation à Oslo, au service d'investigation de Grønlandsleiret. »

Nous montons quelques étages en ascenseur et le suivons jusqu'à un bureau au bout d'un couloir.

Je m'assieds.

« Quand lui avez-vous parlé pour la dernière fois ? »

Les livres sur ses étagères, les objets sur son bureau, les vieilles affiches de campagnes d'information et les photos de collègues en uniforme sur les murs, tous se sont vu attribuer leur place avec une précision absolue.

« Eh bien. » Iver s'assied à son tour et se met à se tourner les pouces en m'observant entre ses cils. « Je dirais que c'était peu avant sa mort, mais comme ça, au pied levé, j'aurais du mal à préciser…

— Votre pied est posé.

— Pardon ? » Il cesse de se tourner les pouces. « Je ne vous suis pas…

— C'est vous qui l'avez dit : "au pied levé". Votre pied n'est pas levé. Des policiers qui ont du mal à se souvenir… »

Je laisse résonner ma phrase.

Iver recule sur sa chaise en souriant.

« Des policiers qui ont du mal à se souvenir… quoi ? »

Je songe soudain qu'Iver pourrait se révéler être davantage que le policier de bureau psychorigide pour qui je l'ai pris au premier abord.

« Ça n'existe pas. Qui est Kenny ?

— Euh. » Iver lance un bref regard vers Milla, à côté de moi. Elle a l'air stressée, fébrile. « Il ne va pas tarder. Il avait une petite faim, il est sorti s'acheter un truc à manger.

— Des beignets ?

— Quoi ? Non, je crois…

— Tu n'as qu'à le dire, chuchote Milla, avec un petit mouvement de tête, les yeux rivés sur ses genoux. Raconte-lui tout. »

Iver se tortille sur sa chaise.

« Mais…

— Il sait, insiste-t-elle avec ce mouvement de tête, à nouveau, sans nous regarder.

— OK, OK. » Il se redresse sur sa chaise et toussote. « La clause de confidentialité que vous avez signée au début de votre mission s'applique à ce que je vais vous dire, d'accord ?

— Oui, oui.

— Milla et Robert ne faisaient pas que se documenter pour un roman. Elle ne l'avait pas recruté pour cela.

— C'est bien ce que je pensais.

— Il a été embauché pour trouver quelqu'un.

— Les deux filles de l'assistance publique, déduis-je. Pourquoi ?

— Olivia, articule faiblement Milla. Robert devait la retrouver… Olivia est ma fille.

— Quoi ?!

— C'est ma fille », répète-t-elle. Elle semble le dire autant à elle-même qu'à l'homme assis à côté d'elle. « J'ai une fille. Non… j'avais une fille. J'ai dû l'abandonner. » Au-dessous de la fine couche de fond de teint, quelque chose a changé dans son visage, des rides et des sillons sont apparus autour de ses yeux et de ses lèvres. Peut-être qu'ils y étaient depuis le début, que c'est juste moi qui n'avais pas pris le temps d'y regarder de plus près. « Il y a dix-sept ans, j'ai été violée. Je suis tombée enceinte. J'ai essayé d'être une mère pour elle, j'ai essayé aussi longtemps que je pouvais, mais à la fin… je l'ai abandonnée.

— Et le viol, qu'est-ce qui…

— C'est arrivé, c'est tout. » Milla serre ses paumes l'une contre l'autre. « Un soir où je rentrais d'une soirée en ville avec des collègues de travail… Bref, l'automne dernier, j'ai décidé d'essayer de la retrouver. Pour m'aider, j'ai embauché, ou plutôt nous avons embauché Robert, et il l'a trouvée, mais avant que j'aie pu lui parler, lui dire qui j'étais, elle a disparu.

— Vous n'avez donc pas embauché Robert pour la trouver parce qu'elle avait disparu ?

— Non. Parce que c'est ma fille. En réalité, ce n'est pas permis, il n'y a que l'enfant lui-même qui puisse demander à savoir qui sont ses parents à sa majorité, mais je ne pouvais plus attendre. Je l'ai dit à Iver et il m'a mise en relation avec Robert. »

Je secoue la tête et porte mon regard sur Iver.

« Et vous, comment connaissez-vous Milla ?

— C'est moi qui étais chargé du dossier du viol, j'étais le premier sur… le lieu du crime. Quelques années plus tard, Milla a pris contact avec moi, elle s'était installée à Oslo et m'a expliqué qu'elle avait commencé à écrire. Elle sollicitait mon aide sur des questions policières, pour son roman. Et puis les années passant et les livres sur August Mugabe se multipliant… » Il la regarde avec chaleur. « Nous avons fait vraiment connaissance, n'est-ce pas, Milla ? »

Elle lui retourne son regard et sourit en hochant la tête.

Je poursuis :

« Vous saviez qu'un enfant était né de ce viol ?

— Je ne l'ai su que plus tard. Et quand elle me l'a confié et m'a expliqué qu'elle voulait retrouver Olivia pour lui dire que… eh bien, j'ai essayé de l'aider du mieux que je pouvais, mais comme vous le savez, nous qui sommes en service actif, nous n'en avons pas le droit…

— Le dernier membre de votre trio, ce Kenny, là, dis-je après une longue pause. À quel moment il est entré en scène ? »

Au même instant, il y a un bruissement dans le couloir et la porte s'ouvre doucement.

« Vous allez pouvoir le lui demander en personne », déclare Iver en se levant.

Chapitre 16

« Bonjour. » L'homme qui est apparu sur le seuil et vient nous rejoindre a autour de cinquante-cinq ans, des boucles grises autour de tempes bien dégagées et un buisson de poils dépassant du col de son chandail trop moulant. Un Adonis grec en uniforme de police, qui ne s'est jamais remis des soirées sur la plage de ses vingt-cinq ans. « Kenneth Abrahamsen. Kenny pour les amis.

— Thorkild Aske. » Je lui serre la main. « Avant de continuer, avant que je dise oui à quoi que ce soit, commençons par le commencement. Et donc ?

— En septembre dernier, Milla a embauché Robert pour chercher Olivia, répond Iver. C'est là, le commencement.

— OK. » Je me tourne vers Milla. « Quand Robert a-t-il découvert où se trouvait votre fille ?

— Au bout de dix jours, répond-elle.

— Et une semaine plus tard, elle a disparu ?

— Oui.

— Pourquoi ?

— Nous ne savons pas.

— Savait-elle que vous la cherchiez ?

— Non. Robert et moi sommes allés à son école. Il me l'a montrée à la récréation. J'y suis retournée quelques jours plus tard, seule. Je voulais juste la revoir pendant que nous réfléchissions à la suite de notre plan d'action, mais elle n'y était pas. Le lendemain non plus. Et puis Iver m'a appelée pour m'informer qu'elle... qu'elle avait disparu.

— OK. Et pourquoi ne pouviez-vous pas juste me le dire tout de suite ?

— Je suis désolée. » Avec ses bras serrés sur sa poitrine, elle a l'air frigorifiée. Ses yeux sont emplis de ces ténèbres vides que j'ai entraperçues quand elle était avec Joachim dans le chalet d'écriture. « Mais cette fois, vous savez tout de moi, Thorkild.

— Pas tout, mais c'est un début.

— Donc vous êtes avec nous ? » Iver esquisse un sourire. « Vous avez mordu à l'hameçon, vous aussi ? »

À mon réveil ce matin, dans la remise à bateaux de Milla, j'avais en fait décidé comment cette journée se terminerait. Les recherches sur des disparitions réelles pour la documentation d'un roman, ce n'était pas mon truc. Après la visite à Åkermyr et chez la mère de Siv, il ne me restait plus qu'à présenter mes remerciements, embarquer sur le premier vol pour Stavanger et me dépatouiller avec la menace de l'atelier de fabrication de chandelles.

L'air commence à être moite dans le bureau d'Iver, difficile à respirer, je n'ai pas l'habitude d'être dans un bureau exigu avec d'autres gens, à part mon médecin traitant, les employés de NAV ou Ulf. Intérieurement, j'essaie de formuler la raison pour laquelle je ne vais pas embarquer dans l'avion du soir et je songe soudain que ce n'est ni parce que je suis désormais en présence d'une enquête ni parce que c'est la fille de Milla que nous cherchons. Je reste parce que ça coince encore quelque part.

« Il y a une chose dont nous n'avons pas encore parlé, dis-je après avoir achevé mon raisonnement et accepté sa conclusion. Robert Riverholt. On l'a abattu en pleine rue pendant qu'il travaillait sur cette affaire.

— Son ex-femme, rappelle Kenny d'un ton sec, et d'ajouter : Elle était malade. »

Iver prend enfin la parole :

« Comme nous le disions, Aske, rien ne suggère que la mort de Robert ait un rapport avec notre affaire. Nous l'avons peut-être craint pendant un moment, mais l'enquête de la police d'Oslo et nos propres investigations ont démontré sans ambiguïté que cette hypothèse pouvait être écartée. Il a été tué par son ex-femme, cela ne fait pas l'ombre d'un doute.

— Je vois, je vois. » Je passe les doigts sur ma cicatrice pour voir si elle est encore sensible. « Il n'y a que dans les films et les romans que les gens meurent quand ils sont dans une affaire jusqu'au cou. Vous savez ce qui arrive à ceux qui leur succèdent et commencent à fouiller dans leur bourbier, non ?

— Nous aussi, on travaille là-dessus, glisse Kenny avec mauvaise humeur.

— C'est une bien maigre consolation. »

J'appuie plus fort sur ma peau rugueuse.

« Bon. » Iver amorce un mouvement pour se lever. « Avez-vous d'autres questions ?

— Un tas. » Je retire ma main de mon visage, la joins à l'autre, sur mes genoux. « Un sacré tas, même. Qu'est-ce que vous fabriquiez au moment de la mort de Robert ? Qu'est-ce que vous avez découvert jusqu'à présent sur la disparition ? D'autres personnes que celles ici présentes étaient-elles au courant de vos activités ? Et enfin, et surtout : que vous figurez-vous que je puisse faire que vous n'ayez déjà fait, au juste ? Six mois plus tard ? »

Iver inspire un grand coup et se laisse retomber sur sa chaise.

« En ce qui concerne Robert, je comprends vos inquiétudes, puisque vous vous trouvez maintenant dans ses bottes, si je puis m'exprimer ainsi.

— Vous le pouvez.

— Mais il n'y a strictement aucune raison de penser que sa mort ait un rapport avec ses recherches. Sa femme était malade, il avait une vie compliquée, qui a connu un terme tragique. Nous connaissions tous trois Robert et nous avons été durement frappés par les événements, mais j'aimerais souligner encore une fois que ce qui s'est passé était une histoire entre lui et sa femme. Un événement tragique. Ni plus ni moins.

— Pour ce qui est de ce que nous fabriquions, enchaîne Kenny, Robert, Milla et moi venions de rentrer d'Espagne, la semaine avant la mort de Robert. On avait cherché Olivia et Siv à Ibiza, sans succès, et on était tous passablement découragés. On allait faire une pause de quelques jours pour reprendre des forces. En l'occurrence, le jour où il a été abattu, on devait tous se retrouver à Tjøme l'après-midi, chez Milla, pour discuter de la suite.

— Et depuis ? Qu'avez-vous fait ou découvert ?
— On patauge », reconnaît Iver.
Je m'adresse à Kenny :
« Vous avez parlé à la mère de Siv ? »
Il acquiesce d'un signe de tête.
« Et ?
— Une sacrée figure maternelle, qui part en vacances avec son mari et ses gosses alors que sa fille vient juste d'être portée disparue, observe-t-il d'un ton acerbe avant de lancer un petit regard dans la direction de Milla. Pardon, Milla. Je ne voulais pas… »
Il se pince les lèvres.
« Qui sait que vous travaillez là-dessus ?
— Personne, affirme-t-il.
— C'est-à-dire que… » Iver lui lance un coup d'œil. « Ce n'est sans doute pas tout à fait exact.
— Expliquez-moi ça.
— Il y a eu cette interview télévisée de Milla avant votre départ pour l'Espagne, rappelle Iver. Elle a parlé du prochain August Mugabe, qui allait traiter de disparitions, et elle disait qu'elle allait se servir de l'affaire de Siv et Olivia dans son travail. C'était une belle couverture pour chercher aussi sa fille.
— Alors que pensez-vous que je puisse faire, concrètement ?
— Nous voudrions votre aide pour trouver Olivia, dit Milla. Découvrir ce qui lui est arrivé et la ramener à la maison.
— À la maison ? » Je les dévisage, consterné. « Vous n'entendez pas ce que vous êtes en train de dire ? Les filles ont disparu depuis plus de six mois sans donner

le moindre signe de vie. Vous n'avez rien trouvé du tout…

— Thorkild, murmure-t-elle. S'il vous plaît. J'ai besoin d'aide. Elle ne peut pas juste disparaître pour toujours. Ça ne peut pas se terminer comme ça. »

Milla s'essuie les yeux et me tend la main, alors qu'Iver se balance sur sa chaise de bureau et que Kenny me regarde d'un air mauvais.

« D'accord, dis-je dans un soupir en lui prenant la main. Je suis dans le coup.

— Formidable ! » Iver bondit sur ses pieds. « Et si on se retrouvait tous les quatre demain après le boulot, peut-être dans ton appartement, Milla ? On pourrait parler davantage de la marche à suivre à ce moment-là…

— Non, dis-je.

— Quoi ? »

Iver vient de mettre sa veste et d'éteindre son ordinateur d'un seul et même geste. Il me considère avec surprise.

« Il faut qu'on retourne au foyer. J'ai besoin de parler au témoin, le garçon qui a vu les filles à l'arrêt de bus le matin de leur disparition. Il faudrait qu'un policier avec insigne m'accompagne.

— Kenny ? » Iver regarde son subordonné d'un air interrogateur. « Tu peux ?

— Je vais rester ici, moi aussi, glisse Milla. Je n'ai pas envie de repartir là-bas, je suis fatiguée et… »

Kenny soupire en écartant les bras.

« Super, fait-il en sortant ses clefs de voiture. Allons-y. »

Alors que je me lève pour partir, je suis saisi d'une gêne qui ne provient pas de la trépidation dans mon diaphragme ni du manque d'oxygène dans la pièce, mais du fait qu'Iver et Kenny sont deux policiers qui ont enquêté sur la disparition de deux filles avec la mère de l'une d'elles et son détective privé. Ils savaient forcément qu'ils s'aventuraient dans les zones d'ombre de ce qu'on peut définir comme du travail policier normal. À part un désir brûlant d'aider Milla à réparer le passé, je ne leur trouve pas la plus petite raison d'accepter qu'elle ajoute au tableau quelqu'un comme moi, avec mon passé dans la police des polices…

Plus j'y pense, en suivant Kenny vers l'ascenseur, plus j'ai la certitude que je ferais mieux de prendre mes cliques et mes claques et de rentrer à Stavanger pendant que je le peux encore.

Chapitre 17

Dehors, le bleu du soir tombant est blanchi à l'horizon par les réverbères allumés et les lumières de la ville. Dans la voiture, l'ambiance plombée pourrait être celle d'un rendez-vous chez le médiateur familial.

Kenny s'arrête à un feu rouge et je l'interroge :

« Comment connaissez-vous Milla ?

— Iver et moi étions les premiers sur place, explique-t-il, tambourinant des doigts sur le volant. Quand elle s'est fait violer.

— Et ensuite ?

— On s'est revus, plusieurs années plus tard. Elle s'était mise à écrire.

— Vous aviez rencontré sa fille ? Avant qu'elle l'abandonne ? » Il secoue la tête. « Jamais ?

— Nan. » Le feu passe au vert, il appuie sur l'accélérateur. « Milla avait déménagé à Oslo. Ce n'est que longtemps après qu'elle nous a dit qu'elle était tombée enceinte et avait eu une fille.

— Pourquoi ne l'avez-vous pas vous-mêmes aidée à la retrouver ? »

Il me regarde en souriant.

« On n'a pas le droit.

— Elle vous l'a demandé ?

— Quoi ?

— De l'aider.

— Oui.

— À la place, vous lui avez présenté un ancien collègue qui travaillait comme détective privé, il a découvert où était Olivia, l'a même montrée à Milla dans la cour d'école, et puis elle a juste disparu… comme ça ? »

Agacé, Kenny change de position sur son siège.

« Exact. »

En général, les policiers n'aiment pas répondre aux questions, ils préfèrent les poser, et Kenny ne fait pas exception.

« Quand avez-vous su que Robert l'avait trouvée ?

— Quelques jours avant qu'elle disparaisse.

— Et puis ? Que s'est-il passé ensuite ?

— Je travaille au service de maintien de l'ordre et dès que la déclaration de disparition est arrivée on est allés parler avec des jeunes du coin.

— Des résultats ?

— Les filles avaient eu des contacts occasionnels avec le milieu de la came à Drammen, mais ça faisait un bon moment que personne ne les avait vues.

— OK. Au fait, vous connaissiez Robert avant ?

— Pas personnellement. On travaillait tous les deux ici, à Drammen, en même temps, mais il était plus haut dans le système que moi, et dans un autre service. Moi, j'étais au maintien de l'ordre, je patrouillais.

— Autrement dit, vous faites partie de la piétaille ? »

Nous passons devant une station-service où une bande

de jeunes en jean et tee-shirt sont assis sur les capots de leurs voitures et crachent la fumée de leurs cigarettes vers le soir qui ne cesse de refroidir. « De ceux qui font le gros œuvre. »

Une fois encore, Kenny cherche une position plus confortable.

« Appelez ça comme vous voudrez, grommelle-t-il.

— Pourquoi le maintien de l'ordre ?

— J'aime bien être parmi les gens.

— Vous n'êtes pas un ambitieux, en d'autres termes ? »

Kenny sourit à part soi.

« Vous ne faisiez pas partie des gros bonnets, avant ? Un de ces gars de l'Inspection générale en beau pantalon, belle chemise et cravate qui nous pourrissent la vie ?

— Pas la vôtre. » Je lui adresse un clin d'œil. Nous sommes déjà hors du centre. Autour de nous, les habitations et les bâtiments commerciaux ont été remplacés par de grandes plages de champs labourés et de verdure, ponctuées çà et là de petits hameaux. « Seulement la vie des méchants. Les mouches dans le potage policier.

— Les mouches dans le potage policier. » Il rit en allumant ses feux de route. « C'est comme ça que vous les appelez ?

— Oui, rien que des diptères et des araignées, tous autant qu'ils sont. Mais seulement les méchants, comme je le disais. »

Il me regarde encore.

« Ça vous plaisait ? De détruire la carrière des collègues ? De pinailler sur les erreurs de procédure et les négligences dans le service au lieu de faire du vrai travail de policier ?

— J'adorais. Le moindre truc pour lequel on pouvait vous choper, et c'était aussitôt la grosse teuf à l'Inspection générale de la police région ouest !

— Putain, gémit Kenny en remettant ses codes alors que des poids lourds approchent sur la voie d'en face. Vous n'avez pas idée comme vous ressemblez à Robert. »

Chapitre 18

Nous nous garons devant le foyer d'Åkermyr et, encore une fois, nous retrouvons Karin à la porte.

« Bonjour, Kenny, dit-elle avec un grand sourire. Quel bon vent vous amène ?

— Aske aimerait échanger quelques mots avec André. »

Nous la suivons dans son bureau.

« Il fait ses devoirs, mais on peut aller lui demander ce qu'il en pense.

— Super ! » Kenny fait tourner son trousseau de clefs autour de ses doigts. « Allons-y.

— Seul, dis-je. Je peux lui parler seul ?

— Eh bien, oui. » Kenny regarde Karin. « Karin ? Moi, ça me va.

— Je ne sais pas. Quand vous êtes venu tout à l'heure, je n'ai pas bien compris votre lien avec l'affaire…

— Aske est enquêteur spécialisé dans les interrogatoires, explique Kenny. Il nous aide.

— Ah. Alors dans ce cas… »

Kenny me fait un clin d'œil quand nous le laissons dans le bureau. Karin m'accompagne dans un long couloir jusqu'à une porte avec une plaque nominale à côté. Elle toque, ouvre, passe une tête dans la chambre.

« André ? J'ai ici quelqu'un de la police qui aimerait bien parler de Siv et Olivia. Ça te convient ? »

J'entends le garçon marmonner une réponse et Karin s'écarte pour me laisser passer.

« Vous n'aurez qu'à revenir dans mon bureau quand vous aurez terminé. »

J'entre dans la pièce et reste à côté de la porte jusqu'à ce que les pas de Karin s'éloignent. C'est la chambre de garçon lambda. Il est à son bureau, une pile de livres et cahiers ouverts devant lui. Il a des cheveux bruns mi-longs, un visage fin, des traits qui le sont aussi. Le dos partiellement tourné, il triture un crayon à papier en faisant semblant de lire un des livres.

« Quelle matière ? »

Je ne quitte pas ma place à la porte.

« Maths, répond-il sans bouger.

— Ah. » Je regarde autour de moi. « Pourquoi tu n'as aucun poster sur les murs ? Des groupes de rock, des filles en bikini, des théorèmes ou d'autres trucs marrants ? »

Il esquisse un vague sourire.

« On n'a pas le droit.

— Dans ma chambre à moi, les murs étaient tapissés de chanteuses avec de gros… organes vocaux. Samantha Fox, Sabrina, Sandra, je réalise à l'instant que la plupart d'entre elles avaient un prénom en S… »

De nouveau, ce petit sourire, juste un instant.

« Tu les as déjà entendues chanter ?

— Non.

— Dommage pour toi. Tout ce que je peux dire, c'est qu'on n'est pas près de trouver de plus gros… organes vocaux. »

Cette fois, il n'arrive pas à retenir son sourire.

« Je sais qui c'est, précise-t-il en secouant la tête. Mon paternel m'en a parlé.

— Tu as vu les photos en question ?

— Non, dit-il sans conviction.

— Des dons du ciel. Leurs voix, bien sûr », fais-je en souriant quand nos regards se croisent enfin.

Il retourne à son cahier de maths, mais je vois que son sourire ne s'est pas effacé.

« Vous êtes policier ?

— Je l'étais.

— Vous l'étiez ?

— Je me suis fait virer. »

De nouveau, nous nous regardons. Cette fois, le contact est un peu plus long.

« Pourquoi ?

— Je conduisais sous l'emprise du GHB et j'ai tué une femme.

— Vous avez dû aller en prison ?

— Pendant trois ans et demi.

— Comment c'était… la prison ? »

André a oublié ses maths et se tourne vers moi.

« Ennuyeux. La même chose, jour après jour.

— Comme ici, on dirait, observe-t-il en donnant une chiquenaude sur la gomme de son crayon.

— Tu m'en diras tant. » Je m'adosse à la porte. « Quand on est jeune, tout est ennuyeux.

— Qu'est-ce qui est arrivé à votre visage ? »

Il pointe son crayon sur la cicatrice qui court de mon œil à ma bouche.

« C'est l'accident de voiture.

— Ça vous a fait mal ?

— Je ne me souviens pas. »

Je m'avance dans la pièce pour m'asseoir au bord de son lit.

« C'était qui ? » Son regard me suit et s'arrête sur le mien. « La femme que vous avez tuée ?

— Quelqu'un que j'aimais.

— Elle vous manque ?

— À chaque seconde qui passe. »

Penché en avant, les coudes sur les cuisses, André joue avec son crayon. Sa chambre m'évoque une autre pièce. Celle que j'occupais à l'Inspection générale de la police à Bergen. C'est dans des pièces comme ça qu'on s'entend vraiment penser, tout se réduit à nous deux, une conversation au tour singulier, le reste se volatilise, s'efface. Je me rends soudain compte combien cette pièce m'a manqué, cette partie de moi-même.

« Tu les connaissais bien ? finis-je par demander.

— Pas vraiment. » Le jonglage de crayon cesse un bref instant avant de reprendre. « On était dans la même classe, mais…

— Les hommes viennent de Mars et les femmes de Vénus ? »

Il lâche un bref rire nerveux.

« Quelque chose comme ça.

— Parle-moi du jour de leur disparition, de ton point de vue. Qu'as-tu fait ce jour-là ?

— Je me suis levé, j'ai pris mon petit déjeuner et je suis retourné dans ma chambre. On avait un contrôle. »

Je sors un petit calepin et note.
« Quelle matière ?
— Maths.
— Siv et Olivia avaient ce contrôle aussi ?
— Oui, mais… l'école, ça ne les intéressait pas trop.
— Qu'est-ce qui les intéressait ? »
André hausse les épaules.
« Je ne sais pas.
— Les garçons ?
— Sûrement.
— Certains en particulier.
— Je ne crois pas.
— OK. Et que s'est-il passé ensuite ?
— J'aime bien être à l'arrêt de bus en avance. En général, les autres arrivent plus tard, au dernier moment. J'ai bouclé mon cartable et je suis descendu chercher mes affaires de sport à la lingerie. C'est là que je les ai vues par la fenêtre.
— Où étaient-elles ?
— À l'arrêt de bus. Déjà.
— Elles avaient l'habitude d'y descendre si tôt ?
— Non. C'étaient les plus lentes de tous, fait-il en riant. Souvent quelqu'un du personnel devait les conduire à l'école parce qu'elles avaient raté le bus.
— Mais ce jour-là, elles étaient en avance ?
— Oui.
— Tu te souviens de ce qu'elles faisaient ?
— Elles étaient à côté d'une voiture. La portière passager était ouverte, elles parlaient avec le conducteur. » Il soupire bruyamment et serre son crayon. « Ensuite elles sont montées et la voiture est partie.
— Quel genre de voiture ? »

Il respire plus péniblement à présent et s'est remis à jouer avec son crayon.

« Je ne m'y connais pas trop en voitures.

— Tu te souviens de la couleur ?

— Noire.

— Tu peux m'en dire un peu plus ?

— Elle avait l'air neuve et puis elle était toute propre.

— Tu as vu le conducteur ? »

Il secoue la tête.

« Mais tu es sûr que c'était Siv et Olivia ?

— Oui.

— Tu as bonne mémoire, André. Au fait, une des deux se serait-elle assise devant ?

— Oui. Olivia. Siv est montée derrière.

— Donc c'était une cinq portes.

— Oui.

— Est-ce que tu saurais distinguer un SUV d'un break ?

— C'était un break.

— Tu es sûr ?

— Oui. La police m'a montré des photos de différentes voitures.

— Ah ah ! souris-je. Qu'as-tu fait quand tu les as vues partir ?

— J'ai mis mes affaires de sport dans mon sac et je suis descendu à l'arrêt de bus. C'est la dernière fois que je les ai vues.

— Tu ne t'es pas inquiété ?

— Elles ont l'habitude de faire du stop quand elles n'ont pas de quoi payer le bus.

— OK. S'est-il passé quelque chose d'inhabituel ce matin-là, à part qu'elles étaient en avance ? »

André secoue la tête.

« Et le soir précédent ?

— On a regardé un film dans la salle de télé.

— Qui ?

— Siv, Olivia et moi.

— Tu te souviens de quelque chose de spécial ?

— Nnnooon.

— Un détail, n'importe quoi. Quand tu repenses à ce soir-là, quelle est la première chose qui te vienne à l'esprit ?

— Qu'Olivia était de bonne humeur.

— D'accord. Plus que d'habitude ?

— Oui.

— Comment ça ?

— Non, c'est juste... je ne sais pas. Elle était moins... garce. » Il hausse les épaules avant d'ajouter : « Elle riait.

— Pourquoi était-elle de si bonne humeur ?

— Je ne sais pas.

— Merci de ton aide, André. » Je range mon calepin et mon stylo dans ma veste. « Au fait, dis-je une fois debout en face de lui, où crois-tu qu'elles soient ? »

André me regarde en tournant sur sa chaise.

« Ben, en Espagne, dit-il finalement.

— À Ibiza ? »

Il hausse les épaules.

« Où d'autre ? »

Il retourne à ses cahiers.

En regagnant le bureau de Karin, je pense au bien que ça fait de parler avec d'autres gens, de parler d'autres gens, de faire une pause de soi-même. Quand j'étais encore marié avec Ann Mari et qu'elle est tombée malade, c'était mon remède ; après des soirées et des nuits fatigantes à la maison ou des journées avec elle à l'hôpital, les interrogatoires étaient un refuge. La porte de la salle d'interrogatoire se refermait et ses tumeurs utérines disparaissaient. Mais après que les médecins lui avaient dit qu'elle ne pourrait jamais devenir mère, après l'opération, après le divorce, je suis parti un an aux États-Unis pour être encore plus loin, et à mon retour cette même salle s'était transformée en geôle.

Quand j'arrive au bureau de Karin, j'ai décidé qu'aider Milla à chercher Siv et Olivia pourrait être une échappatoire, ne serait-ce qu'éphémère.

« On a tous besoin d'une porte de sortie », me dis-je tout bas avant de saisir la poignée et d'entrer.

Chapitre 19

« Tu as des cernes », observe Siv en piochant dans sa glace avec sa cuillère.

Nous sommes dans un café non loin de la rivière. Dehors, un groupe de jeunes se dirigent vers le campus de Drammen. C'est la première fois que je viens, mais j'aime bien ce café. Je crois que c'est parce que, en passant devant, j'ai vu les visages des gens serrés autour des petites tables.

« Des cernes de pute fatiguée, précise Siv en riant.

— Merci. »

Je lui tire la langue. Elle regarde autour d'elle et me rend ma grimace.

« Tu crois qu'elle est riche ? » Siv lance un coup d'œil vers les toilettes. « Genre riche comme Jo Nesbø ? »

Je hausse les épaules et repousse mon gobelet de glace. Siv prend sa cuillère et transfère ma dernière demi-boule dans le sien.

« À mon avis, c'est juste une pétasse, déclare Siv. Forcément, t'abandonner. Je veux dire, qui est-ce qui fait une chose pareille ?

— Elle me cherche.

— Tu es sûre ? »

De nouveau, elle regarde vers les toilettes tout en léchant sa cuillère.

La porte s'ouvre, un homme sort, sourit à la femme derrière le comptoir et vient vers nous.

« Oui, dis-je en me rapprochant de la fenêtre. Il l'a dit. »

Chapitre 20

« Tout s'est bien passé ? »

Karin se lève.

« Un bon garçon. »

Je fais signe à Kenny que nous pouvons partir.

Le soleil a disparu, cédant la place à une pénombre naissante qui se dépose sur les épicéas et les terres. Devant le foyer, je m'arrête pour regarder l'arrêt de bus où Olivia et Siv ont été vues pour la dernière fois il y a plus de six mois.

« Ce jour-là, elles sont sorties tôt, dis-je à Kenny qui arrive à ma hauteur, elles sont montées dans une voiture, elles sont parties à Ibiza et puis plus personne n'a jamais eu de nouvelles. C'est bien notre hypothèse de travail ?

— Oui.

— Vous avez parlé à Robert le jour où il a été tué ?

— Non, la veille.

— Qu'est-ce qu'il a dit ?

— Il voulait qu'on se retrouve à Tjøme chez Milla le lendemain après-midi.

— Pourquoi ?

— C'était peut-être pour qu'on abandonne l'hypothèse d'Ibiza et qu'on regarde d'autres possibilités. »

J'acquiesce :

« Dans les affaires de disparition, vous travaillez à partir de quatre scénarios, n'est-ce pas ? Le départ de plein gré, le suicide, l'accident et l'acte criminel ?

— Je suppose que vous n'avez pas l'intention de parler d'accident ou de suicide », me répond Kenny en donnant un coup de pied dans un caillou.

Je secoue la tête.

« Acte criminel, alors.

— Vous l'avez dit vous-même, Kenny : Robert voulait sans doute abandonner l'hypothèse d'Ibiza. Avec tout acte criminel viennent un ou plusieurs coupables. Dans les affaires comme celles-ci, on peut les classer en deux catégories…

— Bon sang, Thorkild. Ça, je connais, je sais…

— Il s'agit soit d'une rencontre de hasard, poursuis-je sans me soucier des protestations de Kenny, soit d'une personne qui les connaissait ou qu'elles avaient rencontrée avant. Dans le cas d'Olivia, on peut élargir cette définition pour inclure aussi des personnes qui connaissaient sa mère et qui savaient que Milla avait embauché Robert pour la rechercher.

— Vous croyez vraiment ? »

Il se tient si près de moi que je sens son haleine chaude, sans que cela me fasse me détourner pour autant.

« Briser des carrières de flics continue de vous faire bander, on dirait bien, au point de croire qu'Iver ou moi on aurait pu…

— Tout ce que je dis… » Cette fois, je me retourne et nous nous retrouvons face à face. « Tout ce que je dis, c'est qu'il me semble que vous avez choisi de faire abstraction de toute possibilité autre qu'un départ volontaire pour l'Espagne alors que le seul élément dont nous disposons est qu'elles sont sorties par cette porte derrière nous et ont marché sur la route sur laquelle nous sommes actuellement, pour se rendre là-bas. » Je désigne l'arrêt de bus. « Et là, elles sont montées dans une voiture. Nous ne savons pas si elles connaissaient le conducteur ou si elles faisaient du stop et ont été prises par un inconnu. Ce que nous savons, en revanche, c'est que moins d'un mois plus tard Robert lui-même s'est pris une balle dans la tête, le jour où il avait demandé une réunion générale pour parler de l'affaire et d'un potentiel changement de cap…

— La mort de Robert n'a rien à voir avec ça. »

Je lance un dernier regard vers la route et l'arrêt de bus.

« Oui, dis-je dans un soupir en allant vers la voiture. C'est ce que vous dites tous; chaque fois que je pose la question. »

Chapitre 21

Une heure et demie plus tard, nous nous garons devant chez Iver, une maison mitoyenne dans un lotissement au sud-ouest de Drammen, où il nous attend avec Milla. Kenny entre sans frapper et se déchausse. Je le suis.

Dans la cuisine, Iver est adossé au réfrigérateur, Milla assise à la table. Tous deux nous scrutent avec impatience.

« Thorkild a quelque chose à dire. »

Kenny se laisse choir sur une chaise en face de Milla.

« Ah ? m'interroge Iver. Vous avez trouvé quelque chose ? Quelque chose que nous pouvons utiliser dans la suite de notre travail ?

— Les filles avaient prévu de partir, dis-je en m'attablant, tandis qu'Iver reste debout contre le frigo. Ça, j'achète. Ou bien elles attendaient la voiture ou bien elles ont fait du stop, mais en tout cas elles n'allaient pas à l'école ce jour-là, je crois que nous pouvons l'affirmer. Le garçon à qui j'ai parlé m'a raconté qu'Olivia était de bonne humeur la veille, d'une exceptionnelle bonne humeur, même. Ça aussi, ça s'intègre bien dans le scénario à partir duquel vous avez travaillé, mais…

— Mais ? demande Milla, tendue, en me prenant la main.

— Si elles ont fait du stop, où est l'automobiliste qui les a prises ? Pourquoi ne s'est-il pas fait connaître auprès de la police ? Là, on est obligés d'envisager toutes les possibilités, y compris que la personne en question soit à l'origine de leur disparition. On serait alors en présence d'un enlèvement qui, dans le pire des cas, aboutirait à au moins un meurtre. Une autre certitude est que vous avez cherché par le mauvais bout.

— Quoi ? s'exclame Iver, avant de croiser les bras et de demander, en baissant la voix et sur un ton plus autoritaire : Comment ça ?

— Toutes les traces s'arrêtent à l'arrêt de bus. Siv et Olivia sont certes allées à Ibiza une fois par le passé, mais vous avez ouvert vos investigations sur une supposition, ce qui n'est jamais très malin…

— Nous n'avons pas commencé par Ibiza, rectifie Iver en tapant du pied d'un geste agacé, mais après avoir suivi les traces nous avons considéré ce scénario comme étant le plus vraisemblable.

— Robert a dit la même chose que vous après notre retour, glisse Milla. Qu'il était temps d'envisager d'autres options, je crois que c'est pour ça qu'il voulait qu'on se voie le jour de sa mort. Pour repartir de zéro.

— A-t-il précisé le motif de la réunion ?

— Non. » Elle serre ma main. « Il n'en a pas eu le temps.

— Je crois que Robert était sur une piste. Siv et Olivia avaient pris des affaires pour une brève excursion tout au plus, pour la journée, en tout cas pour un voyage dont elles avaient prévu de rentrer. Ça ne colle pas avec l'hypothèse du départ pour Ibiza en vue d'une installation définitive.

— Alors que voulez-vous qu'on fasse ? questionne Kenny, qui a suivi notre conversation sans rien dire. Quel est votre plan ?

— Je veux suivre cette piste, envisager un scénario où elles n'auraient pas prévu d'aller à Ibiza. Pour découvrir où elles sont aujourd'hui, il faut d'abord découvrir où elles allaient ce jour-là, ce qui a changé, et, enfin et surtout, si ce changement venait d'elles ou était le fruit d'autres volontés. »

Iver hoche sa tête baissée, puis dirige son regard sur Milla.

« Et si on se retrouvait tous les quatre après le travail demain, pour parler de la suite des opérations ?

— Chez moi à Oslo ? propose Milla. J'ai un rendez-vous à la maison d'édition et je n'ai pas le courage de rentrer à Tjøme ce soir. »

Iver hoche encore la tête.

« Ça vous paraît bien ?

— D'accord. » Je me lève pour partir. « On fait comme ça. »

Alors que Milla et moi nous rhabillons dans le vestibule, je songe qu'à mon retour en Norvège il y a un peu plus de quatre ans, après mes interviews de policiers criminels dans les prisons américaines avec le docteur

Ohlenborg, j'étais détruit, totalement brisé, physiquement et mentalement. À l'heure où je sens mon cerveau de policier se réveiller, il est donc impératif que je garde en tête ce qui s'est passé à ce moment-là, ce qui se passe quand je m'implique trop dans une affaire, et les conséquences que cela peut avoir sur moi-même et sur mon entourage.

Chapitre 22

Le soir est tombé quand nous nous garons devant l'appartement de Milla à St. Hanshaugen, tout près d'Alexander Kiellands plass. J'ai l'impression qu'il va bientôt pleuvoir. Je vois des ombres noires entre les jeunes feuilles des arbres au bout de la rue et j'entends les bruissements d'ailes des passereaux qui vont y passer la nuit.

Nous sortons nos bagages de la voiture.

« C'était ici ? C'est ici que Robert est mort ?

— Là-bas. »

Milla pose un sac par terre, se dirige vers le coin de rue où les oiseaux gazouillent dans la pénombre, et se fige sur place, les bras ballants, le regard rivé au trottoir.

Je la rejoins, me poste à côté d'elle.

« C'est vous qui l'avez trouvé ?

— Quand j'ai entendu la détonation, j'ai tout de suite pensé à Robert. Je ne sais pas pourquoi, c'était juste un claquement, ç'aurait pu être n'importe quoi, mais ce bruit m'est allé droit au cœur. Nous sommes sortis et il y avait déjà des gens qui se massaient autour de lui. Il avait le visage contre le sol, les mains sous lui. » Elle respire par sa bouche entrouverte. « On dit toujours qu'ils ont l'air de dormir. » Milla me regarde. « Ce n'est pas vrai.

— Non. Ce n'est pas vrai.

— Robert était différent. » Elle sourit soudain. « Vous auriez dû le rencontrer. Il avait quelque chose de tendre ; même sa respiration était toujours calme, libre, y compris quand Camilla allait mal et qu'il fallait l'aider.

— Vous la connaissiez bien ?

— Non. Les quelques fois où il l'a amenée à Tjøme au début, on prenait nos repas ensemble, on bavardait, mais elle se fatiguait vite, elle déprimait, et Robert a fini par ne plus l'emmener…

— C'était après que vous aviez commencé à coucher ensemble ? »

Je la vois reprendre son souffle, se redresser, et elle va parler quand soudain elle s'affaisse.

« Ce n'est pas ce que vous croyez, ça ne se passait pas dans le dos de Camilla. Il avait quitté le domicile conjugal, il… Ce n'est arrivé qu'une ou deux fois. Nous avons eu une espèce de connexion immédiate. Enfin bref, c'est arrivé et nous l'avons géré comme des adultes. Il n'y avait pas de mal à ça, mais ça n'aurait pas dû se passer.

— Et Joachim ?

— Il n'avait pas besoin de le savoir.

— Et maintenant, il le sait ?

— Oui. Je le lui ai dit par la suite. Après l'enterrement.

— Et ?

— Rien. Il a boudé pendant quelques jours et puis c'est passé. » Son regard se durcit. « Ce n'est pas la première fois. Joachim sait qui je suis, ce que j'ai traversé, il a trouvé une façon de vivre avec.

— La pêche au crabe ? »

Milla resserre son manteau autour de son cou, pivote sur elle-même.

« Venez. »

Son appartement est au dernier étage. L'ameublement est minimaliste tendance stérile. Quatre grandes fenêtres laissent descendre la lumière sur le salon et donnent le sentiment d'être assis sur un toit. Milla va dans la cuisine, en revient avec une bouteille et deux verres.

« Je me disais qu'on pourrait faire connaissance, dit-elle en servant le vin. Maintenant que vous savez ce que nous sommes réellement en train de faire.

— Parlez-moi du viol.

— Droit au but, alors. »

Milla lève son verre et trinque sans chaleur. Je lui retourne le geste et goûte le vin.

« Je venais de trouver un boulot de coiffeuse à Drammen. J'étais sortie célébrer ça avec quelques amis. Je me suis rendu compte que quelqu'un me suivait et soudain, j'ai senti un coup sur ma tempe. Quand je me suis réveillée, j'étais par terre sous un porche. Un homme était couché sur moi, un autre me tenait les mains. » Elle baisse les yeux, son regard court sur son corps. « Je me souviens que j'ai fermé mes paupières, je les ai gardées fermées jusqu'à ce que le poids sur mes bras, mon buste et mon bas-ventre disparaisse. Quand je les ai rouvertes, les hommes n'étaient plus là et il faisait presque jour. Bientôt une voiture s'est arrêtée juste à côté, puis une autre. Des visages sont apparus autour de moi, de plus en plus nombreux. À la fin, un policier est venu s'accroupir à mes côtés. Il m'a posé une question, puis m'a couverte avec sa veste et a prié les gens autour de se retirer, et nous sommes restés juste tous les deux jusqu'à l'arrivée de l'ambulance. » Milla lève les yeux sur moi, verse encore du vin dans son verre et le porte à ses lèvres. « C'est comme ça que j'ai rencontré Iver et Kenny.

— Ils ont trouvé les coupables ?

— Ça aurait changé quelque chose ? s'enquiert-elle doucement en m'observant, le regard vague. J'ai essayé, Thorkild. » Elle se ressert de nouveau. « Pendant trois ans, j'ai essayé d'être une mère pour elle, avant de l'abandonner. Une moitié d'elle venait de moi, mais à la fin je n'ai plus supporté d'avoir l'autre moitié si près. Après la naissance, non, après le viol, pendant la grossesse et ensuite, je n'étais pas la personne que je suis aujourd'hui.

— Comment ça ? »

Milla projette ses cheveux en arrière et boit du vin.

« Cachets, vin, une ou deux, peut-être trois tentatives de suicide. C'est seulement en l'abandonnant, en me mettant à l'écriture et en trouvant August Mugabe que j'ai vu une porte de sortie, ou plutôt un chemin pour traverser tout cela. » Elle me lance un coup d'œil, saisit son verre. « Là, vous pensez à ce truc avec Joachim et moi le premier jour, non ? Vous pensez que ce que vous avez vu quand vous étiez dans le bosquet faisait plus ou moins partie du tableau ?

— C'est le cas ? »

Un petit sourire aux lèvres, elle joue avec son verre, passe un doigt sur le bord et ferme presque les yeux.

« Il y a eu des instants avec Olivia où je sentais que si je ne l'éloignais pas de moi elle allait en faire les frais aussi. » Elle secoue la tête, comme pour renvoyer les images dans les ténèbres. « C'était peut-être déjà le cas. C'était peut-être pour ça, chuchote-t-elle en poursuivant la danse de son index au sommet du verre. Oui, je crois. » Elle ouvre enfin les yeux. « Vous pensez qu'elle s'en souvient ? Qu'elle se rappelle encore comment j'étais ?

— Je ne sais pas. »

Je suis frappé par cette façon qu'elle a de passer de la sincérité nue à la forteresse inexpugnable, souvent dans une seule et même phrase. Ses yeux sont des portes battantes, mais je n'arrive pas à déterminer si elle a le contrôle des vantaux ou s'ils s'ouvrent et exposent son for intérieur contre son gré, comme j'imagine que c'est le cas pour moi.

« Ensuite, ça s'est décanté. Je suis venue m'installer à Oslo, j'ai commencé à écrire, j'ai trouvé une manière de les maintenir à distance, elle et ce qui s'était passé. August Mugabe est entré dans ma vie, il est devenu une sorte d'ersatz, de porte-douleur, à travers lequel, avec lequel je pouvais exister. Jusqu'à ce que ça ne suffise plus, jusqu'à ce qu'elle me manque trop et que je comprenne que le moment était venu de faire face et de demander pardon. De voir s'il pouvait en ressortir quelque chose de bon malgré tout. »

Un long silence suit, que je finis par briser :

« Pourquoi moi ? Entre toutes les personnes que vous auriez pu embaucher pour vous aider, pourquoi moi et pas un autre ? »

Milla se ressert de vin.

« C'est ma thérapeute de deuil qui m'a parlé de vous, elle m'a dit qu'elle connaissait un psychiatre à Stavanger qui travaillait avec vous. Quand elle m'a parlé de vous, quelque chose en moi m'a dit que vous étiez celui qui allait la trouver. Une prémonition. » Milla émet un petit rire fragile, fait un nouveau mouvement de la tête. « Vous croyez à ces choses-là ?

— Peut-être. » Je me détourne. « Qu'ont dit Iver et Kenny quand vous leur avez expliqué que vous m'aviez recruté ?

— Iver n'était pas ravi. Il m'a expliqué ce qui vous était arrivé avec cette fille à Stavanger. Il m'a dit que vous étiez malade, pas fiable, mais je…

— Il a raison. Je suis malade.

— Vous avez une lésion, c'est ça ? » Ses yeux cherchent les miens, comme pour forcer le retour de notre intimité d'il y a un instant. « Suite à une tentative de suicide ?

— Oui… La première.

— Que s'est-il passé ?

— Anoxie. Lors d'une pendaison, l'apport d'oxygène au cerveau est interrompu. Je suis resté au bout de la corde si longtemps qu'il y a eu une lésion de l'amygdale, la partie du cerveau qui est impliquée dans la gestion des informations sensorielles. Parfois, j'ai le sentiment que des objets, des gens, une odeur, des épisodes entiers sont là, se déroulent sous mes yeux, mais ils ne sont pas réels, c'est juste ma lésion cérébrale qui me fait tourner en bourrique.

— Vous prenez des médicaments ?

— Beaucoup, mais pas assez.

— Ah ?

— Ça n'a pas été facile, dis-je, mal à l'aise, de trouver le juste équilibre.

— Que prenez-vous ?

— Du Seroplex.

— Les pilules du bonheur ? »

J'acquiesce d'un signe de tête.

« Vous avez raison. Ça ne marche pas. Après avoir abandonné Olivia, j'ai commencé à voir ma thérapeute de deuil et elle m'a adressée à une clinique de la douleur qui a pu m'aider. » Ses doigts jouant sur le verre, elle m'observe. Son sourire refuse de céder totalement, puis elle regarde son verre et le pose sur la table. « Vous connaissez le Somadril ?

— Non. »

J'aperçois quelques gouttes éparses sur les fenêtres.

« Ça marche, Thorkild. » Milla attrape une télécommande et tamise la lumière des spots du plafond pour que l'obscurité de l'appartement se confonde avec celle de l'extérieur. « Ce médicament a été retiré du marché en 2008, mais nous avons formé un groupe de soutien déterminé, et le docteur Aune, ma thérapeute de deuil, nous aide pour les ordonnances. Je pourrais peut-être lui demander de signaler la clinique à Ulf.

— À l'heure actuelle, Ulf n'est pas d'humeur à discuter de solutions alternatives aux antidépresseurs.

— Ah bon. Peut-être que je pourrai vous aider, malgré tout, quand nous nous connaîtrons mieux ?

— Oui. Peut-être. » Je touche la partie détruite de mon visage, la pulpe de mes doigts est humide. « Il est tard. »

Je me lève.

« Vous pouvez rester ici.

— Je ne crois pas, non. J'ai réservé une chambre dans un hôtel pas très loin.

— Très bien. » Elle repousse quelques cheveux tombés devant ses yeux. « Je suis contente que nous ayons pu parler, juste vous et moi, et que vous vouliez continuer. » Elle s'enfonce dans le canapé avec un sourire las. « Contente. »

Je m'arrête sur le seuil.

« Je découvre les secrets, Milla. C'est ce que je fais. Je vais découvrir les vôtres, ceux de Joachim, de Kenny, d'Iver, de Robert, de Siv, d'Olivia, de tout le monde.

— Je sais, chuchote-t-elle.

— Vous allez me détester.

— Non. »

Milla s'avance sur son siège. Dans le noir ténébreux, son visage est gris.

« Si. » Je lui fais signe de rester assise. « Tôt ou tard, vous allez tous finir par me détester.

— Pourquoi ?

— Parce que… » Je colle ma joue abîmée contre le chambranle. « … une fois que j'ai commencé, je n'arrive pas à m'arrêter. »

Ceci étant plutôt un avertissement à moi-même.

Chapitre 23

Je le distingue tout juste entre les arbres. Derrière lui, les voitures filent dans les deux sens. Siv est accroupie à côté de moi, le pantalon sur les genoux.

« Tu as du papier ? me demande-t-elle quand elle a fini.

— Non. »

Elle me lance un regard consterné.

« Quoi ? » Je lui fais une grimace. « J'en ai pas, c'est tout. Utilise de la mousse ou un truc comme ça.

— Beurk. » Siv explore le sol du regard avant de lever les yeux sur moi. « C'est dégoûtant.

— Ta manche, alors.

— Non !

— Tes doigts ?

— Arrête ! hoquette Siv en riant alors qu'elle se débat pour ne pas perdre l'équilibre. Je ne veux pas avoir du pipi sur les doigts !

— Il fallait y penser avant. Tu aurais pu aller aux toilettes dans le café de Drammen, ou te retenir jusqu'à Tønsberg. »

Siv s'appuie contre un tronc d'arbre et fixe entre les buissons la voiture, dont le moteur tourne à vide au bord de la route.

« Tu pourrais lui demander ?

— Demande-lui toi-même.

— Non ! » Siv essaie de saisir mon pull d'une main sans tomber. « Je suis à poil, putain !

— Dommage pour toi. »

Je ris en m'écartant pour lui échapper.

« Olivia... », gémit Siv en se raccrochant au tronc d'arbre et à un buisson.

Soudain, nous entendons la portière s'ouvrir et voyons le conducteur arriver en contournant la voiture par l'avant. Il s'arrête sur le bas-côté.

« Tout va bien, là-bas ? crie-t-il à travers la rumeur de la route.

— Non ! dis-je alors que Siv parvient à attraper mon pull et m'attire vers elle. Elle n'a rien pour s'essuyer ! »

Après un signe de tête, il repart vers la voiture et en ressort, un paquet de mouchoirs à la main. Il se tourne un instant vers la circulation derrière lui, puis entre dans le bois.

Chapitre 24

Le ciel est sombre, une vague lueur transperce les nuages les moins épais, atteint les fenêtres du haut des immeubles. J'approche de l'endroit où Milla a trouvé Robert, m'accroupis, m'assure que je suis bien seul et me couche sur le sol.

Les pavés sont gelés, on croirait presque de la glace. Le froid fend mes chairs abîmées, me brûle la joue, consume mes sinus. Je reste ainsi jusqu'à ce que j'entende une voiture.

« Pas une mort digne », me dis-je tout bas avant de me relever.

Je m'engage dans une rue latérale et pars vers Grünerløkka. Alors que je suis sur mon portable l'itinéraire pour rejoindre mon hôtel, je me fais la réflexion que quelque chose en Milla m'attire. Tous les deux, nous avons vu le fond, y avons séjourné et avons dû ramper pour en remonter. Ce qui fait que nous en savons bien trop long sur nous-mêmes. La seule question est de savoir si c'est l'unique raison de mon attirance.

D'un seul coup, un grand bruit me fait lever les yeux et je vois juste devant moi l'avant d'une voiture. Le pare-chocs me heurte par le côté et je roule sur le capot, puis sur le toit du véhicule, avant d'échouer sur l'asphalte.

Je reste à haleter en attendant la douleur. La voiture s'est arrêtée quinze ou vingt mètres plus loin et le conducteur manœuvre pour faire demi-tour. Le moteur rugit quand il accélère, droit sur moi.

Conscient que je n'ai pas le temps de me relever, je me tends, roule sur la chaussée et me plaque contre le trottoir dur et froid. La bête de métal se rabat en tapant une roue contre le trottoir et arrive au-dessus de moi.

Je ne sens rien, si ce n'est que je suis entraîné sous le châssis alors que j'essaie de me protéger la tête avec les mains.

La voiture pile, vrombit au-dessus de mes tympans dans une odeur d'huile et de carburant, puis elle recule. De nouveau, je me retrouve au milieu de la rue. Je serre les paupières dans l'attente d'un ultime assaut, mais rien ne se passe. La voiture reste quelques mètres derrière moi, moteur allumé, avant de faire marche arrière et de disparaître dans une rue adjacente.

Je gis, immobile, jusqu'à ce que quelqu'un accoure et essaie de me basculer sur le flanc.

« Ça va ? »

Je n'ose ni ouvrir les yeux ni tenter une réponse. Bientôt s'ajoutent d'autres voix, puis des sirènes, quelque part dans le printemps. Un vent glacial me pique le visage, je me recroqueville en position fœtale pour m'en protéger.

« Que s'est-il passé ? demande quelqu'un.

— Il s'est fait écraser, affirme quelqu'un d'autre.

— On a essayé de le tuer », renchérit un troisième alors que deux doigts glacés viennent se poser sur ma carotide.

Le bruit des sirènes retentit dans mes oreilles.

Une seconde plus tard, un véhicule s'arrête, plusieurs portières s'ouvrent, d'autres personnes viennent s'agenouiller à côté de moi. On me hisse délicatement sur une civière et on m'embarque dans une ambulance.

Chapitre 25

« Vous avez eu de la chance, déclare le médecin quand il arrive enfin dans la chambre où on m'a emmené après les examens de rigueur. Quelques égratignures et des vêtements déchirés, mais vous n'avez aucun signe de fracture ou de lésion interne. Comment vous sentez-vous ?

— J'ai mal.

— Où ?

— Partout.

— Vous avez pris un coup sur la tête, donc nous allons vous garder en observation jusqu'à demain, juste pour nous assurer qu'aucun hématome ou autre ne se développe.

— D'accord, mais je vais avoir besoin de quelque chose contre la douleur. De l'OxyContin, ou peut-être plutôt de l'Oxynorm.

— Nous n'administrons pas ce genre de médicaments ici. Vous pourrez avoir du paracétamol ou de l'ibuprofène en cas de besoin.

— Laissez tomber ! dis-je avec animosité en me recouchant sur le lit.

— Au fait, il y a deux policiers qui voudraient vous parler, voulez-vous que je leur demande d'attendre que vous vous sentiez mieux ou…

— Faites-les entrer.

— Parfait. » Il recule vers la porte et fait un signe dans le couloir. « Un infirmier va venir tout à l'heure pour prendre votre tension et vérifier que tout va bien. Je peux lui demander d'apporter deux comprimés de paracétamol, au cas où… »

J'acquiesce tout en regardant autour de moi. Ma veste est suspendue au dossier d'un fauteuil juste à côté, elle est abîmée, et je ne vois qu'une seule chaussure par terre.

« Où est mon autre chaussure ? »

Le médecin hausse les épaules.

« Vous avez dû la perdre pendant l'accident… »

Il esquisse un petit sourire avant de sortir.

Un homme et une femme en uniforme de la police lui succèdent.

« Comment vous sentez-vous ? » s'enquiert la policière une fois la porte refermée.

C'est elle qui parle, lui se cramponne à un bloc-notes et un stylo.

« Encore une journée paradisiaque. »

Je me penche en avant pour voir si ma deuxième chaussure n'a pas pu glisser sous le lit. Ayant l'impression que ma tête va exploser, j'abandonne mes recherches.

« Thorkild Aske, dit la femme. C'est vous ?

— Exact…

— Pouvez-vous me raconter ce qui s'est passé ?

— Je marchais et puis j'ai volé et ensuite j'ai été traîné sur l'asphalte.

— Savez-vous qui était au volant ? »

Je hausse les épaules.

« Aucune idée ?

— Si, j'en ai plusieurs qui me sont passées par la tête, mais je ne sais pas qui était le conducteur, je ne l'ai pas vu. Le véhicule était un break Audi noir, je n'ai pas vu la plaque. Des témoins ? »

Lui note et elle m'observe.

« Oui, déclare-t-elle.

— Et ?

— Le type de voiture est confirmé.

— Le conducteur ? »

Ni l'un ni l'autre ne pipe mot.

« Quelle est votre profession, Aske ? finit par demander l'homme au stylo.

— Ah ah ! Vous croyez que ça pourrait avoir un rapport avec mon travail ?

— Qu'en pensez-vous ? questionne la policière.

— Je suis au chômage.

— Marié ?

— Divorcé.

— Y a-t-il quelqu'un de votre connaissance qui pourrait…

— Avoir envie de me tuer ? »

Ils hochent tous deux la tête.

« Manifestement, mais je ne sais ni qui ni pourquoi.

— D'accord. Y a-t-il autre chose que vous voudriez…

— Pas maintenant… » Je ferme les yeux. « Arrêtons là pour aujourd'hui. Je suis fatigué. »

J'entends la porte s'ouvrir et se refermer, les pas se tarir, le silence revenir. Je reste ainsi pendant plusieurs minutes avant d'ouvrir les paupières.

Je m'extrais du lit en chuchotant :

« Allez, debout, mon petit chou ! »

Je serre les dents quand ma tête se remet à me lancer sous l'effet du mouvement, me force à me pencher une nouvelle fois pour chercher ma seconde chaussure, en vain. Puis je me mets en position assise, attrape ma veste et en sors mon portable.

« Salut, Thorkild, répond Ulf d'un ton bougon. Comment va la vie au sein de l'élite culturelle ?

— Oh, super bien ! J'avais vraiment besoin de me sortir de mon studio et de Stavanger. Plein de monde, des expériences palpitantes et beaucoup de circulation. Je dirais qu'Oslo est en train de devenir mon deuxième chez-moi.

« Qu'est-ce que tu veux ?

— Tu fumes, Ulf ? On dirait que tu…

— Non, je ne fume pas, merde ! Tu commences à…

— OK, c'est bon, je te crois. »

Je sais qu'il résiste, je l'entends à sa voix, à son impatience, mais je pose tout de même la question. Pour lui rappeler pourquoi il ne fume pas et lui signifier ainsi que mes cachets me manquent toujours.

« Qu'est-ce que tu fabriques ?

— Je suis dans un lit, je réfléchis aux recherches de Milla. Je m'interroge sur l'opportunité de continuer.

— Tu veux rentrer ?

— Non, mais il y a une ou deux choses…

— On ne change pas ton régime médicamenteux, déclare Ulf d'un ton vif.

— Pourquoi ?

— Rentre et je serai ravi de te le réexpliquer pendant que je te conduis à l'atelier de fabrication de bougies…

— Tu sais quoi ? Le pire, c'est que je ne crois même pas que cet atelier existe. C'est un truc que tu utilises contre moi pour me punir parce que tu ne fumes plus…

— Rentre à Stavanger et tu verras bien ce qu'il en est, rétorque Ulf d'un ton belliqueux. Ça fait longtemps que tu cherches à toucher le fond, Thorkild, et c'est là que tu le trouveras. À Auglendsmyrå, dans les profondeurs des tonneaux de stéarine subventionnés par NAV.

— Et s'il m'arrivait quelque chose ? Si, par exemple, j'avais un accident et que je mourais…

— "Mourais" ? » La voix d'Ulf change aussitôt, se fait plus vigilante. « Comment ça ?

— Les gens ont des accidents, les gens meurent.

— Les gens meurent, oui. Certains essaient même d'accélérer le processus. Qu'est-ce que tu me demandes, au juste ?

— S'il m'arrivait quelque chose un jour, je me pose juste la question, qu'adviendrait-il de mon corps ? Où serais-je enterré ? »

Cette conversation a totalement déraillé et j'ai toutes les peines du monde à la remettre sur les rails.

« Tu me demandes où tu seras enterré quand tu mourras, Thorkild ?

— Oui.

— Pourquoi ?

— Ce n'est pas ce que tu crois, je vais tout à fait bien, mais le travail de Milla, les gens qui disparaissent, ça me fait réfléchir.

— Réfléchir à où tu voudrais être enterré ?

— Y a-t-il un cimetière en particulier qui soit lié à mon lieu d'habitation ? Des choses comme ça…

— Où as-tu envie d'être enterré ?

— Je ne sais pas, justement. Je n'ai pas d'appartenance à un lieu particulier et…

— Et Tananger ?

— Non, Ulf. Ça n'a pas de rapport avec Frei.

— Tout a un rapport avec Frei, réplique-t-il.

— Non, non, c'est…

— OK. Et si je te faisais incinérer et que je mettais l'urne chez moi, sur le manteau de la cheminée, en souvenir de mon plus grand échec thérapeutique, une plaque du déshonneur à la gloire du seul patient qu'il n'a jamais été possible d'aider, de la putain de cervelle dans laquelle il était impossible de foutre le moindre plomb…

— Tu sais quoi, Ulf ? Je t'appelle en ami. Si j'avais l'intention de me suicider, je ne t'aurais pas téléphoné. Si tu ressens le besoin d'être dégueulasse et que tu ne veux pas te donner la peine de m'aider, eh ben, tant pis. On s'appelle à mon retour. Adieu. »

Je raccroche. Ulf n'est pas prêt. Si je rentre à Stavanger maintenant, tout ce que j'obtiendrai, c'est davantage de pilules du bonheur sans bonheur, des objectifs à plus ou moins long terme, une place sur l'autoroute de la désintoxication totale. Tout ce que je peux espérer, pour l'instant, c'est que cette conversation sera encore un poids qui le rapprochera du paquet de Marlboro ou au moins qu'elle le rendra plus disposé à avoir une discussion rationnelle sur ma situation médicamenteuse quand j'aurai fini cette mission.

Je respire à fond et le rappelle.

« C'est moi, dis-je quand il finit par décrocher.

— Je sais. »

Ulf semble plus calme, lui aussi. Presque trop. D'un calme marlboréen.

« Cette affaire.

— Oui ?

— Ce n'est pas ce que nous pensions.

— Comment ça ?

— Ce n'est pas un boulot de documentation, Ulf. Nous cherchons la fille de Milla.

— Mais Milla Lind n'a pas de fille…

— Si. Un viol, dans sa jeunesse. Par la suite, l'enfant lui a été enlevé en raison de son état mental. C'est pour cela qu'elle a loué les services de Riverholt. Pour retrouver Olivia. Ce qu'il a fait et, une semaine plus tard, Olivia a fugué avec une copine de son foyer de la Protection de l'enfance. Maintenant, Milla et des copains policiers la cherchent et ils veulent que je les aide. »

Ulf se tait. Un long silence. J'attends, sans savoir si ce qui va suivre sera une invective ou un ordre de rentrer.

« Mugabe aussi avait une fille…

— Quoi ?

— August Mugabe, tu sais bien, le personnage principal de la série de livres de Milla… Il a eu une fille quand il était jeune, bien avant de rencontrer Gjertrud. La mère ne voulait rien avoir à faire avec lui, elle a même refusé qu'il voie la petite, mais il l'a suivie à distance ; il rêvait d'elle, fantasmait sur la paternité. Sa fille a disparu à peu près au moment où August rencontrait Gjertrud, que j'ai toujours soupçonnée d'avoir un lien avec la disparition.

— Du coup, je continue ? »

Nouveau silence. On dirait qu'Ulf médite non pas sur la question de savoir si je devrais continuer, mais sur ce que cette nouvelle information signifie pour les personnages de Milla et son univers littéraire.

« Donc vous recherchez la fille de Milla ? dit-il enfin. Toi, Milla et des… policiers… Ils savent qui tu es ? Ou étais ? Ça ne leur pose pas de problème que tu sois dans l'équipe ?

— L'un d'entre eux est d'accord, en tout cas.

— Eh bien, tu n'es pas la personne la plus facile à aimer qui soit. Un sur deux, c'est étonnamment bien pour toi. Surtout partant du fait que ce sont des policiers.

— Bon, tu veux que je continue ? »

J'ai décidé de ne pas m'étendre sur les circonstances troubles de la mort de mon prédécesseur, et encore moins de lui parler de mon agression.

« Et ces histoires d'endroit où tu vas être enterré, ça sort d'où ?

— J'ai beau être malade, j'ai le droit de réfléchir quand quelque chose remonte à la surface, non ? Je croyais que c'était ta définition des progrès…

— Oui, tu peux continuer », déclare finalement Ulf. On le dirait presque surpris de sa réponse, lui aussi. « Tant qu'il n'y a pas de risque d'escalade. Si c'est le cas, tu m'appelles, hein ?

— Évidemment. »

Je raccroche, enfile mon pantalon et ma veste, dont le dos est presque ouvert en deux après mon petit voyage sur l'asphalte, puis je chausse mon unique chaussure, me passe la main dans les cheveux et quitte la chambre, cherchant la sortie.

Le couloir est désert. J'entends une plainte dans une salle de consultation et jette un coup d'œil par la porte ouverte. Un médecin et une infirmière sont penchés au-dessus d'un homme dans un lit. Il semblerait qu'ils soient en train de découper sa jambe de pantalon.

J'inspire profondément à plusieurs reprises, tente de stabiliser mon souffle et ma vision. Je continue d'avancer, aperçois un écriteau indiquant la sortie. Je passe devant une salle d'attente ; quelques âmes fatiguées ont, elles aussi, vu leur soirée prendre une tournure malheureuse. Quand j'apparais sur le seuil, tout le monde me dévisage pour se détourner aussitôt, sans doute par peur, puisque je ne suis apparemment pas un médecin de garde.

La réceptionniste a juste le temps de lever le nez de son écran d'ordinateur. Je lui lance un « Bonjour ! Mais ce n'est pas le musée Kon-Tiki ici ! » avec un sourire niais, me hâte de franchir la porte et de trotter vers la station de taxis.

Je n'ai pas le choix, me dis-je alors que je monte dans un véhicule et prie le chauffeur de me conduire à l'hôtel. Je ne peux plus prendre la situation à la légère, il est temps de s'armer de courage. Il faut que je parle à quelqu'un dès qu'il fera jour, avant de revoir Milla et la bande, et il n'y a qu'une seule personne au monde à qui je puisse parler de ça, qui puisse m'aider.

Ça ne va pas lui plaire. Je m'enfonce dans le siège, ferme les yeux. Il va être furieux.

Chapitre 26

Dès le lever du jour, je quitte ma chambre d'hôtel de Grünerløkka et pars à la recherche d'une pharmacie et d'un magasin où me procurer une nouvelle veste et des chaussures. Pour des raisons financières, mon choix tombe sur une friperie Fretex, juste à côté. La vendeuse frôle l'extase tandis qu'elle m'explique que cet achat m'offre un triple avantage : le blouson en peau de mouton vintage des années 1970 et les chaussures assorties qui vont avec, leur prix imbattable, et, pour couronner le tout, le geste écolo.

De retour à l'hôtel, je me déshabille et vais directement dans la douche. Ensuite, je me poste face au miroir. Les lignes du côté détruit de mon visage pâlissent chaque jour un peu plus, j'ai les cheveux beigeasses, abîmés comme les poils d'une brosse à dents en fin de course. Je sors de nouveaux pansements du sachet de la pharmacie et couvre les plaies et égratignures que m'a laissées cette nuit tumultueuse. Après quoi je sors de la salle de bains et m'assieds sur le lit. Des gouttes d'eau froide s'écoulent de mes cheveux sur mon dos nu.

Je respire calmement, les muscles de ma nuque et de ma poitrine se détendent lentement, la douleur à la joue s'atténue. Je me masse les tempes, appuie délicatement sur la racine de mon nez, sur mes lèvres. Je continue d'appuyer, mais les frissons de douleur ne m'apportent aucune réponse, aucun instant de lucidité, pas le moindre signe de ce que je devrais faire. Je finis par abandonner et emballe mes affaires, descends à la réception et commande un taxi pour Grønlandsleiret.

L'hôtel de police abrite plusieurs services, parmi lesquels la direction, le centre de commandement et la force d'intervention. Les policiers et membres du Delta[1] que je croise plissent tous les yeux avec curiosité sans prononcer un mot. Je me présente à la réception, indique qui je suis venu voir. L'homme au guichet me répond d'un regard suspicieux suivi d'un silence éminemment démonstratif, avant de m'inviter à rejoindre une salle d'attente quasiment déserte.

Quarante minutes plus tard, la porte s'ouvre dans un mouvement brutal, comme sur l'impulsion d'une équipe d'assaut qui n'attendrait que ça. Une énorme masse de muscles aux cheveux tondus franchit le seuil.

Les poings sur les hanches, Gunnar Ore vient se poster devant moi.

1. Unité d'élite de la police norvégienne, dont l'emblème est un *delta*.

« Vieille branche, dis-je d'une voix faible.

— Qu'est-ce que tu fous là ? gronde mon ancien patron de l'Inspection générale. Tu dois être le mec le plus débile de la planète pour croire que tu peux te pointer ici en…

— Robert Riverholt, dis-je avant qu'il ait le temps de grimper dans les tours.

— Quoi ? »

Il fait un pas en arrière, comme si ce nom lui avait fait perdre l'équilibre.

« Tu le connaissais ? Je sais qu'il a travaillé dans la maison.

— Je ne le connaissais pas. Il n'avait pas arrêté pour aller dans le privé ? » Il réfléchit un instant, sans cesser de me dévisager. « Pourquoi tu me poses la question ? Non, laisse-moi deviner ! Tu as repris son boulot de rêve et tu viens seulement d'apprendre qu'il s'était pris une balle dans la tête l'automne dernier, et maintenant tu viens me voir parce que tu as peur qu'il t'arrive la même chose, c'est ça ? Ne me dis pas que c'est ça, Thorkild… » Il éclate de rire. « S'il te plaît. Oh, putain, Thorkild ! C'est la meilleure de la journée !

— On dit que c'est sa femme qui l'a tué.

— Ah… bon ? hoquette-t-il. C'était peut-être un salaud. Qu'est-ce que j'en sais ? Quoi qu'il en soit, merci d'être passé, Thorkild. C'était rafraîchissant. »

Il tourne les talons pour repartir.

« Tu as raison. »

Gunnar a un instant d'incertitude et s'arrête à la porte ouverte.

« Raison sur quoi ?

— J'ai repris son boulot. Je suis consultant pour Milla Lind, l'écrivaine, et j'ai besoin d'en savoir plus sur Riverholt. »

Il revient vers moi.

« Pourquoi ? Tu me disais à l'instant qu'il avait été tué par sa femme.

— Tu pourrais me procurer les rapports sur l'affaire ?

— Pourquoi ? Qu'est-ce que tu cherches ?

— Je ne sais pas. Il travaillait sur une disparition quand il s'est pris cette balle…

— Pourquoi ? répète Ore, d'un ton durci.

— Je voulais juste…

— Allez, Aske. » Ore a maintenant le visage collé contre le mien. « Dis-le ! Je sais que tu le veux.

— OK, admets-je dans un souffle appuyé. Quelque chose cloche dans cette histoire.

— Nous y voilà », fait Ore en souriant. Il se redresse. « C'était si dur que ça ? »

Je secoue la tête.

« Tu peux m'aider ?

— Absolument. C'est le moins que je puisse faire pour toi.

— Tu te fous de moi, là, ou tu es sérieux ?

— Et pourquoi donc ? Tout le monde ici sait qui se fout de la gueule de qui, non ?

— OK, alors, dis-je d'un ton hésitant. Merci.

— Qu'est-ce qu'il y a ? Tu pensais que je refuserais de t'aider ?

— Je ne sais pas…

— J'*aime* t'aider, Thorkild. En dépit de ton allure de loser, de tes faiblesses et du fait que tu n'es pas capable de prendre soin de toi et de ton corps, tu étais un policier talentueux. Alors si, malgré tes nombreuses promesses de ne plus jamais te montrer devant moi, et surtout pas ici, où je travaille, tu viens me voir pour me parler d'une affaire concernant un ancien policier, un collègue abattu en pleine rue, eh bien, je veux en savoir plus. Savoir ce que tu cherches, ce que tu as trouvé. » Gunnar tire une chaise et s'assied à califourchon dessus. « Et donc, maintenant qu'on a déblayé le terrain… quelles sont tes conclusions ?

— Le truc, c'est que je n'ai pas encore pu me faire une idée de l'affaire, justement. » Je m'assieds. « Je ne sais que ce qu'on m'a raconté.

— D'accord. Qu'est-ce qui fait tache ?

— Le cadre émotionnel. Il ne colle pas avec les événements. La femme de Riverholt était souffrante, elle avait la maladie de Charcot et savait qu'elle allait mourir. Robert et elle étaient en train de divorcer. Elle ne pouvait ni vivre sans lui ni mourir seule, affirment-ils tous, alors elle a pris un pistolet et elle lui a tiré une balle dans la tête en pleine rue, avant de quitter les lieux du crime et d'aller se suicider sur un parking tranquille près du Mardidalsvannet…

— Une exécution et un suicide, marmonne Ore en se mordant les joues. Et que te dit le cadre émotionnel ?

— Il a été tué par-derrière en pleine rue. C'est soit une exécution froide et professionnelle soit une attaque lâche et impersonnelle.

— Et ?

— Elle le laisse, se met au volant et se supprime.

— Elle le détestait.

— Tout le monde dit qu'elle l'aimait et ne pouvait ni vivre ni mourir sans lui.

— Alors tout le monde se trompe.

— Soit, suivons cette piste. Elle le détestait. Ce type était une ordure, il l'avait quittée et elle voulait l'emmener dans l'au-delà. Alors où est la confrontation ?

— Elle a agi impulsivement ?

— Le seul élément qui me paraisse impulsif ici, c'est son suicide sur un parking. »

Ore acquiesce.

« C'est tout ?

— Riverholt travaillait sur une affaire, une disparition…

— Laquelle ?

— Elle date de l'automne dernier. Milla Lind se documente pour son nouveau roman sur August…

— Mugabe, oui. Tu sais comment il va se terminer ?

— Quoi ? Non.

— OK, continue.

— Un automobiliste a essayé de m'écraser cette nuit. Deux fois. »

Il examine mes pansements et égratignures au visage tandis que ses mâchoires tournent comme des meules.

« Donc, ce n'est pas ton apparence habituelle ? lâche-t-il d'un ton acerbe en croisant les bras.

— Eh bien…, dis-je, avant de m'interrompre, parce que je ne trouve pas de repartie.

— OK, conclut Ore en se levant. Je vais jeter un œil sur ces trucs quand j'aurai un moment. Tu n'auras pas les rapports sur l'affaire Riverholt, la police ne les donne pas à n'importe qui. » Il me désigne d'un geste du menton, comme pour souligner que je suis l'exemple type de ce n'importe qui. « Mais je vais regarder et me renseigner, et je t'appelle pour te dire ce que j'en pense.

— Merci. » Je lui tends la main. « Au fait, comment va... »

Gunnar m'adresse un regard glacial et s'en va sans répondre à mon geste.

Chapitre 27

Devant l'hôtel de police se trouve une femme. Belle, svelte et aussi élégante que la première fois que je l'ai vue, il y a vingt ans, quand je faisais mon service militaire à Haakonsvern. Ann Mari, mon ex-femme, a toujours eu une prédilection pour le look « épouse de banlieue ». Ses vêtements, sa coiffure, ses ongles, son maquillage sont impeccables. Il ne lui manquait que l'homme adéquat pour compléter son allure parfaite. J'ai le sentiment que Gunnar Ore correspond infiniment mieux au profil que moi.

« Bonjour », dis-je quand elle me rejoint.

Elle s'arrête juste devant moi, nous sommes trop près l'un de l'autre. Elle a une odeur fraîche, de mangue ou quelque chose comme ça. Sur son acte de naissance, elle a deux ans de moins que moi, mais en réalité elle paraît des décennies plus jeune. Il n'y a que dans ses yeux que je peux apercevoir ce qu'elle essaie de dissimuler sous les fards et les vêtements. Ça s'est fixé sur ses iris et leur a conféré cet éclat métallique froid que je reconnais sitôt que nos regards se croisent.

« Qu'est-ce que tu fais là ? »

Elle finit par trouver son paquet de cigarettes dans son sac et en allume une tout en inclinant le buste de quelques degrés sur le côté.

« Ah, tu ne savais pas que j'étais à Oslo ?

— Comment l'aurais-je su ?

— Peu importe. J'avais juste besoin de parler d'une affaire avec Gunnar.

— Une affaire ? Tu es de retour dans la police ?

— Non. Tu sais bien que non. »

Elle hoche la tête, souffle sa fumée loin de nous.

« Et toi ? dis-je.

— Avec Gunnar, on va se marier. » Les petits mouvements de hanches nerveux qu'elle a depuis qu'elle a allumé sa cigarette cessent. « À Paris, cet été.

— Oh, félicitations ! » Je m'efforce de paraître surpris et content. « Tu le mérites.

— Je le mérite ? » Elle incline la tête. « Pourquoi ?

— Je veux juste dire que tu mérites d'être…

— Heureuse ? »

Elle esquisse un petit sourire, va poursuivre.

« Arrête, l'interromps-je.

— Mais j'ai arrêté, rétorque-t-elle d'un ton calme. J'ai arrêté de te faire des reproches, j'ai arrêté l'autoflagellation, j'ai arrêté d'être en deuil, même quand je dois apprendre par d'autres que tu te balades dans le Nord-Norge en essayant de trouver une nouvelle manière de mourir dès que la précédente a échoué. J'ai tout arrêté, Thorkild, tout. À part une chose. Une seule chose. Donc ne viens pas me demander d'arrêter, parce que tu ne sais pas, tu n'as pas la moindre idée du nombre de fois où j'ai dû le faire depuis que tu es parti… » Ann Mari porte sa cigarette à ses lèvres. « Tu as l'air vieux, observe-t-elle, son regard glissant sur mes pansements au nez et à l'oreille avant de s'arrêter sur le point d'orgue de mon visage détruit. Cette cicatrice ne te va pas.

— Je *suis* vieux. C'est juste toi qui restes tellement belle que ça accentue le contraste.

— Quoi ? s'étonne Ann Mari avec un sourire en coin. Tu me trouves belle ?

— Ben oui, c'est un fait objectif, non ? »

Je regrette aussitôt ce pathétique compliment que nous savons tous deux n'être destiné qu'à ramener la conversation à un niveau superficiel.

« Aussi belle qu'*elle* ? » Ann Mari sourit toujours. « Que cette Frei ?

— Ne…

— Non, Thorkild. Je t'ai déjà dit que je n'allais pas arrêter. Je t'aime et tu ne peux pas m'enlever ça. Je mérite de t'aimer, toi, précisément, quelqu'un qui ne veut pas de moi, quelqu'un qui me fait si foutrement mal, même quand il est à des centaines de kilomètres de moi. Qui préfère être avec un cadavre plutôt qu'auprès de moi. Tu es ma Frei à moi, Thorkild. Mon châtiment. »

Je ne sais que répondre et nous restons plantés là jusqu'à ce qu'elle ait fini sa cigarette. Elle jette le filtre fumant par terre, puis s'avance et m'embrasse sur la joue, là où ma cicatrice s'est massée en une boule étoilée dure.

« Fais-toi une raison », conclut-elle en me donnant une tape sur la poitrine avant de se diriger vers l'entrée de l'hôtel de police.

Chapitre 28

Milla m'ouvre la porte en pantalon noir et chemisier de mousseline de soie beige.

« Votre visage. Qu'est-ce qui vous est arrivé ? »

Elle a l'air plus douce, plus chaleureuse, aujourd'hui, svelte plutôt que maigre.

« Je suis tombé. » Je passe mes doigts sur mon pansement au nez. « Pendant que je me rasais. »

Milla sourit jusqu'aux oreilles.

« Espèce de nigaud. »

Elle m'observe encore avant de me faire entrer. Elle attend dans le vestibule pendant que j'enlève mes nouvelles vieilles chaussures et ma veste en peau de mouton vintage, qui me gratte déjà, même par-dessus mes autres vêtements.

« Joachim et Iver sont dans le salon. Kenny viendra plus tard, il a eu une intervention sur le terrain. »

Iver est assis dans un fauteuil devant la table basse du salon, une tasse à la main, Joachim lit le journal, debout contre l'îlot de cuisine. Me voyant, Iver repose sa tasse sur la table.

« Qu'est-ce qui s'est passé ? s'enquiert-il en se levant.

— Thorkild dit qu'il est tombé, répond Milla. Pendant qu'il se rasait.

— Vraiment ? »

Iver reste planté juste devant moi, tandis que Joachim nous observe avec intérêt.

« On m'a roulé dessus. Cette nuit, quand je venais de quitter cet appartement.

— Qu… quoi ? bredouille Milla. C'était un accident ou…

— Difficile à dire. » Je m'assieds. « Je me suis fait renverser sur le passage piéton à un ou deux pâtés de maison d'ici… le truc, c'est que le conducteur s'est arrêté, a fait demi-tour et a remis ça.

— M… mais… », bégaie-t-elle.

Joachim repose son journal et vient nous rejoindre.

« J'ai aussi parlé à un ami, poursuis-je.

— De quoi ? demande Milla. De nous ?

— Non, pas de nous. De Robert.

— À qui avez-vous parlé ? questionne Iver.

— À Gunnar Ore.

— Ore ? » Il secoue la tête avec découragement. « Il n'est pas dans la force d'intervention ? Qu'est-ce qu'il viendrait faire…

— C'était mon patron à l'Inspection générale. Il peut nous aider.

— Sur quoi ? Que croyez-vous qu'Ore puisse… »

Je l'interromps, alors que Joachim serre Milla contre lui :

« Ce que je crois, c'est que j'ai envie de voir le journal des appels du portable de Robert Riverholt et tous les e-mails qu'il a reçus et envoyés dans la période précédant sa mort. J'aimerais bien aussi savoir exactement ce qu'il a fait pendant les derniers jours de sa vie. » J'inspire un bon coup avant d'ajouter : « J'aurais bien besoin d'un café. Noir. »

Iver reste un instant immobile devant moi, secoue la tête, va dans la cuisine, verse du café dans sa tasse et s'affale dans le fauteuil à côté de moi.

« Thorkild. Cette histoire de Robert. » Il se penche vers moi. « Les listes d'appels, les e-mails, comment pensez-vous que nous puissions mettre la main dessus ? On ne peut pas juste…

— Je suppose que vous surveillez les portables d'Olivia et Siv ?

— Oui, mais…

— Ça veut dire que vous avez un ami chez Telenor qui vous aide pour ces choses-là, n'est-ce pas ? »

Iver se tait. Joachim lâche Milla, va chercher une tasse dans un placard, la remplit de café et me l'apporte.

« Tenez », murmure-t-il avant de retourner auprès de Milla.

Je le remercie avant de m'adresser de nouveau à Iver : « Qui vous a donné accès aux données ?

— Runa », admet-il à contrecœur. Il sait ce que mes anciens collègues de l'Inspection générale diraient de ces pratiques. « C'est notre contact au commissariat. Elle s'appelle Runa.

— Vous pouvez lui téléphoner ?

— Oui.

— Tout de suite ? »

Iver me regarde, longuement, avant d'acquiescer. Il prend son portable et va dans le couloir.

« Qu'est-ce que vous fabriquez ? chuchote Milla pendant qu'il parle au téléphone.

— Je joue au jeu du “Et si”, dis-je en m'arrachant un sourire.

— Qu'est-ce que c'est ? veut savoir Joachim.

— Et si ce qui m'est arrivé cette nuit avait un lien avec le fait que j'ai pris la relève de Robert ? Et si Robert avait découvert quelque chose qu'il ne vous a pas dit ? Et s'il avait été tué non pas par son ex-femme mais parce qu'il cherchait Olivia ? Et enfin et surtout : Et si Olivia et Siv n'étaient pas parties à Ibiza cette fois, s'il leur était arrivé quelque chose, quelque chose qu'elles n'avaient pas prévu ? »

Le regard de Joachim va et vient entre le couloir où Iver parle au téléphone et moi. Milla ne dit rien, elle se contente de me dévisager.

« Racontez-moi votre scénario rêvé. » Voyant que je l'ai effrayée, j'essaie de l'encourager à se concentrer sur Olivia. « La meilleure issue possible de cette situation. »

Elle hésite un instant, réfléchit.

« Je la retrouve en vie. Olivia. Je peux enfin lui dire qui je suis et pourquoi j'ai agi comme je l'ai fait. » Je la sens se détendre pendant qu'elle parle. Joachim l'enlace de nouveau et écarte les cheveux de ses yeux. « Et avec le temps nous apprenons à nous connaître, jusqu'à devenir un jour mère et fille…

— Quel serait le pire ?

— Ça », finit-elle par répondre.

Son visage s'est vidé de toute couleur et elle a le même regard que dans le chalet d'écriture, avec Joachim.

« C'est-à-dire ?

— Ce que vous venez de décrire dans votre scénario à vous », articule-t-elle d'une voix rauque en serrant fortement la main de Joachim.

Iver revient.

« Vous avez quelque chose ? »

Je fais le geste de me lever de mon fauteuil.

« Un numéro, déclare Iver en me faisant signe de rester assis. Un des numéros que Robert a appelés dans les jours précédant sa mort se distingue des autres…

— Et c'est ?

— Le numéro du *lensmann* d'Orkdal, qui était en rendez-vous, mais j'ai demandé à être rappelé. En attendant, la personne que j'ai eue au bout du fil a pu me confirmer qu'ils avaient une affaire en cours au moment des appels… » Il reprend son souffle avant de continuer : « Un corps découvert lors de travaux d'excavation près d'une borne de charge pour voitures électriques. » Iver hésite avant de préciser : « Le corps d'une jeune femme.

— Non. » Milla enfouit son visage dans le cou de Joachim. « Non, non, non. »

Chapitre 29

Je vois les derniers rayons de soleil d'automne entre les branches au-dessus de nous. Je suis gelée, le vent me brûle le visage. Siv est juste devant moi, sur le sol froid. Sa bouche est entrouverte, quelques mèches blondes reposent sur ses lèvres, sans le moindre frémissement. Ses cheveux et son regard glacial me font penser à une femme en charge des entretiens de dépistage d'expériences traumatisantes, celle qui posait toujours des questions idiotes en me scrutant, comme si elle essayait de forcer le passage derrière mes yeux. « Tu penses toujours à elle, Olivia ? Qu'as-tu envie de lui dire sur toi-même ? »

Je ne répondais jamais, je me contentais de hausser les épaules en suivant du regard les câbles électriques de son bureau d'un point à un autre. Merde, quoi, comment aurais-je pu lui expliquer ce que cela signifiait de perdre la personne qui faisait venir le soleil et repoussait les nuages ? Elle n'aurait jamais compris si je lui avais dit que tu t'étais transformée en une revenante qui flétrissait, pâlissait un peu plus chaque fois que je te convoquais en moi, et que si je ne te retrouvais pas bientôt tu allais t'effacer complètement de mes souvenirs aussi.

« Siv… » J'avance la main vers son visage. J'effleure sa bouche. Elle a l'air de dormir les yeux ouverts, un sommeil infini, sans rêves. « S'il te plaît, Siv. Il faut te réveiller. »

Les paupières closes, je continue de caresser son visage du bout des doigts en essayant de te faire venir une dernière fois. Maman, ce n'était pas comme ça que cette journée était censée se terminer.

TROISIÈME PARTIE

Ceux qui ne reviendront jamais

Chapitre 30

Autour de la table basse, aucun de nous ne parle. Nous attendons. Quand le portable d'Iver se met à sonner, nous nous levons tous les quatre. Iver s'éclaircit la voix et porte le téléphone à son oreille.

« L'automne dernier, vous étiez sur une affaire, dit-il après s'être présenté et avoir expliqué comment il avait eu son numéro. J'ai cru comprendre qu'il s'agissait de la découverte d'une femme…

— Alors ? demande Joachim, impatient, sa main serrant celle de Milla.

— Donc vous vous souvenez de votre conversation avec Robert Riverholt ? » Iver se détourne à demi en parlant : « Et vous êtes sûr qu'il s'agissait de cette affaire ?

— C'est Olivia ? » chuchote Milla.

Joachim change de position et glisse son bras autour de sa taille, comme s'il avait peur qu'elle tombe.

« OK, dit Iver avec un regard inquiet vers Milla et Joachim. Vous savez qui c'était ?

— Iver. » Milla a la voix plus dure à présent, proche du point de rupture. « C'est Olivia ? »

Iver met sa main sur le téléphone.

« Ce n'est pas elle, murmure-t-il avant de retourner à sa conversation.

— Alors qui est-ce ? » Milla se libère de l'étreinte de Joachim et regarde Iver, les larmes aux yeux. « Siv ?

— Non. Une fille du coin », lâche Iver sans la regarder.

Il prononce encore quelques phrases, puis remercie le *lensmann* de son aide.

Après avoir raccroché, il se tourne vers nous.

« Dans la matinée du 20 septembre dernier, Liv Dagny Wold a quitté son domicile. On l'a retrouvée morte trois semaines plus tard. Elle avait un passé de dépressions et d'instabilité psychologique, qui avait incité la Protection de l'enfance à placer sa fille en famille d'accueil. D'après sa sœur, se faire enlever sa fille lui avait donné des pensées suicidaires. On a découvert le corps près d'un camping, en creusant autour d'une borne de charge pour véhicules électriques. C'est un suicide.

— Un suicide ?... dis-je. Pourquoi Robert aurait-il appelé pour se renseigner sur un suicide ? »

Iver hausse les épaules.

« Aucune idée.

— Vous avez cherché d'autres cas de disparition qui auraient eu lieu à la même période ? »

Il boit une gorgée de son café froid, grimace, déglutit péniblement.

« Oui, mais il n'y en a aucun qui pourrait nous intéresser. Je veux dire, c'est une affaire de suicide, bon Dieu, quel rapport cela pourrait-il bien avoir avec quoi que ce soit ? Si on devait regarder toutes les tragédies qui se produisent chaque jour dans ce pays, on...

— D'accord, d'accord, fais-je. Le cadavre d'Orkdal était-il identifié quand Robert a appelé ?

— Oui. »

J'écarte les bras en signe d'incompréhension.

« Alors pourquoi a-t-il appelé là-bas ?

— Une fausse piste. » Iver se relève, va allumer la bouilloire dans la cuisine. « C'est une impasse, qui nous éloigne de notre propos. C'est complètement…

— Et si ça ne l'était pas ? »

Iver me regarde par-dessus l'îlot de cuisine.

« Alors vous voulez aller à Orkdal ?

— Oui.

— Vous êtes aussi désespéré que Robert, gronde-t-il en serrant sa tasse. Et toi, tu en penses quoi ? »

Il s'adresse à Milla, qui m'observe, toujours collée contre Joachim. Son regard survole mon visage, mes yeux, la cicatrice sur mes joues, mes lèvres, comme si elle cherchait un chemin d'accès à mon cerveau, à mes pensées.

Elle fixe Iver.

« Et si ?

— Bon sang, gémit Iver en sortant son téléphone. Où est passé Kenny ? »

Il fait défiler sa liste de contacts et l'appelle.

« On se raccroche aux branches, Milla, dis-je.

— Il y a *quelque chose*. » Elle se tourne vers Joachim. « Tu n'es pas d'accord ?

— Si…, répond-il d'un ton hésitant. Robert a bien dû avoir une raison de les contacter à propos de cette affaire. »

Je reviens à la charge :

« Vous êtes sûrs de vous ? Les choses vont être bien plus difficiles, à présent. Nous parlons ici de vraies gens, de vraies gens qui ne sont plus parmi nous. Ça fait quelque chose de laisser des morts venir si près de soi.

— Joachim a raison, déclare Milla, produisant ce qui en d'autres circonstances aurait pu passer pour un sourire. Nous le devons. »

Joachim accompagne Milla dans la salle de bains.

Je me frotte le visage.

« Un suicide… Pourquoi fallait-il que ce soit un suicide ? »

Chapitre 31

L'éclat des yeux de Siv n'est plus qu'une lueur trouble au centre de ses pupilles. Son maquillage a coulé, formant des lignes en forme de gouttes qui descendent vers son nez et ses pommettes. Même ses cheveux ont perdu leur lustre, ils sont presque blancs, couleur chair.

Quelque part juste à côté, il creuse et je l'entends ahaner chaque fois qu'il enfonce la pelle dans le sol froid. Je n'ose pas regarder, je reste couchée là, à écouter, les yeux braqués sur le visage de Siv. Soudain, il jette la pelle, époussette la terre de ses vêtements et vient vers nous. Il ne me regarde même pas, s'accroupit simplement à nos pieds, respire à fond et empoigne les jambes de Siv.

Le corps de Siv tressaute brutalement quand il commence à tirer, puis son visage s'éloigne du mien.

Chapitre 32

Assis sur le lit de ma chambre d'hôtel, je pense à Robert en prenant mes médicaments du soir. Ils sont infects, la gélatine colle à la langue, les rend difficiles à avaler. Ce n'est pas censé avoir ce goût-là, le bonheur.

À la fin, Robert devait commencer à tourner en rond. Pourquoi, sinon, se serait-il intéressé à une affaire de suicide dans une autre région ? Je m'allonge et tourne la tête vers le mur.

Je devrais rappeler Ulf pour lui parler de la voiture qui a essayé de m'écraser. Je pourrais aussi ajouter que le manque de substances efficaces s'est accentué, que nous lui avons trop longtemps laissé la partie belle, que je le sens à nouveau attaquer les parties les plus fragiles de ma carapace. J'anticipe déjà le début d'une telle conversation quand mon téléphone sonne. Je ne reconnais pas le numéro.

« Thorkild, c'est moi. » Sa respiration est entravée, comme si le seul fait de parler était un réel effort. « Ann Mari.

— Qu'est-ce que tu veux ?

— Parler. »

Elle lâche un rire nerveux forcé.

« Tu ne peux pas m'appeler, Ann Mari.

— Pourquoi ?

— Tu le sais.

— On peut se voir, alors ?

— Non.

— Pourquoi es-tu si froid ? Plus de vingt ans ensemble, dans le même lit, ne me donnent même pas droit à une rencontre ? Peux-tu au moins me dire pourquoi ? Qu'ai-je fait pour mériter si peu ?

— Tu n'as rien fait, tu le sais.

— Et cependant tu ne veux pas me voir ? Pas même parler ?

— Tu n'aurais pas dû m'appeler », redis-je avant de raccrocher.

Ann Mari me rappelle presque aussitôt. La troisième fois, j'éteins le téléphone. Le simple fait d'entendre sa voix chatouille la carapace que je me suis efforcé de préserver depuis mon retour du Nord, et je n'ai pas la force d'avoir ça en plus. Je ne peux pas parler de ce qui a été, j'ai bien assez de mal à vivre avec ce qui est.

Robert et moi avons un autre point commun, me dis-je, le visage collé contre le mur, la couette sur ma tête. Des relations dysfonctionnelles avec les femmes de notre vie. Je note que chaque fois que je pense à Robert Riverholt j'ai envie d'en savoir plus sur lui, de déterminer si ce qu'il faisait avant de mourir était le mieux qu'il pouvait, ou s'il avait touché le fond, si ce qui lui est arrivé était inéluctable, une tempête qui avait progressivement pris de l'ampleur et devait à cet instant-là se déchaîner, l'expédier la tête la première sur l'asphalte.

J'ai besoin de savoir si cette balle a été tirée parce qu'il enquêtait ou parce qu'il fuyait.

Quand je parviens finalement à m'extraire de ce tourbillon de pensées, je me rends compte que je suis tout tremblant.

Chapitre 33

Dans l'avion pour Trondheim, je visualise divers scénarios où l'oiseau de métal explose ou va s'écraser au sol comme une boule de feu. Le temps est long quand on déteste voler, mais nous finissons par arriver dans le Trøndelag et par sortir dans le froid de l'aéroport de Værnes, où nous avons réservé une voiture de location.

Le poste de *lensmann* d'Orkdal partage ses locaux avec une clinique dentaire. Un café fumant à la main, la *lensmann* nous accueille et nous montre le chemin de ses quartiers : un bureau, un panneau en liège sur le mur tapissé de toile de verre.

« Ingeborg Larsen », se présente-t-elle.

Elle ne quitte pas Milla des yeux jusqu'à ce qu'elles se soient serré la main, puis me salue d'un bref signe de tête et d'une poignée de main après avoir posé son café sur son bureau en désordre, devant l'écran d'ordinateur émaillé de Post-it.

Milla s'assied face à elle, son sac à main sur les genoux, tandis que je dois aller me chercher une chaise à une petite table.

Ingeborg observe Milla.

« Il faut que je vous avoue que j'ai dit à ma fille que vous alliez venir aujourd'hui. Son premier réflexe a été de me prier de vous demander quand votre prochain livre allait sortir.

— Ah, dit obligeamment Milla. Elle lit mes livres ?

— Oh oui. Nous les lisons tous les trois. Mon mari aussi est accro à la série des August Mugabe et nous attendons le prochain avec impatience. »

Milla attrape une mèche de ses cheveux.

« Aucun de nous ne veut que la série s'arrête, poursuit Ingeborg. Nous avons tellement envie de savoir comment ça va se passer pour August et Gjertrud. » Elle serre sa tasse. « Va-t-elle arriver à ses fins ou vont-ils se retrouver, malgré tout ce qui est arrivé ? Croyez-moi, nous avons eu plus d'une discussion sur le sujet à la maison… » Elle éclate de rire. « Bref. J'ai dit à mon mari que d'ici peu j'allais peut-être me retrouver dans le livre, moi aussi…

— Très bien. Que pouvez-vous nous dire, concernant la disparition ? » Je tente d'accélérer la cadence pour nous permettre de progresser. À la simple pensée que je me trouve à ces latitudes septentrionales, je me sens perturbé et j'ai des envies de redescendre dans le Sud aussi vite que possible. « Si possible à partir du moment où l'affaire est arrivée sur votre bureau et jusqu'à aujourd'hui. »

Ingeborg repose sa tasse, sort un classeur d'un tiroir et me tend une feuille Excel, avec un nom, un numéro de dossier et quelques mots clefs.

« C'est sa sœur qui a déclaré sa disparition. On a tout de suite lancé les recherches et on avait aussi un groupe Facebook, mais ça n'a donné aucun résultat. Son corps a été retrouvé plus tard, lors de travaux de déplacement d'une borne de charge pour voitures électriques. » Elle se penche en avant pour nous montrer un cercle rouge sur la carte des recherches, posée entre nous sur son bureau. « Ici.

— Cause de la mort ?

— Overdose. On a aussi trouvé plusieurs plaquettes de médicaments dans son blouson.

— Parlez-moi du lieu de la découverte.

— Un nouveau poste de charge pour véhicules électriques était en construction au moment de sa disparition et nous supposons qu'elle est tombée dans la tranchée et n'a pas pu remonter. Il y avait de fortes pluies et nous pensons que c'est pour ça que les ouvriers du chantier n'ont pas vu le corps en comblant le trou. C'est par hasard qu'on l'a retrouvée si vite, parce qu'il a fallu changer une canalisation qui avait éclaté et qu'on a décidé de déplacer le poste de charge…

— Vous avez des… photos ? »

Ingeborg nous scrute, d'abord moi puis Milla, qui considère d'un air absent, mal à l'aise, la carte et la feuille Excel de mots clefs concernant la défunte.

« Oui, bien sûr, mais je ne sais pas si Milla devrait les voir. Le temps, l'eau, l'humidité et tout, ça fait quelque chose à un corps.

— Aske a été policier, précise Milla sans lever les yeux de la carte. Montrez-lui les photos. »

Ingeborg acquiesce et ouvre une enveloppe en kraft. Sur les premiers clichés, on ne voit qu'un fossé et le bras d'une pelleteuse, un tas de terre et des techniciens de la police scientifique en cercle autour du trou. Ensuite, il y a le corps déterré et on distingue au fond du fossé l'arrière de la tête d'une personne vêtue d'un blouson en jean. Elle est sur le ventre, avec une main contre l'oreille. Un plot chiffré est placé juste à côté de sa main et je vois sur la nomenclature qu'elle tient un téléphone portable, comme si elle passait un coup de fil.

« Comme vous le savez, nous sommes ici parce qu'un ami de Milla, Robert Riverholt, vous a contactée. »

Ingeborg hoche la tête.

« Nous avons vu aux informations qu'il avait été abattu par son ex-femme. Une histoire épouvantable.

— Que voulait-il ?

— On venait de trouver Liv, et il avait vu le reportage à la télé. Il m'a expliqué qu'il travaillait lui-même sur des affaires de disparition ayant eu lieu dans la même période et qu'il voulait se renseigner sur celle de Liv.

— Des affaires ? Pas une ? »

Ingeborg joint les mains sur son bureau.

« Il a dit "des". Quoi qu'il en soit, je l'ai informé que le rapport d'autopsie venait d'arriver et qu'il concluait à une tragédie personnelle, un suicide.

— Il a rappelé deux jours plus tard ?

— Exact.

— Pourquoi ? Si l'affaire était classée comme suicide ?

— Je ne sais pas, je n'étais pas là. Il a dit à la réception qu'il allait rappeler. » Elle secoue la tête. « Une histoire épouvantable, vraiment.

— Merci. »

Je me lève pour partir. Cette rencontre ne s'est pas déroulée comme je le pensais.

Ingeborg me serre énergiquement la main avant de s'adresser à Milla :

« Pardon, fait-elle en sortant un livre d'un tiroir, pourriez-vous me signer ça avant de partir ? »

Chapitre 34

« Je ne comprends pas ce que fabriquait Robert, dis-je alors que l'avion se remplit. Pourquoi s'intéressait-il tant à cette affaire en particulier, et pourquoi une affaire de suicide ? Et surtout, pourquoi a-t-il rappelé alors qu'il avait déjà eu confirmation qu'il s'agissait d'une tragédie personnelle ?

— Et moi, ce que je ne comprends pas, renchérit Milla alors que l'avion hoquette avant de reculer, c'est pourquoi personne ne l'a trouvée avant que ce trou soit rebouché…

— La *lensmann* a parlé de grosses pluies, l'eau avait dû s'accumuler au fond, ou alors une coulée de boue a pu la recouvrir, dis-je au moment où une voix sort des haut-parleurs pour nous informer que les hôtesses de l'air s'apprêtent à nous montrer comment mettre son gilet de sauvetage. Ça n'aurait rien d'exceptionnel.

— Ensuite, il y a le coup de fil, poursuit Milla avec animation. C'est sinistre de penser que la dernière chose qu'elle ait faite a été d'essayer d'appeler quelqu'un, dans ce trou. Elle a peut-être changé d'avis et voulu appeler à l'aide ?

— L'autre truc que je ne comprends pas... » Je marmonne d'un ton absent, le regard rivé à l'hôtesse de l'air qui nous indique l'emplacement des portes de secours. « ... c'est pourquoi Robert a dit à la *lensmann* qu'il appelait parce qu'il examinait plusieurs affaires de disparition, et pas juste une.

— Siv *et* Olivia ?

— Oui, mais c'est une seule affaire.

— Peut-être qu'elle se souvient mal.

— Peut-être. »

Milla s'incline vers moi avec un sourire en coin.

« Et si ? »

Je lui rends son sourire.

« Ah ! Vous pensez qu'il avait trouvé quelque chose ?

— Oui. » Milla se rapproche de moi. « J'ai le sentiment que nous faisons enfin du vrai travail policier. » Elle cligne des yeux. « Comme avec Robert. » Elle baisse le regard, le détourne de mon visage pour le poser sur le hublot. « Et cette fois, nous n'allons pas renoncer avant de l'avoir trouvée, chuchote-t-elle vers la grisaille extérieure. Cette fois, nous n'allons pas renoncer... »

La joue contre son dossier, elle regarde rêveusement par le hublot. De temps à autre, elle me lance un bref coup d'œil. Il y a bel et bien quelque chose dans son regard, jusqu'à présent je n'avais pas vraiment réussi à déterminer quoi, à mettre des mots dessus, mais quand elle me regarde suffisamment longtemps on dirait que ses pupilles fuient, se transforment en une huile sombre et profonde, qui serpente vers mon visage, se dépose sur mes cicatrices et assouplit les chairs durcies, altère l'asymétrie de mes traits…

« Qu'est-ce qu'il y a ? »

De nouveau, elle me regarde droit dans les yeux.

« Je réfléchissais, c'est tout. »

Je cligne des yeux et me cale contre mon dossier. Ou bien ma lésion cérébrale me joue encore un de ses tours pendables ou bien il se passe quelque chose quand je suis aussi près de Milla.

Elle pose la main sur l'accoudoir entre nous.

« Et à quoi réfléchissiez-vous ?

— Et si Robert avait vraiment trouvé quelque chose ? On a découvert Liv juste à côté d'un camping, avec son portable à l'oreille. Elle avait l'air de téléphoner…

— Oui ?

— Eh bien, si j'étais Robert et que j'avais une copine chez Telenor, je crois que j'aurais bien voulu savoir qui elle essayait d'appeler. »

Milla lâche l'accoudoir et se redresse alors que l'avion rejoint la piste de décollage.

« Il faudra en parler à Kenny et Iver à notre arrivée…

— Il y a encore autre chose, dis-je en m'assurant une dernière fois que ma ceinture de sécurité est bouclée alors que les réacteurs vrombissent et qu'une pluie mêlée de neige fondue crible la carlingue. Elle était à plat ventre.

— Et ?

— Quand on tombe, ou qu'on se jette dans le vide, on a le réflexe naturel de se tourner sur le dos dès qu'on atterrit. Enfin, si on survit à la chute. Je veux dire, si elle voulait appeler quelqu'un, ne se serait-elle pas retournée ? »

Milla penche la tête sur le côté.

« C'est ce que vous avez fait ? murmure-t-elle. Vous vous êtes retourné ?

— Oui, dis-je alors que l'avion met pleins gaz, plaquant nos corps contre nos sièges. Les deux fois. »

Chapitre 35

Il s'arrête au bord de la tombe, lâche les pieds de Siv et saute dans le trou. Je le vois saisir son corps inanimé et l'entraîner en bas. Gardant les paupières presque closes, je ne le distingue qu'à peine quand il ressort du trou.

Il se relève de toute sa hauteur et marche vers moi. Je retiens mon souffle. Il s'accroupit, ramasse mon portable par terre, à côté de mes jambes, le regarde, passe les doigts sur l'écran tactile et le range dans sa poche de chemise. Je ferme les yeux complètement. L'instant suivant, je sens ses doigts autour de mes chevilles et il se met à tirer.

Tout est muet, les bruits, les odeurs, même le sol dur n'accèdent pas là où je suis maintenant, dans ce recoin intérieur. Cet endroit que j'ai découvert sur la banquette arrière de la voiture qui m'éloignait de toi, maman. En réalité, je pense que j'y suis restée depuis, que sans toi je rétrécis, deviens de plus en plus petite, un point noir presque invisible emprisonné dans une geôle de chair, d'os et de tissus.

Chapitre 36

Dès l'atterrissage à Gardermoen, nous appelons Iver, lui relatons notre rendez-vous avec la *lensmann* d'Orkdal et le prions de contacter Runa, de Telenor, pour obtenir le journal des appels de Liv Dagny Wold. Ensuite, nous prenons la navette ferroviaire pour Oslo et nous rendons chez Milla à St. Hanshaugen, où nous accueille Joachim.

« Comment était votre voyage ? » s'enquiert-il en nous proposant du café et des petits pains garnis.

Milla secoue la tête et part dans la chambre avec son sac.

« Je vais me doucher, annonce-t-elle en ressortant. Tout à l'heure, on pourra aller dîner dehors. »

Je m'installe dans un fauteuil avec une tasse de café. Ces derniers jours m'ont enseigné que ce ne sont pas les trajets qui m'usent, mais les intervalles, les instants comme celui-ci, qui me donnent des impatiences, me mettent de mauvaise humeur, parce que je n'ai pas ce qui supprime le manque qui me comprime le diaphragme.

« Vous avez trouvé du nouveau, là-haut ? Sur Olivia ? me demande Joachim.

— Nan. »

Il se sert de café et s'assied dans le fauteuil à côté de moi.

« Encore une fausse piste ?

— Peut-être pas.

— Ah ?

— Voyons d'abord ce qu'Iver va découvrir.

— Milla ne me raconte pas grand-chose. »

Il se penche en avant, prend le plateau de petits pains et me le présente.

« Comme vous le savez, nous sommes sur une piste que Robert suivait avant d'être tué. » Je prends un petit pain. Joachim a un sourire satisfait et repose le plateau sur la table. « Ce suicide à Orkdal.

— Quel rapport avec Siv et Olivia ? Je croyais qu'elles s'étaient enfuies en Espagne ? »

Après un bref regard vers la porte de la salle de bains, je m'avance vers lui, si près que je déclenche sa hantise virile du contact physique sans pour autant qu'il se déplace ou change de position.

« Oui, dis-je dans un souffle. Olivia et Siv sont montées dans une voiture inconnue, et depuis, plus de nouvelles. Que pensez-vous que cela signifie ? »

Je cligne des yeux et me renfonce dans mon fauteuil.

« Que… qu'elles sont mortes, bredouille Joachim. C'est ce que vous pensez ? Qu'elles sont mortes ?

— Et c'est aussi ce que pensait Robert. C'est pour ça qu'il a commencé à regarder d'autres disparitions.

— M… mais, je ne comprends pas…

— Je pense qu'elles ont été enlevées par un tueur en série, qui a ensuite tué Robert quand il a compris que quelqu'un était sur sa trace ; et maintenant, c'est à nous qu'il en veut…

— Quoi ?! »

Il me dévisage, la bouche entrouverte.

« Thorkild, ce n'est pas drôle. »

Milla est à la porte de la salle de bains, en peignoir, une serviette autour des cheveux.

« Quoi ? répète Joachim, son regard voyageant d'elle à moi.

— Tu ne vois pas qu'il te fait marcher ? dit Milla.

— Pourquoi ? demande-t-il une fois qu'elle est repartie dans la chambre. Ça vous amuse ?

— Oui. Ça m'amuse que vous soyez là, comme une mère de famille des années 1950, à pétrir vos petits pains, moudre votre café et quasiment étrangler votre compagne quand vous la baisez, et je pense que ça amusait Robert, aussi…

— Vous devriez faire attention à ce que vous dites. »

Il fait mine de se lever.

Je l'observe, dans sa position semi-redressée, les mains sur les accoudoirs de son fauteuil, et je me mets à fredonner une comptine.

« Quand une souricette va se promener, elle doit bien r'garder et se méfier… »

Ses joues se sont teintées d'un rouge qui jure avec le blanc éclatant de ses facettes dentaires. Il ne sait pas s'il doit se lever ou se rasseoir.

« Vous êtes malade, déclare-t-il finalement en suédois avant de se laisser retomber dans son fauteuil.

— En effet, dis-je tout bas alors que Milla sort de la chambre. Et vous, vous n'êtes pas celui que vous prétendez être. »

Milla entre dans la cuisine et prend une bouteille de Farris dans le réfrigérateur.

« Vous continuez de faire les imbéciles ?

— Mais non ! » Je me lève. « On faisait juste plus ample connaissance. » Je regarde de nouveau Joachim, qui s'agrippe toujours aux accoudoirs. « Merci pour les petits pains, camarade. »

Il fixe ma main tendue, déglutit et se lève pour la serrer.

« Merci à vous. »

Il tourne les talons et disparaît dans la chambre.

« Pourquoi le charriez-vous ? »

Milla vient s'asseoir à côté de moi.

« Appelons ça une conséquence naturelle de la direction que nous prenons en mêlant la mort de Robert à la disparition de Siv et Olivia. Ça force à regarder de plus près les hommes de vos entourages, à vous, Robert et Olivia.

— Et vous vous êtes dit que vous alliez commencer par mon Joachim ? » Elle lâche un petit rire. « Bon sang, mais vous l'avez vu, c'est la bonté même ! En plus, il n'y a personne qui me soutienne davantage. Quand Robert m'a dit qu'il avait trouvé Olivia, Joachim était aux anges, comme moi, et il a été totalement brisé quand elle a disparu.

— Tout ce que je dis, c'est qu'il y a un gouffre entre le boulanger/mère au foyer et l'homme que j'ai vu avec ses mains autour de votre cou, le premier soir à Tjøme. Je voulais juste me faire une idée de ce qu'il y a entre les deux. »

Elle dévisse sa bouteille, boit une gorgée d'eau gazeuse.

« Vous savez que c'est moi qui le lui demande. » Elle repose la bouteille sur la table et prend l'un des petits pains de Joachim. « Si ça ne tenait qu'à lui, ce serait toutes lumières éteintes et à la missionnaire. » Elle rit en se passant un doigt sur les lèvres. « Vous trouvez ça bizarre ?

— Non.

— Comment vous faites ça, vous ? Avec les femmes ? » Elle sourit encore, son regard danse sur mon visage. « Qu'est-ce qui vous plaît ?

— Je suis impuissant.

— Sûr ?

— Relativement.

— La dernière fois remonte à longtemps ?

— À quand l'enfant Jésus était dans sa mangeoire.

— Pourquoi ?

— Parce que. »

Je change de position quand Milla se rapproche.

« Qu'est-ce qu'il y a ? » Elle rit en posant doucement la main sur ma cuisse. « Je vous mets mal à l'aise ?

— Je suis toujours mal à l'aise.

— Non, dit-elle, serrant faiblement le muscle de ma cuisse. Là, vous mentez. »

Je vais répondre quand Joachim sort de la chambre. Il s'est changé et a une valise à la main.

« Je redescends à Tjøme, annonce-t-il en s'arrêtant devant nous.

— Tu ne viens pas au restaurant avec nous d'abord ? demande-t-elle sans lâcher ma cuisse.

— Non ! Je veux rentrer.

— Joachim. » Je me redresse, obligeant Milla à lâcher sa prise. « Écoutez, je ne voulais pas faire le con. » Je lui tends la main. « Désolé, camarade. OK ? »

Joachim la regarde avant de la saisir.

« OK, dit-il dans un soupir de soulagement.

— Tu m'appelles ? »

Milla s'est levée, le regarde en buvant sa Farris.

« Quoi ?

— Tu m'appelles en arrivant ?

— Oui… oui… je…

— Super. » Elle part remettre la bouteille dans le réfrigérateur. « N'oublie pas d'arroser les plantes vertes, alors. La dernière fois que je n'étais pas là, tu as oublié. »

Joachim me lance un regard froid avant de saisir sa valise et de s'en aller.

Chapitre 37

Milla et moi nous rendons dans un restaurant du voisinage. L'éclairage est cru, les chaises lisses et dures. Alors que nous attendons d'être servis, assis l'un en face de l'autre avec chacun notre bière, je me rends compte que la véritable raison pour laquelle j'ai accepté de la rencontrer la première fois qu'Ulf m'a parlé d'elle n'était pas le travail de documentation. Ni non plus la menace de me retrouver à couler des bougies aux frais de NAV. C'était le besoin de changer l'état des choses, de mettre un terme au temps mort, au vide dont je suis prisonnier. Besoin qu'aucun rapport, aucune montagne de Seroplex au monde, ne peut assouvir.

« Qui êtes-vous, au juste, Thorkild ? » Milla a commandé une nouvelle tournée de bières. « Qui êtes-vous quand vous n'aidez pas des auteurs de romans policiers à réparer d'anciennes erreurs ?

— Je suis un gars dans son studio qui rêve de tout ce qui n'adviendra pas. » Je me touche la joue. « Chaque jour est une fête.

— Vous êtes toujours aussi cynique ? »

Elle rit derrière son verre embué. Son regard s'est paré d'un voile seyant. Ses traits plus vagues la rendent attirante, mais pas dans un sens sexuel.

« La dernière fois que nous nous sommes vus, mon père m'a traité de cynique sarcastique. »

Le serveur nous apporte nos plats. Milla a commandé une salade, moi du poisson, même si la pensée de nourriture solide m'est intolérable. La conversation n'est pas aussi fluide qu'elle le devrait, mais nous essayons. Nous cherchons un sujet sans rapport avec des gens morts ou disparus et tombons sur ce qui se rapproche le plus d'une solution : la famille et le passé.

« Quand était-ce ?

— Il y a vingt-sept ans.

— D'accord… Il avait donc raison.

— Oui. » Je pioche dans mon poisson, écarte la chair de l'arête et la fais voyager dans la sauce, tente de la cacher entre la rondelle de citron et les feuilles de salade. « Cette unique fois, mais sinon jamais.

— Il est toujours en vie ?

— Je crois. Il est biologiste marin et activiste écolo en Islande.

— Parfois… » Elle embroche quelques feuilles de salade sur sa fourchette, les glisse entre ses lèvres, mastique et les fait passer avec de la bière. « Parfois, je n'arrivais même pas à entrer dans sa chambre. Elle pleurait dans son lit à barreaux et je n'arrivais pas à me lever du canapé. La simple idée de la prendre dans mes bras, de la tenir contre moi, me remplissait d'horreur et de peur. Je me détestais de ressentir une chose pareille, mais j'étais terrifiée à l'idée de le voir en elle ou de sentir son odeur à lui quand elle était contre moi. Parfois j'étais assise par terre quand elle jouait dans son monde et je scrutais le moindre de ses gestes, la moindre de ses expressions, juste pour essayer de les reconnaître comme les miens et pas comme les siens à lui.

— Je crois que vous avez pris la bonne décision. »

Je repose mes couverts sur la table.

« Et maintenant ? »

Une cassure dans sa voix atténue ses mots, les rend friables, fragiles.

« Je crois que vous faites ce qu'il faut maintenant aussi, Milla.

— Merci. »

Elle inspire profondément avant de se remettre à manger.

« Comment a réagi Joachim quand vous lui avez dit que vous souhaitiez essayer de la trouver ?

— Ça lui a fait plaisir. Il a toujours voulu une fille. Il voulait d'abord adopter, mais je ne pouvais même pas y songer. Pas en ayant déjà Olivia. Alors, quand je lui ai dit que je voulais la retrouver, il m'a encouragée, il commençait même à planifier sa chambre, la salle télé et les excursions familiales par monts et par vaux…

— Et Iver et Kenny ?

— C'est plus difficile pour eux, explique-t-elle au moment où je remarque une silhouette féminine dehors, sous la pluie.

— Comment ça ? »

La femme reste immobile de l'autre côté de la rue, dans un défilé de passants et de voitures. Elle a quelque chose de familier, sa silhouette, son maintien. Je l'ai déjà vue.

« À cause de leur travail. Comme vous le savez, il n'y a que l'enfant lui-même qui puisse prendre l'initiative de retrouver ses parents à sa majorité. Olivia n'avait même pas seize ans. Iver était d'avis que j'attende, que je voie comment les choses évoluaient, mais je n'ai pas voulu. C'est lui qui m'a mise en relation avec Robert, qui avait quitté la police et s'était mis à son compte. »

De nouveau, mon regard erre au-delà de Milla, sort par la fenêtre. Elle n'est plus là, la femme sous la pluie, elle a disparu.

« J'ai réfléchi à ce dont nous avons parlé le premier soir dans mon appartement, reprend Milla au bout d'un moment.

— Ah ? »

Je joue avec l'étiquette de ma bière.

« Vous me disiez que vos pilules du bonheur ne marchaient pas et que votre psychiatre n'était pas d'humeur à discuter d'autres options et je vous ai parlé de la période après Olivia, de la clinique de la douleur du docteur Aune et du Somadril…

— Oui. » Je lâche l'étiquette, repousse la bouteille. « Et vous disiez que le produit avait été retiré du marché en 2008.

— Nous avons un groupe de soutien. Constitué d'anciens patients et de personnels de santé. Il est dirigé par le docteur Aune. » Milla repose sa fourchette, avance sa main. « Vous êtes si gentil, j'ai envie de vous aider comme vous m'aidez.

— Que voulez-vous dire ?

— Venez chez moi, dit-elle en serrant ma main. Vous voulez bien ? »

Je jette encore un œil par la fenêtre. Elle n'a peut-être jamais été là. C'est peut-être juste ma lésion cérébrale qui a eu envie de jouer un nouveau tour à ce vieil Aske. À moins que ce n'ait été un présage, un signal que quelque chose allait mettre un terme au temps mort, m'extraire du vide une fois pour toutes.

Je reprends ma bière.

« Oui, Milla. Je veux bien. »

Chapitre 38

Il est vingt et une heures quand nous regagnons l'appartement de Milla. Elle se rend tout de suite dans la cuisine et revient avec une bouteille de vin et deux verres. Elle traverse la pièce d'un pas chancelant, pose les verres sur la table et se laisse choir dans le fauteuil à côté de moi, la bouteille de vin sur les genoux.

« Pff…, souffle-t-elle en agitant la main devant son visage. Je ne supporte plus rien. Deux bières et c'est le chaos total. » Elle se couvre le visage, m'observe entre ses doigts. « J'ai aussi autre chose pour vous.

— Quoi ?

— Monsieur Bleu. »

Elle ouvre la main et me présente sa paume.

« Qu'est-ce que c'est ? »

J'attrape le cachet bleu en forme de losange.

Elle ferme les yeux, tourne la tête sur le côté, vers son épaule.

« Je viens de vous le dire. » Ses paupières retombent, comme si elle allait s'endormir. « C'est Monsieur Bleu.

— Du Viagra ? »

Elle hoche lentement la tête.

« Quoi ? »

Je fixe tour à tour Monsieur Bleu et Milla, qui a les paupières closes, les mains sur le ventre.

« Celui-ci d'abord, et ensuite je vous donnerai les autres.

— Les autres ? Vous avez autre chose que du Somadril ?

— J'ai du Somadril et de l'OxyContin. L'un ne va pas sans l'autre. » Milla se tapote la poitrine, ses paupières se relèvent tant bien que mal. « Vous l'avez pris ? »

Je creuse mes joues, aspire ma salive et gobe le cachet.

« Oui, dis-je en avalant.

— Bien, susurre Milla. Alors, il ne reste plus qu'à attendre.

— Combien de temps ?

— Vingt minutes, une demi-heure, ça dépend.

— C'est ceux de Joachim ? »

Je me cale dans le fauteuil.

« Non, pouffe-t-elle en secouant la tête. Joachim bande comme un taureau sans aide chimique. » Elle saisit ma main, la guide vers sa poitrine. « Venez, dit-elle en m'attirant à elle. Il faut chercher, mon ami. Fouille corprorelle intégrale, non, corp… non, je n'arriverai pas à le dire…

— Je ne sens rien pour l'instant, je ne crois pas que…

— Allez, Thorkild. Je voudrais que vous me touchiez. Ne vous retenez pas ; maintenant, il faut y aller franco, donc allez-y. Soyez un homme. »

Je me lève doucement, fais un pas en avant et me penche sur elle. Mes gestes me paraissent mécaniques, comme ceux d'un robot qui aurait un instant conscience de soi. La trépidation de mon bas-ventre suggère que toute vie n'y est pas éteinte, en fin de compte, et la sécrétion de salive dans ma bouche me rappelle que cela fait près de six mois que je n'ai pas été si près de l'oxycodone. Je ne sais pas si c'est l'effet de Monsieur Bleu ou mon désir d'antalgiques, mais je continue. Une combinaison des deux, peut-être. J'avance les mains, tâte délicatement les poches de son cardigan. Milla ouvre les yeux.

« Non. » Elle a le souffle humide, alcoolisé. « Pas là. »

Elle passe les bras au-dessus de sa tête, projette son buste en avant.

Je fais courir mes doigts sur son bras, pince vaguement l'étoffe douce de son cardigan tout en remontant de son poignet à son aisselle.

« Vous chauffez », ronronne Milla en refermant les yeux.

Je répète la procédure sur l'autre bras avant de m'accroupir devant elle et d'effleurer ses flancs, de l'aisselle à la taille, puis ses hanches. Il n'y a maintenant plus de doute, Monsieur Bleu a provoqué une réaction. D'un seul coup, j'ai la tête qui tourne, comme si tout le sang de mon corps partait dans une seule et même direction.

« Ne vous arrêtez pas », chuchote-t-elle alors que j'ai une seconde d'hésitation, ne sachant pas si je dois continuer ou m'arrêter, au risque de perdre ce dont j'ai besoin.

Je me relève, me penche sur elle. Elle écarte son cardigan, faisant apparaître sa robe. Ses seins se soulèvent quand j'ouvre le bouton supérieur.

« Vous chauffez », dit-elle en riant.

J'ouvre un autre bouton, un autre encore.

« La fermeture est dans le dos », précise-t-elle en se tournant sur le côté pour que je puisse dégrafer son soutien-gorge.

Un petit sachet transparent glisse d'un bonnet et disparaît dans sa robe. Je déboutonne deux autres boutons et le retrouve sur son nombril. Il contient quatre médicaments couleur citron.

« Des oxy ? »

D'un geste vif, j'attrape le sachet, l'ouvre et avale deux des capsules. Ma respiration est plus irrégulière à présent, plus intense, je suis un chasseur sur la piste d'une proie en forme de gélule.

« Qu'en dites-vous ? »

Milla ouvre doucement les jambes et pose une main sur son sein avant de suivre des doigts les courbes de son corps vers son nombril et son entrejambe.

Un autre sachet tombe par terre quand je lui enlève sa culotte. Je me dépêche de l'ouvrir, celui-là aussi, gobe les oxy et prends le temps de ranger les deux sachets avec les médicaments restants dans ma poche de chemise.

Milla remonte sa robe jusqu'à la taille et tend les bras vers moi.

« Finissez ce que vous avez commencé, Thorkild. »

J'ai l'impression d'avoir le corps entier en ébullition, à présent. Je m'éponge le front avec mon bras avant de défaire ma ceinture et d'arracher mon pantalon, je monte ses jambes sur mes épaules. Puis je me déshabille, attrape ses hanches et m'enfonce là où elle appuie.

Chapitre 39

L'oxycodone est un fleuve. Rempli de carisoprodol, ce fleuve se fait torrent de pur bonheur indolore. Sous l'eau, tout est différent. Mon premier constat est que l'amour du prochain ne descend pas sous la surface. Les poissons n'aiment pas les autres poissons. L'amour des parents se tarit quand leurs alevins grandissent et apprennent à se débrouiller seuls. Un jour, c'est terminé, le cordon est coupé, en dépit de ce qui a été. On n'est plus que deux étrangers, deux poissons parmi tant d'autres. Il devrait peut-être en être ainsi de Frei et de moi aussi. Nous aurions dû nous éloigner l'un de l'autre depuis longtemps.

Je me vois dans la surface toute lisse, je suis sans couleurs, éthéré. Je vais toucher mon reflet quand j'aperçois quelqu'un, en vêtements de pluie sombres, qui dérive dans mon fleuve.

« Frei ? » Je sens les courants rapprocher nos corps. « C'est toi que j'ai vue sous la pluie ? »

Il n'y a pas de fond sous nous, loin là-haut, je vois le ciel, bleu vif, aussi bleu que l'eau, tout se confond, tout est ciel. Bientôt je suis capturé par le maelström qui encercle nos corps et m'entraîne plus près d'elle. Je veux toucher son visage sous sa capuche mais nous tournons l'un autour de l'autre.

« Frei… » Des bulles d'air fusent de ma bouche quand je me rends compte que le courant nous éloigne. « Attends, je veux juste te voir, voir ton visage une seule et dernière fois… »

Tout à coup, ses cheveux s'écartent de son visage, sa capuche retombe. Ce n'est pas Frei qui flotte inanimée devant mes yeux écarquillés, du goudron sombre coule comme des larmes sur ses joues et se dissout dans l'eau du fleuve.

« Olivia ? » Je commence à battre des bras et des jambes pour me reculer. L'instant suivant, j'ouvre les yeux. « Putain… »

Je remonte la couverture sur ma tête. J'ai pris trop de cachets, je me suis emballé et me suis endormi. C'était un rêve, un putain de rêve.

Je reste sous la couette, me repasse la soirée de la veille jusqu'à ce que j'entende deux petits bips en provenance de mon portable. Écartant la couette, je constate que Milla dort à côté de moi. Ce n'est pas que j'aie des remords ni honte d'avoir couché avec mon employeur en échange de cachetons, ça fait bien longtemps que le train de la honte a quitté ma gare, mais quand même, je ne devrais pas être si bête. Je me tourne et attrape mon téléphone sur la table de chevet.

Un texto d'un numéro que je ne connais pas : *J'aurais dû te rouler dessus encore une fois*.

Je me relève sur le lit et tape ma réponse : *Prends plutôt un pistolet*.

Il le savait, est-il écrit dans le message qui arrive avant que j'aie pu reposer le téléphone. *Pendant toute une seconde avant que j'appuie sur la détente, il savait ce qui allait se passer.*

J'appelle le numéro, le portable est éteint.

Chapitre 40

Après ces messages, je n'arrive pas à me rendormir. Milla est sur le ventre, le visage vers moi. Sa couette a glissé jusqu'à ses reins, je me tourne sur le côté, vers elle, passe une main au-dessus d'elle, la laisse planer au-dessus de son dos jusqu'à ce qu'elle tremble sous l'effort.

Je fixe cette main qui repose sur le dos de Milla, sens les frissons au bout de mes phalanges, la chaleur aspirée par mes pores grimpe dans mon bras. Bientôt mes doigts tressaillent, je les vois se déplacer sur le dos lisse, d'abord en avancées raides et maladroites, puis en vagues qui longent l'échine jusqu'aux omoplates, s'infiltrent dans les cheveux et redescendent, sur les côtés, jusqu'aux lombaires, avant de remonter.

Mes yeux suivent cette danse, mon corps me fait l'effet d'être paralysé, comme si mes doigts touchaient un être nouveau, exotique, jamais vu par le passé. Doris a affirmé que tant qu'il m'apportait quelque chose et ne nuisait ni à moi ni aux autres le fantasme n'était pas dangereux. Alors pourquoi ai-je si peur ? Est-ce parce que je ne supporte pas ne serait-ce que l'idée que quelqu'un d'autre que Frei approche de moi, de crainte de révéler cette insuffisance qui sautille sur mon visage détruit telles des puces gorgées de sang ?

« Vous ne comprendrez jamais, Milla, dis-je dans un souffle, mes doigts arrêtant leur sarabande sur son dos. Comment je suis.

— Hmmm », ronronne-t-elle avant d'ouvrir les yeux et de me regarder en souriant. Elle se tourne sur le côté, bâille et tire sa couette à son menton. « Ça va ?

— J'ai fait un drôle de rêve. »

Je bascule sur le dos, face saine vers elle.

« Ah ? Racontez ! »

Je secoue la tête et allonge le bras vers mon portable sur la table de chevet.

« Quelqu'un m'a envoyé des messages, cette nuit.

— Qui ? »

Elle s'assied.

Je retrouve l'échange de textos et lui donne le téléphone.

« M… mais… » Elle se tient la bouche. « C'est… c'est le numéro d'Olivia !? » Elle fixe mon portable, comme ensorcelée. « Les messages ont été envoyés du portable d'Olivia. » Elle s'arrête un instant avant de braquer son regard sur moi. « Je ne comprends pas, Thorkild… Qu'est-ce que ça signifie ? Pourquoi Olivia vous aurait-elle envoyé un message disant qu'elle a tué Robert, qu'elle…

— Ce n'est pas bon, Milla. Pas bon du tout.

— Mais elle est en vie ! C'est le numéro d'Olivia, vous n'entendez pas ? » Milla me dévisage comme si j'étais un extraterrestre. « Elle est en vie, Thorkild, elle…

— Je ne pense pas que ce soit Olivia qui m'ait envoyé ces messages. »

Je me relève sur le lit.

« Comment ? Si, si, c'est son portable. » Elle pointe frénétiquement l'index sur l'écran. « C'est le numéro d'Olivia, Thorkild. Elle… elle… »

Milla continue d'appuyer le doigt sur l'écran en luttant contre les larmes.

« Lisez, Milla. L'expéditeur veut que je sache que c'est lui qui a tué Robert et a essayé de me tuer, moi. On ne peut avoir que deux raisons d'envoyer des messages pareils : un, c'est effectivement lui et il dit la vérité, ou deux, c'est quelqu'un qui veut me faire croire que c'est la vérité. Quoi qu'il en soit, nous ne pouvons pas ignorer que la personne en question détient le portable d'Olivia. Il ou elle sait que j'existe et que j'ai pris la relève de Robert Riverholt, mais il nous dit aussi autre chose, à savoir que nous sommes sur une piste. Il n'y a peut-être pas songé, mais en envoyant ces messages il vient de nous expliquer que notre démarche est opérante, que la piste d'Olivia n'est pas aussi froide que nous l'avons d'abord cru… »

Milla reste à fixer le téléphone longtemps après que l'écran s'est éteint.

« Qu'est-ce qu'on fait ? murmure-t-elle finalement.

— Pour l'instant, on attend. » Je sors du lit. « On en saura plus la prochaine fois que l'intéressé prendra contact, mais il faut qu'on soit prudents, Milla. Très prudents.

— Je ne veux pas qu'il vous arrive quelque chose. » Ses yeux ont retrouvé cet éclat marron chaleureux que je commence à tant aimer. Elle s'étire vers moi, m'attrape la main et essaie de m'attirer à elle. « Thorkild, je…

— Je vous l'ai déjà dit. » Je me libère. « Je ne suis pas Robert. »

Chapitre 41

Iver et Kenny arrivent chez Milla juste après seize heures trente. Ils semblent tous deux essoufflés, comme s'ils s'étaient épuisés à bavarder dans leur voiture depuis Drammen. Joachim est là aussi. Il a débarqué une heure plus tôt, avec des magazines qu'il voulait apporter à Milla.

« Liv Dagny Wold… » Iver hésite avant de continuer : « Plusieurs appels de la famille et d'amis, qui ont essayé de la contacter dans les semaines suivant sa disparition, mais ensuite ils s'espacent de plus en plus à mesure que le temps passe et que l'espoir diminue, et s'arrêtent. Comme toujours, poursuit-il calmement.

— Il n'y a donc pas eu d'appel sortant de sa part ? dis-je, déçu.

— Non. Son portable n'a pas été utilisé après sa disparition, mais je me suis dit que j'allais bien faire les choses, et j'ai vérifié les appels entrants aussi. » Il sourit et boit une gorgée du café que lui a servi Kenny. « Quatre appels du même numéro sortent du lot. Ils sont arrivés directement sur le répondeur parce que le téléphone était déchargé depuis longtemps. Aucun message n'a été laissé.

— Qui possède ce numéro ?

— Il n'est plus attribué. L'abonnement a été résilié mi-octobre, il était au nom d'un certain Jonas Eklund, un homme qui avait alors vingt-quatre ans et venait de Stockholm. » Iver inspire bruyamment par le nez. Son regard est plus dur à présent, plus sombre, comme souvent chez les policiers qui savent que l'issue ne sera pas heureuse. « J'ai eu la mère d'Eklund au téléphone, ainsi que la sœur de Liv à Orkdal…

— Et ?

— Ils n'ont aucun lien. La famille Eklund ne connaît personne en Norvège, la sœur de Liv n'a jamais entendu parler d'eux.

— Alors cet appel était une erreur ? »

Iver marque une nouvelle pause.

« Comme je l'ai dit, les parents de Jonas affirment ne connaître personne en Norvège…

— Et Jonas ? » Je perds patience. « Il connaissait Liv ?

— C'est difficile à dire.

— Vous ne lui avez pas parlé ?

— Non. Personne ne l'a fait depuis l'automne dernier.

— Comment ça ?

— Il est mort, répond finalement Iver.

— Mort ?!

— À la fin de l'été dernier, Jonas a quitté Stockholm avec sa petite amie. Ils ont mis le cap au nord. En octobre, on a retrouvé leurs corps dans un bois près d'un camping en périphérie d'Umeå. Le journal parlait de pacte suicidaire.

— Pacte suicidaire ?

— Exact. Au fait, Liv n'a pas été retrouvée dans un camping, elle aussi ?

— Si. Donc ce garçon a appelé plusieurs fois Liv pour ensuite se suicider avec sa petite amie… Pourquoi ?

— Eh bien, c'est là que les choses commencent à devenir intéressantes. Les quatre appels du téléphone de Jonas Eklund semblent avoir eu lieu après sa mort et celle de sa petite amie…

— Quoi ?! Comment ça ?

— Kenny a passé un coup de fil à la mère du garçon. Elle dit que son fils est parti dans le Nord avec sa petite amie pour fuir de mauvaises fréquentations. Les premiers temps, ils ont gardé des relations téléphoniques et puis, du jour au lendemain, il a cessé de décrocher quand elle l'appelait. Nous savons maintenant pourquoi.

— Ce n'était pas lui, dit Milla. C'était quelqu'un d'autre qui utilisait son téléphone…

— Oui ! » s'exclament Iver et Kenny en chœur.

Iver ouvre un sac en plastique qu'il a entre les jambes et en tire un dossier.

« Et ce n'est pas tout. La police d'Umeå m'a envoyé le dossier. » Il me le tend. « Vous n'avez qu'à regarder vous-même.

— Qu'est-ce que je cherche ? »

Je commence à tourner les pages.

« Vous allez vite le savoir », assure Iver. Je vois sa main trembler quand il saisit sa tasse de café.

« Oui, renchérit Kenny, d'un ton bourru. On ne peut pas l'éviter. »

Je regarde les photos. Sur la première, les deux corps ne sont qu'à peine visibles sous une mince couche de feuilles et d'herbe. Jonas Eklund gît sur le dos, le visage vers le haut, les bras le long des flancs. Il est torse nu et on voit les plaies ouvertes sur ses deux poignets. Sa peau sèche est ravinée. Celle de son visage est jaune et colle à son crâne à la manière des momies égyptiennes.

« Des effets personnels ? »

Je m'adresse à Kenny.

« Non.

— Aucun ? »

Je passe à la photo suivante. Une fille sur le ventre, le visage dissimulé dans sa chevelure, elle a une main sous ses mèches emmêlées, l'autre le long de son corps, le bout de ses doigts effleurant tout juste la main du garçon à côté d'elle.

« Vous avez trouvé ? »

Kenny se baisse vers moi et regarde la photo que j'ai à la main, où la fille a été retournée sur le dos et déposée sur une bâche blanche.

« Qu'est-ce que c'est ? »

Je désigne la main à demi cachée dans les cheveux.

« Je crois qu'elle a eu des remords et pourrait avoir essayé d'appeler les secours, mais il était trop tard, déclare Kenny en serrant sa tasse et en jaugeant Milla du regard.

— C'est pareil, non ? » Je chuchote en le dévisageant. « C'est comme pour Liv ?

— Quoi ? » Milla vient elle aussi s'accroupir à côté de moi. « Thorkild ? dit-elle d'une voix douce, en posant la main sur ma cuisse. Qu'est-ce qui est pareil ? »

Je dépose la photo entre nous sur la table et lui montre.

« Regardez sa position. Avec le téléphone contre l'oreille, comme si elle avait appelé le numéro et attendait juste que quelqu'un décroche.

— Oui, hein ? renchérit Kenny. Les affaires de suicide, ça complique tout. »

Je fixe les photos.

« Ce n'est pas un pacte suicidaire, et Liv n'est pas tombée dans le fossé après avoir avalé trop de cachets. La scène est arrangée. Ils ont été disposés ainsi. Une fois qu'ils étaient morts. Putain ! gémis-je en me prenant la tête. On avait raison. Quand il a été abattu, Robert ne farfouillait pas dans un suicide au hasard. Il était sur la piste d'une série d'affaires. De meurtres. »

Chapitre 42

Il me traîne tout au bord du trou, s'arrête et revient vers moi par le côté. Il s'accroupit, me saisit par l'épaule et la hanche, me bascule sur le côté et me pousse dans la fosse. J'atterris la tête contre la poitrine de Siv.

Je le distingue tout juste, debout au-dessus de nous, son portable à la main, regardant autour de lui, écoutant. J'essaie de respirer à travers les vêtements de Siv sans remuer le moindre muscle. L'instant suivant il saute dans la fosse et palpe nos poches de veste et de pantalon avant de remonter du trou.

Il saisit la pelle dans le tas de terre fraîche, la dégage et l'y replonge avec fougue. Mon corps se fige et je dois crisper mes paupières et enfoncer mon visage plus fort dans la poitrine de Siv pour ne pas crier quand la première averse de terre retombe sur nous.

Chapitre 43

« Avant la découverte des corps d'Eklund et de sa petite amie et la résiliation de son abonnement, son téléphone a été utilisé pour appeler des numéros dans plusieurs pays… », commence Iver.

Assis tout contre Milla, Joachim prend les photos de l'affaire et les examine une à une, l'air horrifié, tandis que Kenny arpente nerveusement la pièce.

« Runa est bien sûr en train de faire des recherches pour recenser les mouvements de la personne qui avait le portable d'Eklund, mais il y avait un autre numéro sur cette liste, un autre numéro norvégien, qui a été appelé plusieurs fois.

— Laissez-moi deviner, dis-je. Encore un suicide ?

— Non. » Iver secoue la tête. « L'un de vous a-t-il entendu parler de Solveig Borg ? »

Personne ne répond.

« C'était une chanteuse norvégienne, assez connue. Je crois même que je l'ai déjà vue à la télé. Quoi qu'il en soit, elle est morte des suites d'une longue maladie chez elle, dans son lit, le 12 août dernier. Elle était originaire du Sørlandet, mais habitait avec son fils à Molde.

— Causes naturelles, donc, dis-je. Alors quel est le lien ?

— Son fils. Svein Borg. Il a été porté disparu par ses collègues deux semaines plus tard, près d'un mois avant la disparition de Liv. Orkdal est à trois heures de route de Molde. L'hypothèse en vigueur était que Borg était parti à Saint-Pétersbourg après la mort de sa mère pour rechercher son père. Personne n'a eu de ses nouvelles depuis.

— Alors, ça nous en fait un de plus… Dans quoi est-ce qu'on est en train de s'empêtrer ? »

Kenny va et vient sous le soleil qui entre par les fenêtres.

« Aske a raison. Ça commence à ressembler de plus en plus à une affaire de meurtres en série, mais il n'y a toujours rien qui les relie à la disparition de Siv et Olivia…

— Si. »

Je tire mon portable de ma poche, cherche les messages que j'ai reçus dans la nuit et les montre à Iver et Kenny.

« Quoi ? » Iver fixe l'écran avant de diriger son regard sur moi. « Je ne comprends pas…

— Ils ont été envoyés du portable d'Olivia. L'expéditeur revendique le meurtre de Riverholt et mon agression… et il a le portable d'Olivia.

— Ça ne peut pas être vrai, proteste Kenny. On se moque de nous. C'est la seule explication possible.

— Mais nous ne pouvons pas ignorer qu'il a le portable d'Olivia. Et maintenant nous savons aussi que quelqu'un s'est servi du téléphone d'Eklund après sa mort. Inutile d'énoncer la conclusion de ce raisonnement.

— OK. » Kenny se gratte la tête. « Essayons de nous faire une idée de l'ampleur de la situation. De trouver des preuves concrètes avant de décider de la suite des opérations.

— Je suis d'accord.

— Alors que suggérez-vous ?

— Il faut chercher d'autres similitudes entre les affaires, mais avant tout nous devons pouvoir prouver qu'il s'agit bien de meurtres et non de suicides.

— Rapports d'autopsie ? » Enfoncé dans son fauteuil, Iver entrelace ses doigts, les serre. « Il doit bien y avoir quelque chose qui peut le confirmer. »

J'acquiesce.

Kenny secoue la tête d'un air consterné.

« Quel bordel !

— Il faut demander à Runa de suivre les communications du portable d'Olivia, déclare Iver. Si vous recevez d'autres messages, on pourra peut-être localiser le numéro…

— Non. Cette partie-là, je m'en occupe.

— Comment ça ?

— Les messages m'ont été envoyés à moi, personnellement. Pour le moment, j'ai l'intention de m'en occuper à ma manière. En attendant, je suggère de suivre cette piste et de voir où elle nous mène. Vous, vous vous penchez sur les rapports d'autopsie de Liv, d'Eklund et de sa petite amie et vous regardez chacun des numéros qui ont été appelés du téléphone d'Eklund.

— Et vous, Aske ? s'enquiert Kenny. Que pensez-vous faire ?

— *Nous.* » Je me tourne vers Milla. « Milla et moi devons aller à Molde pour trouver quelqu'un qui puisse nous en dire plus sur la disparition de Svein Borg. Si effectivement cette disparition va avec les autres, Borg est le premier de la liste. Ça peut nous donner une idée d'où tout cela commence. »

Chapitre 44

Il y a beaucoup de mer devant Molde. Le site est trop ouvert et nu, le froid passe trop facilement entre les bâtiments. Iver nous a organisé un rendez-vous dans un café du centre-ville avec l'inspecteur principal Øyvind Strand, qui va nous parler de l'affaire Svein Borg.

Il a mon âge, relativement peu de cheveux, coupés court, gris sur les tempes et auburn sur le dessus. Il s'est commandé une part de gâteau à la crème.

« Svein Borg, commence-t-il. Il me fait surtout de la peine. »

Il s'en envoie une pleine cuillerée dans le gosier.

« Pourquoi ? »

Pour ma part, j'ai pris un pain en forme de croissant au jambon et au fromage, histoire d'avoir quelque chose à mastiquer entre deux gorgées de café.

À côté de moi, Milla pose un regard lourd sur sa tasse pendant qu'Øyvind raconte. Elle semble ressentir déjà la pesanteur de cette nouvelle direction dans laquelle nous emmène l'enquête. Je sais d'expérience qu'il est parfois plus prudent de se cantonner là où les possibilités restent ouvertes, où on peut se cacher dans les rêves et les faux espoirs, comme le fait la mère de Siv, pour qui sa fille sera toujours à Ibiza, à un simple appel téléphonique de distance.

« C'est ce conflit avec sa famille maternelle du Sørlandet, après la mort de sa mère, fait Øyvind Strand, raclant les derniers restes de crème de son assiette avant de lécher sa cuillère. Un différend au sujet des droits sur son œuvre, toute l'histoire a fini au tribunal. Borg a perdu et il a plié bagage. C'était un type sympathique, il suffisait de faire sa connaissance pour s'en assurer.

— Vous l'avez rencontré ?

— Oui. » Il se tourne et regarde envieusement le comptoir de pâtisseries avant de relâcher sa cuillère et de saisir sa tasse. « Dans le cadre de la plainte. »

Il repose son café et se gratte la tempe en scrutant Milla, qui refuse de lever les yeux de sa tasse.

« Quelle plainte ?

— Eh bien, ils ont porté plainte contre lui. » Il enfonce ses ongles encore plus profondément dans ses tempes, quelques pellicules tombent dans son assiette. « La famille de sa mère. Pour profanation de sépulture, je crois. Ils disaient qu'il était allé fureter sur la tombe de sa mère et avait détruit quelque chose, j'ai dû aller lui parler et il m'a alors expliqué le conflit qui les opposait. Sa mère ne voulait pas être enterrée et il avait demandé une autorisation de dispersion des cendres, mais la famille, qui d'après ce que j'ai compris est très religieuse, a freiné des quatre fers et obtenu qu'on la rapatrie dans sa commune natale du Sørlandet pour l'inhumer aux côtés de ses parents. Ils ont également refusé que Borg et la maison de disques sortent un disque commémoratif avec les chansons de sa mère. Ils faisaient tout un tas d'histoires. Je comprends qu'il soit parti.

— Y avait-il des éléments suggérant une disparition involontaire ?

— Non, au contraire. Nous avons parlé avec certains de ses collègues, qui pensaient que Borg était allé en Russie pour essayer de retrouver son père. Avant de partir, il avait même fait ses cartons, résilié son abonnement téléphonique, l'électricité, l'eau et tout. Ça a été confirmé par la suite.

— Quoi donc ? »

De nouveau, il se tourne vers les pâtisseries et tape des pieds dans un mouvement de frustration, heurtant la table avec ses genoux.

« Qu'il était parti en Russie.

— Ah bon ?

— Oui, il exécute une peine dans un camp de travail d'Arkhangelsk, l'alcool, je crois, des histoires à Saint-Pétersbourg, je ne me souviens plus. Quoi qu'il en soit, l'ambassade de Norvège à Moscou a envoyé quelqu'un pour confirmation. Borg ne voulait pas d'aide, mais quand même. En tout cas, l'affaire est classée en ce qui nous concerne. Il est vivant, peut-être pas dans le meilleur état possible, on en entend des vertes et des pas mûres sur les conditions de détention dans d'autres pays, mais bon, il est en vie.

— Quand l'avez-vous appris ?

— Avant Noël.

— Vous êtes sûr que c'est lui ? Que c'est bien Borg qui est détenu là-bas ?

— Comment ça ?

— Que c'est lui et pas un autre qui se serait peut-être fait passer pour lui ?

— Je ne comprends pas. » Øyvind Strand esquisse un sourire hésitant à l'adresse de Milla, qui ne réagit pas du tout. « Que voulez-vous dire ? »

Soudain, je sens mon téléphone vibrer dans ma veste. « Excusez-moi. Je reviens tout de suite. »

Je sors du café.

« C'est moi, annonce Iver quand je suis dehors. Vous en savez plus ?

— Oui. Ce n'est plus une affaire de disparition. Borg est en vie.

— En vie ?! Alors…

— Et vous ? l'interromps-je. Du nouveau de votre côté ?

— J'ai reçu les rapports d'autopsie.

— Et ?

— Le chlorure de potassium B, vous connaissez ?

— Non.

— C'est une solution employée dans les perfusions. Pour les patients âgés qui souffrent de déshydratation, par exemple.

— D'accord.

— En cas de surdose, les concentrations élevées de potassium dans le sang peuvent entraîner des troubles du rythme cardiaque, voire un arrêt du cœur, ainsi que des paralysies et de la confusion mentale.

— Vous ne pouvez pas juste me dire ce que vous savez ? fais-je avec agacement alors que j'essaie de protéger mon visage du vent.

— D'après le rapport toxicologique, Liv présentait des taux élevés de chlorure de potassium B. » Il marque une pause. « Tout comme les deux corps en Suède... Et c'est là que ça se gâte : ils auraient certes pu se l'injecter eux-mêmes, indépendamment les uns des autres, se suicider comme le concluaient les rapports d'autopsie, mais le chlorure de potassium B, ce n'est pas si facile de s'en procurer, on voit plus souvent des overdoses de médicaments, et on n'a trouvé de seringues sur aucun des lieux de découverte des corps. Donc...

— Un tiers a dû procéder aux injections.

— On dirait bien.

— C'est donc bien ce que nous craignions.

— Oui. Vous en parlez à Milla ? Le moment est sans doute venu de lui dire que nous ne pouvons plus espérer trouver Olivia en vie. Que nous cherchons désormais un cadavre. »

Par la fenêtre du café, je vois l'inspecteur principal Strand devant le comptoir des pâtisseries, son assiette à la main. Seule à la table, Milla joue avec ses cheveux.

« Je crois qu'elle le sait déjà », dis-je tout bas avant de raccrocher.

Chapitre 45

Il s'interrompt au bout de quelques pelletées. Ayant le visage caché dans la poitrine de Siv au fond de la tombe, je ne le vois pas, mais je le sens, chaque geste, j'entends son souffle, qui devient plus âpre, plus lourd, quand il travaille, avant de se suspendre soudain quand il s'arrête pour écouter.

Des brindilles craquent sur le sol, il contourne la fosse et pénètre parmi les arbres, un peu plus loin. Si j'avais été assez forte, je me serais levée de ce trou et je me serais enfuie en emmenant Siv, mais mon corps s'y refuse. À la place, je glisse une main sous sa veste et attire son corps inanimé plus près du mien. L'instant suivant, l'ombre est de retour, au-dessus du trou, telle une montagne occultant le soleil.

Puis il se remet à pelleter.

Chapitre 46

Après ma conversation avec Iver, je reste longtemps devant le café. Je laisse le vent m'assaillir alors que je cherche la mer et le froid entre les maisons. Je suis perdu, on dirait qu'à un moment donné, ces derniers jours, j'ai mis les pieds dans un labyrinthe et n'arrive plus à trouver le chemin de la sortie.

« Aske », dit quelqu'un à côté de moi. Je me retourne et constate que c'est l'inspecteur principal Strand. Il porte à la main un sachet en papier blanc contenant, j'imagine, un petit gâteau. « Content de vous avoir rencontrés, dit-il en me tendant la main. S'il n'y a rien d'autre, je…

— Tout le plaisir était pour nous. Merci de votre aide. »

Je parle d'un ton absent, sans vraiment lâcher la mer du regard.

Avant de s'en aller, Øyvind Strand fait signe à Milla, qui amorce un sourire et laisse retomber sa tête vers la table.

Je m'attarde encore quelques minutes dehors et inspire un grand coup avant de la rejoindre et de me rasseoir.

« Je viens d'avoir Iver au téléphone. »

Elle n'a goûté ni son café couvert de mousse blanche ni son croissant, dont elle arrache des lambeaux qu'elle émiette entre ses doigts au-dessus de son assiette.

« Que disait-il ? s'enquiert-elle doucement quand elle finit par me regarder.

— Je pense que nous pouvons d'ores et déjà affirmer avec une relative certitude que nous enquêtons sur une série de meurtres, dont les circonstances sont très particulières. Ce qui signifie aussi…

— Non… » Milla serre les paupières, un vague sourire aux lèvres. « Ne le dites pas, chuchote-t-elle. Pas encore. J'ai en moi une image d'elle le jour où Robert et moi sommes allés à son école. Ça fait longtemps que cette image n'a pas été si nette. Je l'ai tout de suite reconnue. » Elle poursuit son entreprise de destruction systématique du croissant. « C'était quelque chose dans sa démarche, dans sa façon de porter ses doigts à son visage, à ses cheveux, quand elle parlait, elle était si loin, mais malgré tout je l'ai tout de suite reconnue.

— Vous croyez qu'elle pourrait vous avoir vue aussi ?

— Non. Nous étions dans la voiture de Robert.

— Et quelqu'un d'autre ?

— Pardon ? Vous pensez qu'Olivia a fugué parce qu'elle a découvert que sa mère la cherchait ? Qu'elle me hait à ce point à cause de ce que j'ai fait ?

— Non, ce n'est pas ce que je dis… Ce que je dis, c'est que je n'aime pas ce genre de coïncidences. Je vous ai prévenue que ce que nous faisions maintenant allait avoir un coût, Milla. J'essaie de déterminer ce qui a pu les inciter à partir, elle et Siv, une semaine après que Robert et vous l'aviez trouvée, et on ne peut pas éluder cette question…

— Mon Dieu. » Ses yeux sont soudain grands ouverts. « Mais qu'ai-je fait ?

— Milla. »

Je saisis sa main.

« Non, non. » Elle se dégage en continuant de me dévisager comme si j'étais un revenant. « Qu'ai-je fait, Thorkild ? Qu'ai-je fait ? »

Chapitre 47

De retour à Oslo, nous retrouvons Iver et Kenny devant l'immeuble de Milla, adossés à une voiture de police, avec chacun son gobelet de café. Kenny est toujours en uniforme, mais Iver est en civil.

« Ça ne fait plus de doute, si ? dis-je. On est allés se fourrer dans une affaire de meurtres en série ?

— Aske a raison », renchérit Iver en regardant Milla alors que nous nous dirigeons vers l'entrée.

Bien qu'elle demeure absente et peu loquace, comme en retrait, Milla semble avoir meilleur moral depuis notre arrivée à Oslo.

« Dans l'affaire de Liv comme dans celle d'Eklund et de sa petite amie, la cause de la mort est l'injection d'un produit, le chlorure de potassium B. Aucun instrument d'injection n'a été découvert près des corps, ce qui suggère qu'il ne s'agit pas de suicides mais de meurtres, commis par un seul et même tueur. Un tueur en série. Cette théorie est renforcée par le fait que Liv et la petite amie d'Eklund avaient toutes deux leur portable à l'oreille, comme si elles n'avaient plus voulu mourir et avaient essayé d'appeler les secours.

— Je ne crois pas que les portables étaient placés là pour qu'elles téléphonent, dis-je. Je pense que c'était pour qu'on puisse les appeler.

— Pourquoi ? Elles étaient mortes…

— Même. » Nous nous arrêtons devant le porche. « Souvent, quand un tueur en série met en scène les lieux du crime, c'est pour réaliser un fantasme, recréer un acte antérieur, ou refaire quelque chose qu'il n'a pas réussi avant. Les corps qu'il utilise ne sont que des accessoires de son illusion.

— Donc il les appelle… pour leur parler ?

— Je ne sais pas.

— Une affaire de meurtres en série, soupire Iver en se tournant vers le coin de rue où Robert a été abattu. Dans quel bordel avais-tu mis les pieds, Robert ? »

Nous fixons désormais tous le même point du trottoir.

« J'en ai rencontré, dis-je. Quand je suis allé dans les prisons américaines pour interviewer des policiers criminels. Ces gens… »

Iver s'appuie contre la porte de l'immeuble.

« Oui ?

— La plupart des agresseurs en série ont un très fort besoin de contrôle et de pouvoir, pour compenser l'impuissance qu'ils ressentent. Nous autres, nous développons à un jeune âge des mécanismes pour faire face et surtout canaliser des émotions comme la frustration, la colère, la douleur. Certains n'y arrivent pas, leur seule façon de gérer tout ça est de manipuler, contrôler et dominer les autres. Partons du principe que notre coupable ne connaît pas ses victimes, qu'il les neutralise avec une seringue, une, puis carrément deux personnes d'un coup, et qu'il se sert de leurs corps pour assouvir un fantasme. Rien ne parle en faveur d'un mobile de vengeance unilatéral, il s'agirait plutôt de victimes aléatoires correspondant à un fantasme de l'agresseur. Il les dispose d'une certaine façon après leur mort, il n'y a qu'un genre très spécial de tueurs en série qui agisse de la sorte, et nous devrions trouver du chlorure de potassium B chez ses victimes ultérieures aussi. Mais attention, c'est là qu'on a un gros problème…

— Quoi ?

— Avec Riverholt et son ex-femme, on a un changement. Il devient plus audacieux, plus téméraire. Ce n'est pas totalement anormal qu'un tueur en série évolue, mais là, on a tout de même une vraie rupture dans ses schémas.

— Tueur en série, bon sang…, fait Kenny en secouant la tête. Vous n'entendez pas à quel point ça paraît dingue ? Il n'y a quand même pas que moi qui…

— Une série d'affaires avec le même coupable, Kenny, dis-je. C'est tout. Si nous suivons la chronologie des affaires, les disparitions débutent avec celle de Svein Borg fin août. Borg est le premier, puis viennent Siv et Olivia trois semaines plus tard, quatre jours après on a Liv et deux jours plus tard on passe en Suède avec Eklund et sa petite amie. En un mois, six personnes ont disparu. On a retrouvé trois corps. En comptant Robert et Camilla, on…

— Pourquoi Borg est-il dans cette liste ? objecte Kenny. Nous savons pourtant qu'il est en prison quelque part en Russie. Ne devrions-nous pas nous concentrer sur les affaires qui…

— Parce que le numéro de portable de sa mère figure parmi les numéros appelés par le portable d'Eklund et parce qu'il a lui-même été porté disparu, même si nous supposons désormais qu'il est toujours en vie…

— "Supposons" ?

— Nous n'avons pas obtenu de confirmation que c'est effectivement Borg qui est dans ce camp de prisonniers. Il faut que nous lui parlions, que nous lui demandions pourquoi le numéro de sa mère a été appelé par le portable d'Eklund.

— Donc vous voulez aller à Arkhangelsk, conclut Iver.

— Oui. »

Je souris. Je ne sais pas si c'est à cause du regard que m'a lancé Milla ou parce que je sais que cette mutation que j'espère depuis si longtemps a enfin commencé.

Chapitre 48

Je laisse le groupe devant l'immeuble de Milla et repars en taxi vers mon hôtel de Grünerløkka. Là, je retrouve le numéro de téléphone du docteur Ohlenborg, l'homme qui dirigeait la formation que j'ai suivie à Miami à l'époque où je travaillais encore à l'Inspection générale de la police. C'est un expert des protocoles d'interrogatoire et du profilage des tueurs en série. Nous avons passé près d'un an ensemble dans les prisons américaines, puis il est tombé malade. La dernière fois que je l'ai vu, c'était il y a pas loin de cinq ans, il approchait des quatre-vingt-dix ans. Je ne sais même pas s'il est encore en vie, mais je ne connais personne d'autre qui puisse m'aider dans ce que nous affrontons là.

« Monsieur Aske. Ça fait longtemps… » Sa voix est douce, presque féminine, avec un léger zézaiement. « J'ai entendu dire que vous aviez eu quelques soucis ?

— J'ai été malade. »

J'arpente ma chambre d'hôtel.

« Et en prison, ajoute-t-il. Que s'est-il passé ?

— J'ai rencontré une fille. » J'ai fermé tous les rideaux, éteint la lumière. Dans cette pénombre froide, j'aperçois mon visage dans le miroir près de la porte. Mes balafres ont disparu, mes cheveux sont plus lisses, le gris n'est plus là. Mes yeux brillent d'une flamme bestiale qui me fait me détourner, horrifié. Je m'assieds sur le bord du lit, mes doigts glissent sur ma bouche, remontent vers la cicatrice sur ma joue. « J'ai merdé », dis-je dans un souffle.

Il hésite. Ce n'est qu'en l'entendant respirer que je me rappelle son âge, que je revois sa fragilité quand nous nous sommes dit au revoir à la clinique privée de Miami. Notre fragilité à tous les deux après neuf mois en huis clos avec des tueurs en série.

« Vous ne m'aviez pas fait l'effet d'être de ce genre-là, conclut-il.

— J'ai besoin d'aide. Sur une affaire.

— Ah ?

— Suspect inconnu. Tueur en série. Plusieurs victimes. »

Je lui parle de Borg, de Siv et Olivia, de Liv, du couple d'Umeå, des femmes retrouvées avec un portable à l'oreille, comme si elles étaient mortes au téléphone, je lui raconte toutes ces morts d'abord prises pour des suicides, le chlorure de potassium B, mon prédécesseur Robert et son ex-femme, et leur meurtre/suicide présumé…

« Cela paraît extraordinaire, commente le docteur Ohlenborg quand j'en ai terminé.

— Pouvez-vous nous aider ?

— Naturellement, mais j'ai besoin des dossiers, dépositions, photos, tout. Écrivez-moi aussi ce que vous savez ou avez observé jusqu'ici. Carte des lieux de découverte des corps, non, oubliez ça, les coordonnées, je trouverai moi-même. Le tout en anglais, si vous voulez bien.

— Bien sûr. » Je m'aperçois soudain que je tremble de tout mon être et que j'ai des sueurs froides. « Mais ça peut prendre quelque temps, nous n'avons même pas de vue d'ensemble de…

— Envoyez-moi tous les papiers, Aske. Aussi vite que possible.

— Ce n'est pas fini, dis-je alors qu'il va raccrocher.

— Quoi ? »

Je lui explique qu'on a voulu m'écraser.

« Ensuite, j'ai reçu un SMS du téléphone d'une des filles portées disparues. L'intéressé écrivait que c'était lui ou elle qui avait tenté de m'écraser et suggérait qu'il ou elle serait aussi responsable du meurtre de mon prédécesseur.

— Eh bien… Vous savez ce qu'on dit : les tueurs ne téléphonent pas et ceux qui le font ne tuent pas.

— Je sais, mais envoient-ils des SMS ?

— OK. Transmettez-moi les messages aussi, je vais les regarder et vous dresser un profil de l'expéditeur si j'y arrive. Décrivez-moi aussi votre implication dans l'affaire à partir du premier jour, et celle de votre prédécesseur, M. Riverholt. »

Je raccroche et me laisse tomber en arrière sur le lit. Je me roule en boule, ferme les yeux en essayant de bloquer les souvenirs qui se sont remis à nager en moi.

De vieux souvenirs d'une ancienne version de moi, une de plus qui n'a pas supporté la vie dans cette enveloppe charnelle, sous cette peau, avec ces os, derrière ce visage. La période avec le docteur Ohlenborg m'a détruit et cette destruction, je l'ai rapportée en Norvège, je l'ai diffusée dans mon entourage. Je ne peux pas permettre que cela se reproduise.

Chapitre 49

Le lendemain, juste après quinze heures trente, notre avion atterrit à l'aéroport de Talagi, à onze kilomètres d'Arkhangelsk. Il pleut. Milla et moi trouvons deux places dans un train qui nous dépose dans une petite gare terne, où il nous faut une fois encore montrer les visas spéciaux qu'Iver nous a procurés et qui nous permettent de voyager si près de la base principale de la flotte sous-marine nucléaire russe.

Un garde en treillis arctique et chapka aide Milla à sortir du train. La neige est toujours là, les branches de sapins ploient vers le sol. Le garde nous guide vers un véhicule entre taxi et minibus qui nous emmène à l'IK-28.

L'IK-28 est un camp de concentration russe du district de Konoshky, dans le nord de l'oblast d'Arkhangelsk. Ce goulag ouvert dans les années 1930 se situe sur un plateau ceint d'une triple clôture de rondins et de barbelés. D'autres barbelés séparent des zones de baraquements de longs bâtiments en rondins.

À l'entrée, un autre garde vérifie nos autorisations spéciales avant de regagner sa guérite pour passer un coup de fil.

« Allez-y », fait-il quand un garde ouvre le portail de l'intérieur.

Le camp a l'air désert. À part quelques curieux aux fenêtres du grand bâtiment central, on ne voit personne.

« Où sont les détenus ? »

Le garde tape la neige de ses chaussures, frappe à la porte du poste de garde, attenant au bâtiment principal.

« Brigade forestière, me répond-il.

— Quoi ?

— Ils travaillent. Ils coupent du bois. À cette heure-ci, il n'y a ici que les malades et ceux qui travaillent en cuisine, les autres sont dans la forêt. »

Un quinquagénaire corpulent sort la tête du poste de garde et nous observe d'un œil scrutateur, Milla et moi. Il a le buste couvert d'un simple débardeur et la tête coiffée d'une chapka.

« Un instant », dit l'homme avant de refermer la porte.

Quand il ressort, il porte le même uniforme de camouflage arctique que le garde, qui nous l'a présenté comme étant son commandant.

« Une visite ? »

Il remonte la fermeture Éclair de sa veste.

« Svein Borg, dis-je. Le Norvégien.

— Ah. » Il me tend une main fripée. « Autorisation spéciale ? »

Nous présentons nos passeports, qu'il examine attentivement tout en adressant des monosyllabes en russe au garde.

« OK, conclut-il. Venez avec moi. »

Le garde regagne son poste après avoir salué le commandant, que nous suivons vers le bâtiment principal.

« Vous pourrez attendre le retour des prisonniers au mess. Vous avez faim ?

— Moi non », décline Milla.

Elle a les lèvres grisâtres, comme si elle était en train de succomber au froid, bien que le thermomètre affiche tout de même un ou deux degrés.

Je demande si je peux avoir du café alors que nous entrons dans une pièce tout en longueur, aux murs bleus et blancs en béton froid, meublée juste de quelques bancs en bois et de tables marron.

Le commandant me répond d'un signe de tête et crie une parole en russe. Quelques instants plus tard, un jeune homme torse nu, aux cheveux tondus, sort de ce qui ressemble à une cuisine, avec deux tasses. Une odeur de pain frais s'insinue dans la pièce.

Le commandant pousse l'une des tasses vers moi avant d'ôter sa chapka et de la poser à côté de lui sur la table.

« Il fait beau, commente-t-il, désignant du front une minuscule fenêtre sale.

— Oui, n'est-ce pas ? »

Je regarde Milla, qui continue de se taire. Elle a l'air mal à l'aise, pas du tout dans son élément. Je crois que le sentiment que rien ne va se terminer comme elle l'avait espéré est en train de faire son chemin en elle.

« Nous n'avons pas tellement d'étrangers qui viennent rendre visite à nos détenus. »

Le commandant souffle sur son café.

« Vous avez beaucoup de détenus étrangers ? dis-je pour meubler la conversation.

— Quatre Scandinaves, mais seulement un Norvégien. Ce sont de bons travailleurs, ils ne font pas d'histoires et puis ils supportent bien le froid, vous savez.

— Depuis combien de temps Borg est-il ici ? »

Il hausse les épaules.

« Trois, quatre mois. Il a été transféré ici en fin d'année dernière.

— Pourquoi est-il détenu ?

— Sept ans de peine de travail obligatoire pour l'agression d'un policier à Saint-Pétersbourg. Il avait dû boire un coup de trop et décider de faire des bêtises. » Il rit et boit une gorgée de café. « La vodka russe, vous savez. Tout le monde ne la supporte pas forcément très bien.

— A-t-il eu des visites depuis son arrivée ? »

Il secoue la tête.

« Non. Il est plutôt solitaire. Bon travailleur. Cellule bien rangée. Bonne hygiène. On l'a mis dans la brigade de bûcheronnage en janvier. C'est lui qui en a fait la demande. Il a affirmé qu'il aimait travailler dehors. La plupart des gens se plaignent au premier coup de froid, mais pas lui. Il dit que ça lui rappelle l'endroit d'où il vient. Ces Norvégiens, ils sont fous, ils se plaisent surtout en plein air. »

Il boit son café, lançant de temps à autre un petit regard curieux vers Milla.

« Que lui voulez-vous, au fait ?

— Quand il a quitté la Norvège, à l'automne dernier, il a été porté disparu par un collègue, explique-t-elle, semblant enfin prête à participer à la conversation. Personne ne savait qu'il était ici. Nous nous documentons sur des affaires de disparition de l'année dernière pour un roman policier sur lequel je travaille et… »

Le commandant repose sa tasse en écarquillant les yeux.

« Karin Fossum ?!

— Non, rougit Milla. Milla Lind.

— Ah. » Il reprend sa tasse, déçu. « Jamais entendu parler de vous. »

Il se lève et va à la fenêtre.

« Je n'ai plus envie de rester ici, me chuchote-t-elle.

— Un bref entretien, et on aura terminé. Si c'est vraiment Borg, je crois que nous pouvons d'ores et déjà le rayer de la liste…

— Venez. » Le commandant nous fait signe de le rejoindre et pointe l'index. « Les voilà. »

Nous nous penchons vers la vitre sale et voyons une formation de quatre colonnes approcher. Tous portent des bonnets en fourrure et de grosses vestes. Pendant que le garde ouvre le portail, personne ne parle, chacun a les yeux braqués sur le dos de la personne qui le précède.

À l'approche du bâtiment, le groupe se décompose, certains ôtent leurs chapkas et se frottent les doigts, d'autres s'arrêtent à l'entrée pour allumer une cigarette. Dans le mess, le détenu torse nu au calot blanc sort de la cuisine et apporte sur les tables des faitouts en aluminium de diverses formes et tailles.

Le commandant retourne à notre table, ramasse sa chapka et l'enfile.

« Venez. Mieux vaut partir. Ça risque d'être bruyant ici jusqu'à ce qu'ils soient servis. Ils n'ont pas beaucoup de temps pour manger. Allons à la bibliothèque. J'irai chercher le Norvégien quand il aura fini. »

Au moment de sortir, nous tombons sur un groupe d'hommes venus manger. Ils avancent en file indienne, le chapeau à la main. Tous observent Milla avec curiosité.

À la porte, le commandant s'arrête et se poste devant un solide gaillard mesurant une tête de plus que lui, qui s'arrête lui aussi et attend, les yeux baissés.

« Tenez, lui dit le commandant en nous montrant. Vous avez de la visite. »

L'homme nous regarde brièvement du coin de l'œil avant de se concentrer à nouveau sur le sol. Il dit quelque chose en russe, le commandant acquiesce, puis lui met une tape sur l'épaule et s'écarte afin de ne pas retarder la file. Quand l'homme passe devant nous, je croise un instant son regard. C'est la même personne que sur les photos, cela ne fait pas l'ombre d'un doute.

Svein Borg sourit. Légèrement, juste un sourire enfantin et gauche, et puis le voilà reparti.

Chapitre 50

Je n'ai jamais vu de bibliothèque plus triste et plus terne que celle de l'IK-28. Elle évoque l'intérieur d'une maison qui serait restée pendant des décennies ouverte à tous les vents et aux loups affamés.

Au premier coup d'œil, quand il vient s'asseoir en face de Milla et moi entre les rayonnages couverts de reliures marron, Svein Borg me fait l'effet d'être bel homme, mais en regardant de plus près je constate que son implantation de cheveux descend un demi-centimètre trop bas sur son front, que ses yeux ne sont pas si gentils que ça et que ses dents sont plus jaunes que je ne l'avais cru.

« Bonjour », dit-il en tendant la main à Milla. Il serre ensuite brièvement la mienne avant de joindre ses doigts sur la table. « Vous arrivez de Norvège ?

— Oui. Je suis écrivaine, explique Milla, et je me documente pour un nouveau roman policer, qui parlera de gens qui disparaissent.

— Et vous ? »

Il me regarde.

« J'aide Milla pour son roman. »

Svein Borg dirige de nouveau son regard sur elle.

« August Mugabe, fait-il en souriant. C'est le nom de votre héros, non ?

— Oui. » Milla s'illumine. « Vous avez lu mes livres ?

— Ma mère aimait les romans et quand elle est tombée malade je lui faisais la lecture. Je me souviens des vôtres. Mugabe, c'était celui qui avait une femme qui essayait de le tuer, c'est ça ?

— Je suis en train d'écrire le dernier volet. C'est la raison pour laquelle…

— Vous n'allez plus écrire ?

— Si, si, mais pas sur August.

— Pourquoi ? »

Son débit est tranquille et fluide, mais il lui manque nombre des caractéristiques phonétiques habituelles chez quelqu'un qui vient de Molde.

« Tout a une fin, c'est ce qu'on dit, non ? »

Milla arrange quelques mèches de cheveux et s'avance plus près de la table.

« D'où venez-vous, au juste ?

— Molde, me répond Borg.

— Vous y avez vécu toute votre vie ?

— Non, on a aussi habité quelque temps dans le Sørlandet, dans la famille de maman, et en l'occurrence je suis né dans le Nord-Norge, mais je ne me souviens pas de cet endroit…

— Le Nord-Norge ?! »

Borg et Milla me considèrent tous deux avec surprise.

« Quoi ? me demande-t-il. Il y a un problème avec le Nord-Norge ?

— Oui, admets-je alors que la zone de ma paume qui a été perforée commence à me lancer. Cet endroit est maudit.

— Maudit ?

— Thorkild était sur une affaire, là-haut, glisse Milla sans quitter Borg des yeux. Apparemment, ça ne s'est pas très bien passé.

— Une affaire ? Vous êtes détective ?

— En quelque sorte. Je trouve des gens. Des gens morts. »

Svein Borg m'observe en silence, puis se tourne vers Milla.

« Vous êtes donc venue jusqu'ici pour que je vous raconte comment j'ai atterri dans cet endroit, entre tous les endroits possibles ?

— Si ça ne vous embête pas.

— D'après l'écrivain et historien russe Alexandre Soljenitsyne, l'arrestation est un retournement instantané, frappant, un bouleversement, un transfert d'un état vers un autre », déclare Svein Borg.

Milla hoche la tête avec ferveur.

« Ça a été le cas pour vous ?

— Non. Moi, c'était prévisible. J'ai sans doute perdu les pédales après la mort de maman. » Il esquisse un sourire timide avant d'ajouter : « C'était une artiste connue, elle aussi, comme vous.

— Solveig Borg. Elle chantait des chansons à texte, n'est-ce pas ?

— Oui. On l'appelait "Vesla", la petite, parce que c'était une poupée menue, mais sa voix avait la taille d'une forteresse. » Il rit nerveusement. « Elle n'a jamais aimé ce surnom.

— Vous aviez une bonne relation avec elle ?

— Oui. Dans mon enfance, nous n'étions que tous les deux. Elle m'emmenait en tournée, même quand j'étais tout petit.

— J'ai écouté un de ses albums, précise Milla.

— Qu'en avez-vous pensé ? »

De nouveau, ce sourire réservé, comme s'il n'osait pas le libérer, par honte de sa denture ou par manque d'envie.

« C'est beau. Je crois que c'était un de ses derniers albums, elle parlait du paradis.

— Maman était malade quand elle l'a enregistré. Nous avons dû aménager un studio dans notre appartement parce qu'elle n'avait plus la force de sortir. Elle savait que ce serait son dernier disque.

— Était-elle croyante ?

— Croyante… » Svein Borg me répond en goûtant le mot, tout en gardant les yeux sur Milla. « Pas dévote, comme le reste de la famille, mais croyante, oui. Dans son admiration pour la nature norvégienne, les montagnes, les fjords, les gens. Enfin, les derniers temps, je crois qu'elle pensait de plus en plus à ce qui vient après.

— Est-ce après sa mort que vous êtes parti ? questionne Milla d'une voix douce.

— Oui. » D'un seul coup, son sourire s'évanouit. « La famille de sa sœur a insisté pour qu'elle soit enterrée dans le Sørlandet, alors que je savais qu'elle méprisait à la fois l'endroit et les gens, vu la manière dont ils l'avaient traitée quand elle est tombée enceinte et a eu un enfant hors mariage.

— Que s'est-il passé ? s'enquiert Milla.

— Ils ont pris un avocat pour s'approprier ce qu'ils pouvaient en termes de droits sur son œuvre, et à la fin j'ai laissé tomber et je suis parti.

— Pour trouver votre père ? Ici, en Russie ?

— Maman a rencontré un homme à Saint-Pétersbourg pendant sa première tournée, un jeune étudiant en médecine russe qui était venu à son concert. » Il sourit encore. « Ils ont passé une soirée enfiévrée, comme elle disait, et elle a quitté la Russie avec moi dans son ventre. Sa famille voulait qu'elle m'abandonne, mais elle a refusé.

— Une forte femme, déclare Milla, soulignant son propos d'un signe de tête.

— Oui, elle l'était. Mais je n'aurais pas dû partir. Je n'ai pas trouvé la moindre trace de papa. Je n'avais rien à part un prénom et un titre professionnel, maman disait que je n'avais pas besoin d'en savoir plus sur lui, qu'on se suffisait à nous-mêmes, nous deux. Quand elle est morte, j'ai cru avoir besoin de davantage, mais ce davantage n'était pas trouvable, alors je suis juste resté là, à attendre que quelque chose se passe, à traîner dans les rues en buvant. Rien ne se passant, j'ai bu davantage, et un jour je me suis bagarré avec un policier et j'ai décidé de moi-même de provoquer ce changement dans ma vie. Je voulais peut-être qu'on m'abatte, pour que nous puissions nous retrouver…

— C'est triste, soupire Milla.

— Vous avez des enfants ? l'interroge Svein Borg.

— Une fille.

— Vous êtes proches ?

— Non, chuchote-t-elle, son regard maintenant dur braqué sur les yeux de Borg. Je ne sais même pas où elle est.

— Elle a disparu, dis-je. À peu près à la même période que vous. Milla n'est pas seulement en train d'écrire un livre sur les gens qui disparaissent. Elle cherche sa fille.

— Je suis désolé. » Svein Borg avance la main vers elle. « Je suis vraiment désolé. »

Milla saisit sa main, la serre.

« Quand allez-vous être libéré ? »

Je glisse ma question alors qu'ils restent à se regarder en silence.

« Dans six ans, quatre mois et sept, non, six jours.

— Et que ferez-vous à ce moment-là ? glisse Milla.

— Je rentrerai en Norvège. Il n'y a plus rien pour moi en Russie.

— Vous êtes venu directement en Russie, quand vous avez quitté la Norvège ?

— Oui. Quasiment.

— On vous croyait mort », dis-je.

Svein Borg a un petit sourire.

« Ah ?

— C'est pour ça que nous sommes venus, poursuis-je. Pour voir si vous étiez… vous. Et vous l'êtes, assurément.

— Je ne comprends pas.

— Vous avez un téléphone portable ?

— Non, c'est interdit. De toute façon, j'avais résilié mon abonnement avant de partir. Je voulais me défaire du passé, recommencer à zéro…

— Comment votre mère est-elle morte, Svein ?

— Quoi ?

— Pardon. » J'ouvre les bras en souriant. « Je ne voudrais pas être indiscret, mais…

— Eh bien. » Borg toussote. « Elle était malade. Je la voyais quasiment disparaître, jour après jour, heure après heure. Elle s'est endormie dans son lit.

— Vous étiez là ? s'enquiert Milla. Avec elle ?

— Oui. Tout le temps. Jusqu'à la fin. Nous n'étions qu'elle et moi.

— Êtes-vous déjà allé à Orkdal ? »

Borg toussote avant de répondre à ma question :

« Non, malheureusement.

— Ou heureusement ?

— Euh, oui, oui. »

Il se force à un nouveau sourire.

« Comme je le disais, je ne veux pas fouiner. J'aime juste poser des questions. Désolé si vous avez trouvé cela trop personnel.

— Non, non. Pas du tout. Je me demandais juste…

— Merci, fais-je en me levant. Merci d'avoir accepté de nous parler. »

« Pourquoi avez-vous été si malpoli ? s'étonne Milla tandis que nous franchissons le portail et nous dirigeons vers le taxibus qui nous attend.

— Ses mensonges me fatiguaient.

— Mensonges ?

— Tout le monde ment. » Je referme ma veste face au printemps frisquet qui sévit de l'autre côté des clôtures de rondins. « Pour les gens comme moi, ce qui est intéressant n'est donc pas de savoir si quelqu'un ment, mais comment, et surtout de déterminer ce qu'il ne raconte pas.

— Et qu'est-ce que Svein Borg n'a pas raconté ?

— Beaucoup de choses. La plus intéressante restant tout de même l'histoire du portable.

— "Du portable" ?

— Il a expliqué qu'il avait résilié son abonnement, qu'il voulait se défaire du passé. Pourquoi n'a-t-il pas mentionné qu'il avait conservé celui de sa mère ?

— Comment le savez-vous ?

— Elle est morte le 12 août, mais son portable a été appelé jusqu'en octobre dernier.

— Quelqu'un avait peut-être repris son abonnement ? Un membre de sa famille ?

— Il l'a dit lui-même, ils n'étaient que tous les deux.

— Alors qu'en pensez-vous ?

— Qu'il faut découvrir le fin mot de l'histoire. »

Chapitre 51

« Moi, il m'a plu. » Le train vient de partir. Assise sur la couchette inférieure dans le compartiment exigu, Milla déboutonne son chemisier. J'ai encore le goût de Monsieur Bleu sur la langue. « Même s'il ne vous a pas plu, à vous. Il avait une espèce de franchise touchante.

— Les prisons du monde entier sont pleines à craquer de gens qui voudraient nous faire croire qu'ils sont sous les verrous à cause d'un mélange improbable de coïncidences et de malchance.

— Je crois que vous êtes jaloux. »

Milla penche légèrement le buste en avant pour dégrafer son soutien-gorge.

« Agressivité, hostilité et antipathie sont des traits de caractère faciles à concevoir, à accepter, chez un détenu. Je ne dis pas que tous ceux qui sont en prison sont coupables. Je dis juste que les criminels qui arrivent à dissimuler, charmer et manipuler sont plus dangereux que ceux qui débordent de testostérone et d'agressivité. Ils sont…

— Vous ne vous déshabillez pas ? »

Milla pose son soutien-gorge sur la couchette et s'allonge, les mains autour de ses seins.

Il neige. Le train avance dans un paysage d'hiver nu et plat qui, pour une raison que je m'explique mal, me fait penser aux rennes, à Noël, aux papiers cadeau multicolores.

« Tout ce que je dis, c'est que, quoi qu'il en pense, Svein Borg n'est pas enfermé parce qu'il est malchanceux. Enfin. Nous savons au moins que Borg est Borg et qu'il était à Saint-Pétersbourg au moment où Robert et Camilla ont été tués. »

Comme je ne fais pas mine de me déshabiller, Milla se rassied. Elle attrape ma ceinture et m'attire plus près d'elle.

« Son histoire a sa place dans un livre, observe-t-elle, tout en arrachant ma ceinture et en ouvrant mon pantalon. C'est du brut, du douloureux, et je pense que de nombreux lecteurs s'y reconnaîtront.

— Mais vous avez raison sur un point », dis-je tout bas.

D'un geste du menton, elle me désigne ma chemise, pour indiquer qu'elle n'a rien à faire là.

« Et c'est ?

— Que Svein Borg est intéressant.

— De quelle manière ?

— J'ai envie d'en savoir plus sur lui.

— Comme quoi ?

— Lui et sa mère, ce qu'il a fait après avoir quitté la Norvège. »

J'enlève ma chemise et mon tee-shirt devant Milla qui s'impatiente, les mains croisées.

« Je continue de croire que vous êtes jaloux. » Elle se met à califourchon sur moi dès que je m'allonge. « C'était ce que vous faisiez, dans cette bibliothèque ? Ce qu'on appelle du profilage ?

— Non, gémis-je, alors qu'elle entreprend de masser mon sexe afin qu'il soit suffisamment dur pour lui permettre de l'enfourcher. Je suis juste curieux de nature. »

Je vois ces procédés auxquels nous nous livrons comme un troc, sexe contre intimité. Une solution temporaire à un problème sous-jacent plus important. Quelque chose qui ne doit pas grandir, que je n'emmènerai pas avec moi en rentrant à Stavanger. Après Ann Mari, je ne veux pas redescendre dans cette tranchée, et puis je ne peux pas, à cause de Frei. Ça ne marcherait jamais entre nous trois.

« Mais vous savez faire ? » Milla me caresse le torse, remue doucement sur moi. « Le profilage ?

— Oui… » Je saisis ses poignets, caresse ses avant-bras. « J'ai un peu appris pendant mon séjour aux États-Unis. »

Et quand bien même j'arriverais à laisser partir Frei, à guérir, quand bien même je quitterais Stavanger en l'y laissant, alors quoi ? Ulf qualifierait de progrès, de progrès marquant, le simple fait que je visualise de tels scénarios en ayant à califourchon sur moi une femme qui respire et qui est vivante. Il irait peut-être jusqu'à suggérer que je m'achète un hamster, un petit animal que je pourrais trimballer partout. Il construirait une thérapie en dix étapes dont l'objectif final serait que Thorkild Aske comprenne à nouveau comment les gens sains s'impliquent les uns auprès des autres.

« Donc si vous deviez faire un profil, poursuit Milla, me ramenant au train et à nos moutons, que diriez-vous de la personne que nous recherchons ?

— UNS... » Je rouvre les yeux. « UNSUB.

— Quoi ?

— Pour Unknown Subject. C'est le nom qu'on leur donne. Les personnes non identifiées dans une enquête. UNSUB.

— Racontez. » Elle bouge plus vite à présent. « Je voudrais en savoir plus. »

J'ai l'impression que les vaisseaux de mon sexe vont éclater.

« Notre ami... » Je cligne des yeux pour chasser de ma rétine l'image d'Ulf et de son hamster thérapeutique.

« ... sait à peu près comment s'y prendre pour approcher les gens qu'il va tuer. On ne fait pas une piqûre de chlorure de potassium B à n'importe qui, n'importe où. Cette personne en est capable, en vertu soit de son apparence physique soit d'une personnalité qu'il affecte et qui éveille la sympathie ou l'empathie. Nous ne pouvons pas exclure qu'il connaissait ses victimes, mais cela paraît peu probable, vu les distances géographiques qui les séparaient.

— C'est donc un homme ? »

Milla appuie ses mains sur mes abdominaux.

« Indubitablement.

— Quoi d'autre ?

— L'arrangement des corps porte à croire que les victimes sont les pions sans visage ni sexe d'un jeu plus vaste issu de son imagination. Du moins avant le meurtre de Robert et de son ex-femme et mon agression. Là, le mobile paraît complètement différent. Il n'y a aucun arrangement, pas d'intimité. Au contraire.

— Autre chose ? »

Ses hanches se précipitent, leur danse s'intensifie.

« Dans nos deux affaires concrètes, les actes ne suggèrent pas de mobile ou de sous-entendu sexuel, ce qui rend le profilage plus difficile que dans un viol ou un crime crapuleux, par exemple…

— Dites-m'en plus, souffle Milla. Dites-m'en plus ! »

Empoignant ses hanches, j'essaie de m'accrocher jusqu'à la fin de la chevauchée.

« Comme… il n'y a pas non plus de signe extérieur… de violence chez Liv ou… chez le couple d'Umeå… cela signifie que… que les agressions ont été très rapides… et qu'ils ont été neutralisés le plus vite possible… »

Milla plante ses ongles dans mon ventre, son sexe se contracte autour du mien.

« Je vais jouir. Je… »

Chapitre 52

Nous serons de retour à Arkhangelsk dans moins d'une heure. Dehors, la neige a cédé le pas à la bouillasse, à la pluie, aux arbres nus entre hangars gris et immeubles massifs. Milla dort, je suis assis près de la vitre du compartiment, je savoure les effets secondaires des cachets qu'elle m'a donnés après notre séance de sport en cabine.

Parfois, la torpeur qui survient quand les médicaments vont cesser d'agir est meilleure que le pic. Tout est ralenti de quelques millisecondes, on a plus de temps pour digérer ses impressions, y réfléchir, et parallèlement le corps ne crie pas au changement d'état. On sait que ça va venir, mais on a encore du temps devant soi, du temps pour chacun des instants qui nous séparent de cette échéance. Je me fais la réflexion que c'est là encore un raisonnement que je devrais présenter à Ulf à mon retour à Stavanger.

Je m'apprête à coucher quelques mots clefs bien choisis sur mon téléphone quand il sonne.

« Salut, Iver, dis-je alors que le train passe devant plusieurs grands immeubles entourés d'arbres sans feuilles et de tas de neige noircie par les gaz d'échappement.

— Où êtes-vous ?

— En route pour l'aéroport d'Arkhangelsk. On a fini avec Borg.

— Comment était-il ?

— Milla l'a bien aimé.

— Et vous ?

— Pas spécialement ; mais bon, on lui a parlé et on a obtenu la confirmation définitive qu'il était bien lui-même.

— J'ai trouvé quelque chose », annonce Iver avant que je puisse continuer. Il semble exalté. « Enfin, non. » Il relâche son souffle. « Aske, je crois bien que nous l'avons trouvé, lui.

— Sans blague ? Comment ça ?

— Pendant que vous rendiez visite à Borg à Arkhangelsk, j'ai regardé les autres numéros qui avaient été appelés du portable de Jonas Eklund après sa mort. Ça a pris un peu de temps, parce que c'étaient des numéros dans plusieurs pays – la Finlande, l'Estonie et la Russie –, et la plupart n'étaient plus en service. À l'heure où je vous parle, nous avons réussi à identifier quatre personnes appelées dans la période concernée, à savoir après la mort de Jonas Eklund. Les titulaires des numéros étaient tous soit morts soit portés disparus dans leur pays. Trois des affaires sont toujours ouvertes, sans corps, mais il y en a une à Saint-Pétersbourg où nous avons un corps.

— Saint-Pétersbourg ?

— J'ai reçu le dossier de Russie. Il n'a jamais été question de suicide, la femme a été agressée et tuée dans un parc aux abords de la ville en octobre dernier, mais le mieux, c'est qu'ils ont l'homme qui l'a tuée. Il a été interpellé quelques jours après le meurtre, et il a avoué non seulement ce meurtre, mais quatre autres en plus…

— Certains des nôtres ?

— Hélas, non, juste des Russes de la région de Saint-Pétersbourg. Thorkild, je crois que nous sommes à la veille d'une percée. Je leur ai parlé des affaires sur lesquelles nous enquêtons et leur ai expliqué que les traces nous avaient menés en Russie et à Saint-Pétersbourg.

— C'est Borg ? »

Je lance un coup d'œil vers Milla, qui dort toujours.

« Non. Un Russe. Mikhail Nikov.

— Où est-il ? »

Iver me donne les détails de l'affaire et m'explique où nous devons aller. Derrière moi, j'entends Milla s'étirer en soupirant.

« On s'appelle, Iver, dis-je. Je vous rappellerai quand nous serons arrivés. »

Je raccroche et me tourne vers Milla, qui me tend la main en peinant à ouvrir les yeux.

« Thorkild, chuchote-t-elle. Venez. »

Je pose mon téléphone sur la tablette et me lève. Le train roule moins vite à présent et je vois les contours de la grande ville plus loin, sous une coupole de nuages et de gaz d'échappement.

« On est bientôt arrivés ?

— Bientôt. » J'entreprends de m'habiller. « Iver a appelé. Il a trouvé quelque chose.

— Quoi ?

— L'un des numéros du portable d'Eklund est relié à un meurtre et le coupable a été arrêté. Iver va nous envoyer les documents par e-mail. » Je m'arrête dans mon geste. Ses yeux recommencent déjà à s'emplir de cette obscurité, de ces lourds nuages qui se déploient sur ses iris et en étouffent le jeu de couleurs. « Milla, je crois que nous le tenons.

— Où est-il ? »

Ses doigts effleurent sa joue et son oreille, en quête de cheveux auxquels se raccrocher.

Je m'assieds au bord de la couchette.

« Le Dauphin noir, ça vous dit quelque chose ? »

Chapitre 53

L'avion atterrit à Cheremetièvo en périphérie de Moscou peu avant vingt heures trente. L'aéroport international est une construction moderne en verre et béton, qui n'est pas sans rappeler les blocs mornes de l'époque communiste. Nous allons rester dans la capitale jusqu'à ce qu'Iver nous ait obtenu les autorisations nécessaires et nous ferons alors le long voyage jusqu'à la prison du Dauphin noir à Orenbourg.

Il pleut. Nous prenons un taxi pour notre hôtel en centre-ville. Une couverture de pluie et de brouillard recouvre la ville et pend lourdement entre les gratte-ciel les plus élevés.

« Pour demain... » Je me dirige vers la fenêtre et ouvre le rideau. Milla est couchée sur le lit, elle me regarde pendant que je parle. Notre chambre d'hôtel est suspendue au-dessus du centre de Moscou, et je vois en bas les lumières de la rue et les néons se refléter dans le fleuve. « Pour demain, j'ai prévu de diviser l'entretien avec Mikhail Nikov en deux parties. Dans la première, je voudrais essayer de déterminer s'il est allé en Norvège et s'il a un rapport avec la disparition de Siv et Olivia. Si c'est bien le cas, je pourrai faire la deuxième étape seul. OK ?

— Venez », chuchote Milla en caressant le dessus-de-lit couleur vair.

Elle a à ses côtés deux pleines plaquettes d'Oxy-Contin et de Somadril. Son humeur m'apparaît moins distinctement, non pas parce qu'elle aurait accepté ce qui l'attend très probablement, mais parce qu'elle a augmenté sa dose de cachets après Molde. Je le vois dans son regard quand je suis assez près, je le remarque quand elle est sur moi et balance les hanches en passant ses doigts sur mon visage. Elle a commencé à payer le prix de ma proximité sur la durée.

Je lâche le rideau et vais m'asseoir au bord du lit.

« C'est pour moi ? »

Milla hoche la tête.

« Merci. »

Je pose la main sur les plaquettes, la referme.

« Mugabe a rencontré une femme. » Milla saisit ma main et se penche vers moi. « J'aimerais lui donner de l'espoir, pendant qu'il cherche sa fille, pendant que Gjertrud fomente son prochain coup dans la cuisine, je voudrais qu'il entrevoie une échappatoire. Une fin heureuse. » Elle serre ma main plus fort. « Vous croyez à une fin heureuse ?

— Milla. »

Je m'apprête à me lever, mais elle serre encore plus et m'attire à elle. Je ne peux me résoudre à lui dire que tout espoir de fin heureuse s'est volatilisé à l'instant où j'ai reçu le texto du portable d'Olivia.

« Vous y croyez ? »

Elle lâche ma main et se met à me caresser les cheveux.

« Définissez “heureuse” », dis-je, choisissant de revivre les douches de la prison et ces secondes au bout de ma corde, quand Frei est revenue, plutôt que de lui avouer ce que je pense vraiment. Tandis que je serre de plus en plus fort les plaquettes, je sens le picotement de l'eau sur ma peau nue, ma gorge qui se noue sous la pression de la corde. « La définition n'est pas la même selon les personnes.

— S'il vous plaît, susurre Milla, en me caressant les cheveux et le visage. Vous ne pouvez pas juste me dire le fond de votre pensée ?

— Ulf croit qu'en réalité je ne veux pas mourir, que ce fantasme survient parce que je me suis fermé tellement de portes que je ne vois plus d'autre échappatoire. Ce fantasme me fait créer un espace où je n'ai qu'une seule possibilité : faire pénitence auprès de quelqu'un qui est déjà mort. »

Lâchant mes cheveux, elle se met sur le dos.

« Vous êtes en train de dire que je suis comme vous ? Que nous deux, nous et Olivia, nous ne sommes qu'une illusion ?

— Nous deux ?

— Oui.

— Et Joachim ? »

Milla secoue la tête. Elle se relève, va à la fenêtre.

« Regardez les lumières, chuchote-t-elle en contemplant la ville. C'est si beau. » Elle sourit. « Vous ne trouvez pas ? »

Je me lève et la rejoins.

« Milla. » Je pose les mains sur ses épaules. « Nous deux, je ne crois pas que…

— En plus, vous vous trompez. Je ne suis pas comme vous ; moi, je ne me raconte pas d'histoires. » Elle pivote vers moi. « En fait, je suis contente.

— Contente ?

— Demain, nous allons peut-être rencontrer l'homme qui a pris Olivia. » Elle s'incline vers ma poitrine sans que nos corps se touchent. « Quoi qu'il se passe dans cette prison, je ramènerai Olivia avec moi quand nous en repartirons. Elle ne sera plus à lui parce que j'ai l'intention de la ramener à la maison avec moi. C'est ce qu'il me reste, après le départ de Robert. Je dois récupérer ce qui est à moi.

— Robert n'est pas parti… Il a été tué. »

Elle se tourne, s'adosse à moi, son regard dérive vers le fleuve, les eaux où de grandes plaques de glace noircie s'entrechoquent en traversant la ville. La grisaille, les lumières jaunes et pourpres des fenêtres, des réverbères, des néons, m'évoquent ces films de science-fiction avec des humanoïdes sans âme dans un monde qui laisse indifférent. Non sans ressemblance avec ce que nous allons tous deux devenir si je laisse les choses continuer ainsi. Milla a besoin de pouvoir aimer quelqu'un, avant qu'il ne soit trop tard pour elle aussi.

Chapitre 54

Sa veste sur mon visage me permet de respirer sans étouffer, sous la terre qui fait pression de toutes parts et qui me glace.

Je garde la bouche fermée et respire par le nez. Je sais que sous peu je n'aurai plus d'air, et pourtant je n'arrive pas à abandonner. Quelque chose en moi me crie que cette obscurité n'est rien, comparée à ce que j'ai vu dans tes yeux le jour où ils sont venus me chercher, quelque chose en moi m'assure que le froid qui me vrille le visage, la nuque, les mains, ne peut se mesurer à celui que j'ai ressenti quand ils m'ont emmenée, que la douleur et le chagrin qui palpitent actuellement dans ma poitrine ne sont qu'un pâle reflet de ceux qui m'ont brisé les entrailles quand ils m'ont installée à l'arrière de cette voiture et conduite loin de toi.

Maman, est-ce toi qui me parles ?

Chapitre 55

Le premier bruit que nous entendons en approchant, ce sont les chiens. Des bruits de gorge grossiers renvoyés par les constructions de l'établissement pénitentiaire. Le ciel est bleu profond, avec des nuages sombres qui pèsent sur la forêt. Le Dauphin noir est l'une des plus anciennes prisons de Russie, bâtie au dix-huitième siècle pour des prisonniers à perpétuité. Elle tient son nom d'une sculpture de dauphin qu'on aperçoit à travers le portail principal. Les bâtiments sont des blocs uniformes entourés de barbelés.

Au fond du taxibus, nous attendons de pouvoir sortir.

« Mikhail Nikov a cinquante-sept ans, il travaillait comme soudeur jusqu'à ce qu'il perde son emploi au début des années 2000, dis-je. Il vient de Peterhof au bord du golfe de Finlande, non loin de Saint-Pétersbourg. Il a été arrêté en octobre dernier et condamné pour le meurtre de quatre femmes et deux hommes. » Je lance un coup d'œil impatient vers le garde qui s'est arrêté pour parler à la sentinelle du portail. « Tous de la région de Saint-Pétersbourg.

— Vous pensez qu'il voudra bien nous parler ? »

La peau du visage de Milla s'est figée en un masque qui camoufle les muscles et les sentiments qui jouent derrière ; il n'y a que quand nous sommes ensemble, tout à fait ensemble, que le masque tombe, par moments.

« Oui. Dans ce genre de lieux, les gens sont souvent bavards. Les détenus du Dauphin noir n'ont rien à perdre. Ils savent qu'ils n'en partiront jamais. »

Le garde ouvre enfin le portail et nous laisse entrer. On nous escorte dans la cour jusqu'à un bâtiment administratif au milieu du site, où un homme aux cheveux noirs épais, en treillis, se présente comme étant le chef du camp.

« Ne touchez pas les chiens, nous enjoint-il en anglais. Ne touchez pas les détenus. Ne franchissez pas la ligne verte sur le sol en entrant ou en marchant dans les couloirs. Ne parlez à personne d'autre qu'au détenu que vous êtes venus voir. Et souvenez-vous, ne touchez pas les chiens. Mikhail est en cellule individuelle », précise-t-il quand nous arrivons au bout d'un long corridor au premier étage du bâtiment.

Devant nous se dresse ce qui ressemble à une cabine téléphonique en Plexiglas, avec un toit en tôle ondulée, une porte latérale et trois chaises en bois. Un téléphone années 1950 est fixé au toit et nous voyons par la vitre qu'il y en a un à l'intérieur aussi.

« Restez ici pendant que les gardes vont le chercher. Ne dites rien avant qu'il soit installé dans le parloir.

— Quel endroit ! »

Je souffle dans mes mains.

Il doit faire dix degrés tout au plus à l'intérieur. Je tire une des chaises en bois et m'assieds. Au bout de quelque temps, le chef du camp revient. Un garde le suit avec un chien, un autre accompagne un homme aux mains menottées dans le dos, qui marche voûté, tête baissée, de l'autre côté de la ligne verte. Il est coiffé d'un calot noir à rayures blanches, assorti à son uniforme de prisonnier, et a des chaussons noirs aux pieds. Quand ils arrivent à notre hauteur, le chef du camp lui donne un ordre bref et il se place tête contre le mur pendant que le garde lui ouvre la porte de la cabine téléphonique, avant de l'installer sur un tabouret et de refermer.

« OK, annonce le chef. Il est prêt. »

Mikhail Nikov est svelte, tendineux, il a les joues creuses. Il nous regarde, plein d'attente, à travers le Plexiglas avant de décrocher le téléphone.

Je lève le combiné à mon oreille.

« Mikhail Nikov ? »

Il amorce un sourire timide, exhibant des gencives édentées, et répond d'un petit signe de tête. Ses yeux gris sont curieux, et son regard presque enfantin voyage entre nous deux. Il m'évoque un gamin avide d'attention.

« Vous parlez l'anglais ? »

Mikhail hausse les épaules.

« Un peu.

— Nous sommes ici pour vous poser quelques questions. Nous venons de Norvège.

— Ah, fait-il en souriant. Alors je sais pourquoi vous êtes là.

— Ah bon ? »

Il affiche de nouveau son sourire édenté.

« Bien sûr.

— Vous y êtes déjà allé ? »

Une fois encore, il sourit, sans répondre.

« Parlez-moi de la femme dans le parc. »

Mikhail hoche mollement la tête, humecte ses lèvres fines.

« Demandez-lui pour Olivia, intervient Milla. Je voudrais savoir s'il sait quelque chose sur Olivia. S'il lui a fait quelque chose. »

Il suit avec intérêt notre conversation sans remuer le moindre muscle, puis s'avance vers la vitre.

« Depuis que j'avais perdu mon travail, je buvais. Beaucoup de vodka, trop. La première fille que j'ai tuée, je ne m'en souviens pas très bien, j'avais besoin d'argent et je l'ai poignardée. Ensuite, j'ai tué deux frères dans une bagarre chez eux. Je ne sais plus pourquoi, mais je me suis réveillé par terre, couvert de sang. J'ai pris le micro-ondes et je me suis tiré. Ceux qui sont venus ensuite, je m'en souviens encore moins. » Je hoche la tête pendant qu'il parle. « Mais la femme dans le parc, elle, je m'en souviens. » Il y a dans ses yeux une lueur qui n'y était pas auparavant. Comme si parler du passé l'emmenait ailleurs. « On avait bu sec pendant deux jours et on a décidé de sortir acheter de la viande et de se préparer un truc à manger…

— "On" ?

— Je m'étais fait un nouvel ami, qui a habité chez moi pendant un temps. Après avoir dépensé notre argent en vodka, on a décidé de braquer quelqu'un pour pouvoir acheter notre viande et plus de vodka. On a quitté le bar et on s'est mis à errer dans les rues à la recherche de quelqu'un à braquer. Finalement, on a vu une femme qui se dirigeait vers un parc et on l'a suivie. Je me souviens qu'il faisait chaud, bien que ce soit l'automne. Les arbres avaient encore leurs feuilles… »

Mikhail parle avec lenteur, répétant certains mots deux ou trois fois avant de hocher la tête, comme pour s'assurer que nous comprenons ce qu'il veut dire.

« J'ai empoigné la femme par le bras. Mon ami a commencé à chercher de l'argent dans ses vêtements, ou quelque chose qu'on pourrait vendre. Je lui maintenais la bouche fermée pour qu'elle ne crie pas. Ça a dû durer trop longtemps, parce que tout à coup elle a cessé de résister et s'est effondrée. On a pris tout ce qu'il y avait dans ses poches, quelques roubles, et on l'a traînée dans un fossé, où on l'a recouverte des branches et des feuilles qu'on a trouvées dans le coin.

— Parlez-moi de votre ami.

— On l'appelait juste Nesti, à cause de sa taille. On avait terminé et j'allais partir, quand je l'ai vu à côté du corps, en train de lui faire quelque chose. J'ai d'abord cru qu'il voulait s'envoyer en l'air ou qu'il avait trouvé un truc à vendre, mais en le rejoignant j'ai constaté qu'il avait sorti le portable de la femme et tapait un numéro sur son propre téléphone. Ensuite, il a remis le portable dans la main de la morte et il l'a remonté vers son oreille. J'ai suggéré qu'on le vende, mais il m'a fait signe de me tirer. C'était un grand bonhomme et je ne voulais pas d'histoires alors qu'on venait de trouver de l'argent, donc je n'ai pas insisté. Quand on est revenus à mon appartement avec la viande et la vodka, je lui ai demandé pourquoi il avait disposé le téléphone comme ça contre l'oreille de la morte et ce qu'il allait faire du numéro… » Les yeux de Mikhail s'amenuisent. Je comprends qu'il s'interroge à nouveau. « Il a dit que c'était pour pouvoir garder le contact…

— Qui était-ce ? »

Entre ma nuque et mes épaules naît un picotement, une démangeaison, comme chaque fois que j'entrevois le bout d'une affaire sur laquelle j'ai passé beaucoup de temps à réfléchir.

Mikhail esquisse un petit sourire en s'adossant à sa chaise.

« Il était comme vous, dit-il calmement, en respirant fort par le nez. *Norvejski*.

— Qu'est-ce qu'il veut dire ? s'inquiète Milla, son regard alternant entre le garde et moi.

— Il dit qu'il était norvégien. » Je m'adresse de nouveau à Mikhail : « Vous savez comment il s'appelait ? »

Il sourit en secouant la tête.

« Où est-il maintenant ?

— Je ne sais pas. J'ai été arrêté quelques jours plus tard pour le meurtre des deux frères et je n'ai pas eu de nouvelles depuis.

— Y a-t-il autre chose que vous pouvez nous dire sur lui ? »

Mikhail hausse les épaules. Encore ce sourire.

« On s'était rencontrés dans un parc une semaine plus tôt. Il n'avait nulle part où habiter, alors je l'ai laissé loger chez moi pour quelques roubles. Je sais qu'il était à Saint-Pétersbourg pour chercher son père et qu'il…

— Merde ! » Je suis debout avant que Mikhail ait fini sa phrase. Je fais signe au chef du camp que nous avons terminé et lance à Milla : « On retourne à Arkhangelsk ! »

Chapitre 56

Iver décroche à la première sonnerie.

« Allô ? Comment ça s'est passé ?

— C'est Borg. »

Pantelant, je traverse le hall des arrivées de Cheremetièvo vers la porte d'embarquement de notre prochain avion, qui va nous ramener à Arkhangelsk.

« Quoi ?

— Borg est l'homme que nous cherchons depuis le début. Tout correspond. Putain, Iver ! » Je m'arrête alors que Milla rejoint la file des passagers au guichet d'enregistrement. « On l'a.

— Et Siv et Olivia ? Elles s'intègrent aussi dans…

— Oui. Borg était en Norvège quand elles ont disparu. Il faut juste qu'on trouve un moyen de le faire parler. Quand on y était, il ne m'a pas fait l'effet d'être quelqu'un qui aime se livrer, mais ça changera peut-être quand je lui dirai qu'on a rencontré Mikhail, son frère de biture…

— Il faut le faire parler, Thorkild. L'obliger à tout raconter.

— Oui. » La file s'est désorganisée et les gens se massent en demi-cercle autour du guichet. « Mais il y a un hic.

— Ah ?

— Robert et Camilla. La voiture qui m'a renversé. Borg était en Russie quand Robert et Camilla ont été tués et il ne peut pas non plus avoir de rapport avec la tentative pour me tuer… à moins d'avoir un ami qui l'aide. »

Iver hésite.

« C'est possible, ça ?

— Quoi ?

— Qu'il ait un complice ?

— Je ne sais pas. Je n'ai pas eu le temps d'y réfléchir.

— Nous ne sommes pas pressés, Thorkild. Borg est en prison. Il n'ira nulle part. Et puis, s'il apparaissait que la mort de Robert n'a pas de rapport avec tout cela, il n'y aurait pas non plus de raison d'être déçu.

— Vous avez raison. »

Je me tourne. Je ne vois pas Milla parmi les gens agglutinés autour du guichet.

« Thorkild ? fait Iver au téléphone. Vous êtes toujours là ?

— Une seconde. »

Je plaque mon portable contre ma poitrine et me rapproche du groupe de passagers.

Finalement, je la vois. Penchée en avant, elle s'entretient avec l'homme au guichet, qui gesticule en secouant la tête et essaie de répondre à chacun dans l'ordre. Quelques instants plus tard, elle se fraie un chemin hors de la foule et se dirige vers moi.

« Que se passe-t-il ?

— Toutes les autorisations de voyage à Arkhangelsk sont temporairement suspendues pour les étrangers.

— Quoi ? Pourquoi ?

— À cause d'une grosse opération de police qui s'y déroule en ce moment. » Elle hésite, prend son souffle et m'annonce : « On cherche un détenu qui s'est enfui d'un camp de la région. »

Au même instant, un visage connu s'affiche sur tous les moniteurs de télévision. Un texte en russe défile, puis un autre, en anglais.

« Putain, dis-je dans un murmure avant de reprendre le téléphone. Iver ? Vous êtes toujours là ?

— Je suis là. Il s'est passé quelque chose ?

— Oui… » Je m'adosse à une colonne. « Svein Borg a mis les bouts. »

Chapitre 57

Nous volons vers la Norvège en silence. Milla regarde dans le vide par le hublot, tandis que j'essaie de juguler ma déception à l'aide de ses cachets. À Gardermoen, nous récupérons nos bagages et une jolie jeune femme vient se poster juste devant moi. Elle sourit froidement et désigne une table à côté de laquelle se tient un jeune homme soigné vêtu du même uniforme qu'elle.

« Bonjour, dit l'homme quand nous arrivons à sa hauteur. Retour de vacances ?

— Quoi ?

— Vous rentrez de vacances ?

— Non.

— D'où venez-vous ?

— De Russie.

— Vous avez quelque chose à déclarer ?

— Déclarer ?

— Pourrions-nous voir votre valise ?

— Pourquoi ? »

L'homme se baisse, attrape ma valise et la pose sur la table. Il ouvre la fermeture Éclair.

« C'est parce que je suis noir ? » dis-je alors qu'il fouille dans mes vêtements.

Petit sourire. Il pose mes affaires en tas sur la table.

« Vous êtes parti longtemps ?

— Non.

— C'est quoi, ça ? »

Il a trouvé les deux plaquettes d'OxyContin et de Somadril que Milla m'a données à Moscou.

« Des cachets.

— Où les avez-vous eus ? »

Il les pose, passe un objet phallique sur mes vêtements et la doublure de ma valise.

« On me les a donnés. »

L'homme tend l'objet phallique à la femme, qui part en enfoncer le bout dans une machine.

« Qui ça ? s'enquiert-il alors que la femme revient en secouant légèrement la tête.

— Un médecin », mens-je.

Je ne sais pas si Milla a une ordonnance et je ne voudrais pas mettre ma nouvelle fournisseuse de cachetons dans l'embarras.

« Puis-je voir votre ordonnance ?

— Je ne suis pas toxicomane. Je suis malade.

— Je n'ai pas dit que vous l'étiez, assure-t-il d'un ton conciliant, mais sans ordonnance valide, nous ne pouvons pas…

— Thorkild ? »

C'est Milla, derrière moi.

« Écoutez, vous ne pouvez pas enlever des médicaments vitaux aux gens, c'est quoi cette putain de baraque à frites que vous dirigez là, mec !

— Il n'y a aucune raison de…

— De quoi ? De s'énerver ? D'en faire tout un plat ? Qu'est-ce que vous voulez dire, bordel ? » Je sens mon pouls accélérer, mon cœur battre de plus en plus fort dans mon corps douloureux. « Vous ne pouvez pas m'enlever mes médicaments, vous comprenez ? Sans eux, je meurs !

— Si vous avez besoin de médicaments délivrés sur ordonnance, il vous suffira d'aller voir votre médecin traitant, qui vous en signera une autre. Ce que nous ne pouvons pas faire, en revanche, c'est laisser entrer des médicaments achetés à l'étranger sans ordonnance valide. C'est…

— Je ne peux pas aller chez mon médecin traitant, pauvre con ! glapis-je. Il ne sait pas que j'en prends !

— OK, OK. »

Le douanier lève la main, pour calmer les esprits.

Un homme plus âgé nous rejoint, toujours avec ce même uniforme, et un sourire cordial encore plus glaçant. Il chuchote quelques mots au douanier avant de se positionner à côté de lui, les mains jointes devant sa ceinture et le regard dirigé sur moi.

« Et si vous veniez avec nous ? propose-t-il. Dans une salle plus privée où nous pourrons…

— Allez vous faire foutre ! Je vois ce que vous êtes, camarade, vous êtes le serial sodomite du groupe, n'est-ce pas ? Je sens d'ici la merde sous vos ongles. Tout est bon pour un peu de *finger fucking*, hein ? Eh bien, vous n'avez qu'à… »

Je n'ai pas le loisir d'en dire davantage, l'homme et la femme s'avancent promptement vers moi, m'empoignent d'un geste poli mais ferme et me conduisent vers une porte plus loin. Du coin de l'œil, j'aperçois Milla. Elle dit quelque chose, on dirait qu'elle pleure en posant une question, encore et encore, mais je ne sais que répondre.

QUATRIÈME PARTIE

Ceux qui aiment

Chapitre 58

Arrivé au terme des nombreuses étapes de la fouille intégrale telle que décrite dans le manuel des douanes, je sors dans le hall des arrivées et cherche Milla du regard. Je reçois alors un texto laissant peu de doutes sur ce qui m'a valu d'être l'heureux élu des douaniers. C'est Gunnar Ore, mon ancien patron à l'Inspection générale de la police :

Quand tu auras fini à la douane, viens directement à l'hôtel de police.

« Espèce de gros rancunier de mes…

— C'est bon, épargne-moi tes discours. »

Gunnar me fait entrer dans son bureau de Grønlandsleiret, désigne un fauteuil d'un mouvement de tête et s'installe de l'autre côté du bureau.

« Enfin, tu peux rester debout, précise-t-il, un rictus sur ses lèvres fines. Je comprendrais que tu aies du mal à t'asseoir… »

Il rit en secouant la tête.

« Ils m'ont pris mes médicaments…

— Te connaissant, tu ne tarderas pas à t'en procurer d'autres.

— Pourquoi tu ne m'as pas appelé ?

— Je t'ai envoyé un message, non ? » Gunnar tape de sa paume sur la pile de papiers qu'il a devant lui. « Robert Riverholt. Tu savais que Camilla, son ex-femme, l'avait suivi un soir, quelques semaines avant sa mort ?

— Non, mais ça n'a plus d'importance. Nous ne croyons plus que sa mort ait un rapport avec l'affaire que nous traitons.

— Sûr ?

— Comment ça ?

— Comme je le disais, poursuit Gunnar de ce ton triomphal qu'il a toujours quand lui sait et nous autres non, Robert était presque arrivé à son studio quand il a vu la voiture de Camilla. Un peu plus loin, moteur allumé. Il faisait nuit, il n'a pas pu voir qui conduisait, mais il a dit qu'il avait reconnu sa voiture. D'un seul coup, elle lui a foncé dessus, mais elle a dû changer d'avis, puisqu'elle a pilé et tourné dans une rue adjacente.

— Donc, elle l'a bien tué. »

Je vais à l'une des fenêtres, remonte le store et contemple le Botspark. Le soleil brille et, d'où je me trouve, les arbres verts feraient presque croire que l'été est là. Je sais toutefois qu'en approchant des troncs on s'aperçoit que toute cette verdure, ce ne sont pas des feuilles mais des algues, qui dévorent les arbres de la ville.

« Il avait raconté cet épisode à un collègue d'ici, mais quand il est mort cet élément a été analysé comme une confirmation supplémentaire de ce qui s'était passé, un point c'est tout, explique Gunnar quand je pivote vers lui. Personne, fait-il, pinçant les lèvres alors qu'une lueur s'allume dans son regard, ne s'est donné la peine de se pencher sur l'incident, qui a juste été rapporté comme un fait indiscutable. Mais moi, j'aime bien me pencher sur les choses, poursuit-il alors que je me détourne de son visage victorieux, et ce que j'ai découvert, simplement en consultant le dossier et en passant quelques coups de fil, c'est que Camilla Riverholt n'aurait pas pu conduire la voiture ce soir-là… »

Je continue d'observer le parc d'algues, les immeubles. Comprenant qu'il n'obtiendra aucune réaction de ma part, il poursuit :

« Elle était à l'hôpital. Le matin, elle s'est sentie mal, vertige, nausée, des difficultés à marcher sans aide, et elle a appelé son médecin traitant, est arrivée à son cabinet à onze heures trente, a été adressée à l'hôpital pour des analyses et y a passé la nuit. »

Je resserre le cordon du store vénitien, l'étire comme si c'était un nœud coulant, puis lâche. Le store file le long de la vitre, claque sur l'appui de la fenêtre et occulte la lumière.

« Tu as prévu de me dire comment elle est allée chez le médecin ou quoi ? dis-je d'un ton exaspéré, en me tournant de nouveau vers lui.

— On l'y a conduite. J'ai une déposition de son médecin, qui se souvient de lui avoir proposé de demander un véhicule sanitaire, mais Camilla a répondu qu'elle avait un chauffeur. J'ai ensuite parlé à tous ses amis : aucun d'eux ne l'a conduite à l'hôpital. Une voisine a pu m'informer que, les derniers temps, quelqu'un lui relevait son courrier et la conduisait là où elle devait aller.

— Un homme ou une femme ?

— Elle pense que c'était un homme. C'est une vieille dame, elle a parlé de l'intéressé comme de son chevalier servant, bien qu'elle n'ait pas été en mesure de confirmer qu'il s'agissait bien d'un homme.

— Ça pourrait avoir été Robert.

— Oui, mais ça n'expliquerait pas qui était dans la voiture de Camilla le soir où il a cru se faire écraser. D'ailleurs, pour ce qui te concerne, c'était un homme ou une femme qui a tenté de te faire la peau ?

— Je n'ai pas vu le conducteur, mais j'ai reçu quelques textos de quelqu'un qui prétend l'être. »

Je sors mon portable et rejoins Gunnar pour lui montrer les messages.

« Ah, commente-t-il en lisant. Ton fan-club s'agrandit. »

Il se cale au fond de sa chaise de bureau.

« A-t-on fait des analyses toxicologiques sur la femme de Robert ?

— Pourquoi ? » Il passe les mains derrière sa nuque, bombe le torse, sourit. « Elle avait un gros trou dans la tête, non ?

— Vraiment ? »

Gunnar est capable de jouer à ce jeu jusqu'à la fin des temps. Toute conversation avec cet homme s'articule comme un interrogatoire standard. Il commence par donner quelque chose au suspect, des renseignements qui le mettent de bonne humeur, lui font croire qu'il est de son côté. Ce n'est que sur la fin de l'entretien que le gus se rend compte que sa main experte l'a conduit dans un dédale d'émotions et d'impressions et qu'il est trop tard pour revenir en arrière, comme j'en ai fait l'expérience à la douane de Gardermoen. Il ne reste plus qu'à admettre que la partie est perdue et se baisser avec le pantalon sur les chevilles en écartant les fesses.

Son sourire s'élargit, il savoure l'attente.

« Non. » Il s'avance vers le bureau. « Malheureusement, il n'y a pas eu d'analyses.

— Tu crois que vous allez requérir une exhumation ?

— J'en doute.

— Pourquoi ?

— Allons, Thorkild. Nous n'avons toujours pas de points de ressemblance entre la mort de Riverholt et ces disparitions. Vous n'avez même pas trouvé d'élément qui rattache la fille de Milla à Svein Borg.

— Alors tu sais pour Borg aussi… » Je hoche lourdement la tête en allant me rasseoir de mon côté du bureau. Ce petit manège ne se terminera pas tant qu'il ne m'aura pas raconté, à sa manière, ce qu'il veut que je sache. « Dis-moi, depuis combien de temps connais-tu Kenny ? Parce que c'est lui qui t'a tenu au courant, non ?

— Kenneth Abrahamsen, hmm, non, je ne le connais pas du tout, mais Iver dit que c'est un mec bien.

— Donc tu as parlé à Iver. Soit.

— Et maintenant, Borg est en fuite et je suppose que Thorkild Aske et sa bande ont l'intention de se lancer sur sa trace, je me trompe ? »

Je hausse les épaules.

« J'aurais bien voulu lui reparler. Avant que les Russes le descendent.

— Donc, c'est là que les choses se compliquent. Tu n'as pas le droit de chercher des tueurs, si ?

— Non. »

Je sais ce qui va venir, c'est l'étape de l'entretien que j'appelle la pesée, où Gunnar regroupe tout ce qu'on est, la somme de nos actes, le pose sur une balance invisible, et nous annonce ce qu'il voit. En salle d'interrogatoire, au bon vieux temps, c'était presque drôle de le voir en action, mais, les années passant, j'ai appris qu'il était moins réjouissant d'être soi-même sur la balance.

« C'est la police qui cherche les tueurs.

— Oui. »

Je soupire.

Il hoche la tête.

« Et tu n'es plus policier ? »

Gunnar aime vraiment marteler les choses.

« Non.

— Non. C'est pourquoi j'ai informé la *lensmann* d'Orkdal et nos confrères suédois de tout cela, et j'ai aussi fait parvenir ces nouveaux renseignements à ceux qui avaient eu l'affaire Riverholt en premier. Il leur appartiendra de décider s'il faut la rouvrir ou non. Ils te contacteront peut-être s'ils ont du nouveau, pour te demander si tu crois que quelqu'un a une raison de te vouloir du mal, et tout ça. Tu leur donnes la liste, aussi longue soit-elle actuellement, tu leur parles des messages et, ensuite, tu laisses les professionnels s'en occuper. OK ?

— Quelle voiture conduis-tu en ce moment ? »

Je pose la question pour l'énerver et pour casser le rythme de la conversation.

« Une Audi, pourquoi ? » Il m'observe avec curiosité. « Tu crois que c'est moi qui t'ai renversé ? Comme c'est mignon.

— Au fait, j'ai rencontré Ann Mari. Juste là. » Je me relève à demi en pointant le doigt avant de me laisser choir sur mon siège. « Le jour où je me suis fait renverser. Elle m'a aussi téléphoné et je crois l'avoir vue devant un restaurant où je dînais ; elle était sous la pluie, en imperméable, elle me regardait. »

Je vois ses maxillaires se raidir sous sa peau. Une veine se met à palpiter sur son front.

« Elle n'a toujours pas passé son permis de conduire ? Je sais bien qu'elle ne l'avait pas quand nous étions mariés, mais maintenant que nous sommes relativement certains que ce n'était pas Borg au volant…

— Non », déclare Gunnar, agacé. Il n'aime pas les questions et déteste encore plus avoir l'impression d'être obligé d'y répondre. « Elle n'a pas son permis.

— Et tu es sûr qu'elle ne conduit pas ?

— Pose-lui la question.

— Non, non, non. Je ne suis plus policier, je ne fais que l'évoquer à propos de cette liste que tes copains vont me demander. Ils vont aussi vouloir que je leur parle des lettres qu'elle m'envoyait quand j'étais en prison…

— Elle a arrêté, rappelle-t-il.

— Je ne fais que le mentionner, puisque tu abordes le sujet.

— Écoute. » Il avance son buste vers moi, pose les mains sur ses piles de papiers. Il a fini de répondre aux questions, il est temps de laisser tomber. « Continue à chercher la fille perdue d'une reine du polar, fais un bouquin et joue au policier, si c'est ce pour quoi elle te paie. Ce que je te dis simplement, c'est de ne pas oublier de quel côté tu te trouves. » Il appuie ses paumes plus fort, s'avance encore plus. « Et ce que j'entends par là, c'est qu'il ne faut pas aller t'imaginer que tu es redevenu policier, comme l'an dernier à Tromsø.

— Bien, patron, dis-je d'un ton provocateur. Je vais faire attention.

— Je ne suis plus ton patron ! » Il se recule, se laisse aller contre le dossier, joint les mains sur ses genoux et se balance doucement sur sa chaise. « Pour que je sois ton patron, il faudrait que tu sois toujours policier, or je suis en train de te dire que tu ne l'es plus. Tu as eu de la chance de sortir vivant de l'affaire dans le Nord-Norge, et voilà que maintenant, presque écrasé par une voiture, défoncé aux cachetons, tu remets le couvert... » Il désigne ma veste en peau de mouton. « Tu te fringues comme un hippie, tu pues et tu as franchement l'air plus mort que vivant. Tu n'es plus fait pour cette vie, bordel ! Regarde-toi, mec ! Saute dans le premier avion pour Stavanger. Tu es de nouveau en train de te noyer, tout le monde le voit sauf toi. Je vais personnellement garder un œil sur l'enquête Riverholt et, pour les affaires de disparition, la police va prendre le relais et suivre les pistes concernées. Si, contre toute attente, la fille de Milla apparaissait en cours de route, je t'en informerais, et tu pourrais venir ici pour que je te dise où chercher son cadavre. Ça te va ?

— Tu as raison. » J'époussette mes manches et me passe la main dans les cheveux pour essayer de plaquer ceux qui se dressent sur le dessus et sur les côtés. « Tu as raison, bien sûr. » Je me lève, me penche au-dessus du bureau, la main tendue. « Merci pour cette conversation, camarade. J'en avais besoin. Vraiment. Merci. De tout cœur. »

Gunnar Ore reste immobile sur sa chaise, sans faire mine de me serrer la main.

« Bon, adieu, alors, poursuis-je, en reculant vers la porte. Un nouveau quotidien merveilleux m'attend, patron. Arcs-en-ciel, chants d'enfants et chérubins qui roulent en taxi. Merci, maître. Merci pour tout ce que tu m'as donné. »

Je m'empresse de déguerpir avant qu'il décide que ce dont ce pauvre Aske a besoin, c'est une leçon de bonnes manières.

Chapitre 59

« Lors d'un interrogatoire, l'enquêteur se doit d'être un observateur de la conversation qu'il dirige », disait toujours le docteur Ohlenborg. Il appelait cela être l'eau d'un aquarium. On est invisible, mais on remplit l'espace, pendant que les poissons nagent et font ce qu'ils ont l'habitude de faire. Être l'eau, Gunnar Ore n'y arrive pas, ça ne lui suffit pas. Le mâle dominant en lui ne le permet pas. Il aspire à montrer qu'il sait déjà tout et a l'intention de vous l'assener tôt ou tard. Le risque, c'est de livrer à son interlocuteur une information qu'il ignorait. Avec ce besoin de dominer et de briller, on se retrouve parfois à se découvrir au lieu de découvrir. On a tous des mauvais jours, mais Gunnar Ore devrait savoir éviter les erreurs de débutant.

En même temps, je n'exclus pas qu'il me fournisse cet élément et insiste tant pour me faire abandonner la partie et rentrer à la maison – chose qu'il sait que je ne ferai jamais – parce que, justement, il souhaite que je continue. Ce serait sa façon de me signifier que je dois trouver la bonne perspective, regarder les affaires isolément, une par une, jusqu'à ce que nous découvrions d'éventuels traits d'union. Afin d'éliminer les potentielles fausses pistes, je décide donc de commencer par un bout, en l'occurrence mon chauffard.

La maison que Gunnar partage avec Ann Mari, mon ex-femme, est une villa blanche de Gyldenløves gate, dans le quartier de Frogner. Je savais que les parents de Gunnar baignaient dans le fric, mais pas à ce point… On n'achète pas la demeure qui se dresse devant moi avec un salaire de policier.

J'emprunte l'allée gravillonnée et sonne à la porte.

« Thorkild ?! » Ann Mari porte un haut blanc à col en V et un pantalon assorti. Elle est maquillée d'une façon qui lui donne l'air de ne pas l'être ; je me souviens qu'elle avait mis une éternité à maîtriser cet art. « Entre. »

Elle se tourne et traverse pieds nus l'entrée lumineuse.

Je referme la porte. Tout n'est que clarté dans le vestibule et le salon, chaque meuble a manifestement été choisi pour ses qualités visuelles plus que pour son côté pratique. Ann Mari a pris place sur un canapé capitonné gris de forme courbe. Elle a remonté ses jambes sous elle et tient une tasse fumante dans ses mains. J'ai le sentiment qu'elle m'attendait.

« Tu as l'air malade, observe-t-elle en soufflant dans son mug.

— Et je me sens malade. Ton futur mari a fait en sorte que les douaniers de Gardermoen m'enlèvent mes médicaments, et procèdent à un examen approfondi…

— Tu as besoin de quelque chose ? »

Elle repose sa tasse sur la table.

« Tu as quoi ?

— Du Valium, et de l'Imovane, si tu as besoin d'un truc pour dormir. Je peux faire le lit de la chambre d'amis.

— Ce n'est pas la peine de… »

Je n'ai pas terminé ma phrase qu'elle est partie. Elle revient bientôt avec une plaquette de Valium déjà bien entamée et un grand verre d'eau avec des glaçons. Elle les pose sur la table à côté de moi.

« J'ai mis de l'eau à bouillir, et puis tu devrais aussi te doucher. » Elle désigne du front la porte qu'elle vient de franchir. « Gunnar a sûrement des vêtements à te prêter pendant que je lave les tiens. Son rasoir est dans le placard, sous le lavabo de gauche.

— Il sait que je suis ici ? »

Je sors les cachets restants de la plaquette et les avale avec de l'eau glacée.

« Bien sûr. » Ann Mari reprend sa tasse, la garde entre ses mains. « Il m'a appelée il n'y a pas longtemps.

— Qu'a-t-il dit ?

— Que tu allais passer. » Elle hausse légèrement les épaules. « Pour me demander quelque chose.

— Quelqu'un a essayé de me tuer… »

Je sais déjà que j'ai commis une erreur.

« Et tu viens ici pour me demander si c'était moi ?

— Je t'ai vue, Ann Mari. Devant le restaurant.

— Qui était-ce ?

— Milla Lind. Je travaille pour elle.

— Et tu couches avec elle ?

— Non. »

Ann Mari croise les bras sur sa poitrine.

« Tu as donc fait tout ce chemin pour me demander quelque chose, eh bien, ne t'arrête pas en si bon chemin. Tu es presque arrivé au but. » Son regard est terne, sa voix douce, contrôlée, elle chuchote presque, comme si c'était le seul moyen pour elle d'arriver à dire ce qu'elle a à dire sans que le masque tombe. « Pose-moi ta question. Je veux que tu me demandes ce que tu es venu me demander.

— C'était toi ? dis-je dans un souffle.

— Salaud ! »

Elle lance un coussin du canapé par-dessus la table. Il heurte le verre et le renverse. L'eau coule sur le plateau de la table basse, sur mon pantalon, et descend former une flaque sur le plancher.

« Je suis désolé. »

Je me lève.

« Non ! » Ann Mari bondit du canapé, vient vers moi. « Ne t'en va pas. Reste. » Elle pose la main sur mon torse. « Je peux t'en donner encore. » Son regard tombe sur la plaquette vide sur la table. « J'en ai d'autres, plein d'autres. Je peux te les donner, tous.

— Tu as des oxy ? »

Le problème, c'est que je n'ai plus de conscience morale. La vie est simple pour ceux qui se contentent d'exploiter les autres.

Elle secoue la tête avant de se rapprocher un peu plus. « Mais je peux m'en procurer. Tu peux rester ici et dormir dans la chambre d'amis, et je t'en trouverai pour demain matin. »

Le Valium va aider, je me sens déjà plus calme, léthargique, mais ce n'est pas suffisant. Sans les oxy, je ne suis que la moitié d'un être humain. Et j'aimerais redevenir entier.

« OK, je vais attendre le retour de Gunnar.

— Va prendre une douche. » Ann Mari esquisse un petit sourire, fait un pas en arrière. Elle m'indique la pièce au bout du salon. « Je vais t'apporter une serviette et des vêtements. »

La salle de bains est toute blanche. Le carrelage des murs, les deux lavabos, le lourd sol en marbre. J'attends qu'Ann Mari m'ait apporté les vêtements et la serviette, puis je me déshabille et entre dans la douche. Je suis conscient que j'aurais dû faire demi-tour sur le perron et partir sans regarder derrière moi. Ann Mari va tout faire pour que je reste, et je vais rester, pour ses cachets. Je me demande pourquoi elle en a tant, mais je ne vais pas lui poser la question. Je me rends soudain compte qu'Ulf a raison : je ne suis pas capable de me rationner, de réguler mon addiction médicamenteuse. Addiction médicamenteuse. Putain ! Voilà que j'emploie même ses mots. Si infiniment tragique. Enfin, tragicomique, plutôt. Je suis un drogué aux médicaments tragicomique. Je laisse la grêle d'insultes s'abattre sur moi au son régulier de la douche et de la ventilation murale jusqu'à ce que je retrouve mon équilibre. La faute au Valium. Seul, ce produit n'est pas assez bon, ce n'est pas une question de quantité mais d'équilibre, comme je le dis toujours. Les benzodiazépines sans opiacés, c'est du poison, une absurde restriction du registre des sens et de la douleur physique. C'est pourquoi je dois rester, attendre ici jusqu'à ce que mon ex-femme revienne avec l'oxycodone. Elle veut m'aider et moi, j'ai besoin de toute l'aide que je peux trouver. Oui, c'est ça. C'est ça, la vérité.

Je ferme l'eau, m'essuie, enroule la serviette autour de ma taille, approche du lavabo et me baisse pour chercher le rasoir électrique de Gunnar.

« Ça va ? » Soudain, Ann Mari est sur le seuil. Son regard balaie mon visage avant de descendre vers mes épaules et ma poitrine. « Qu'est-ce que c'est ? » s'enquiert-elle en désignant la cicatrice du harpon de Harvey.

« D'autres rayures sur la carrosserie. Où est son rasoir électrique ?

— Il n'en utilise pas. » Ann Mari ferme la porte derrière elle et s'approche. Elle secoue la tête, se force à sourire. « Il a un rasoir mécanique.

— Évidemment. »

Je m'écarte alors qu'Ann Mari s'accroupit devant moi. Gunnar Ore est un de ces hommes d'acier qui considèrent le rasage manuel comme un art perdu, une résistance à la castration électrique que la société impose au mâle dominant.

« Tiens. » Elle se relève, avec un rasoir neuf et une bombe de gel bleu. « Assieds-toi.

— J'y arriverai tout seul. »

J'avance la main pour lui prendre le nécessaire de rasage.

« Non. » Elle recule. « Laisse-moi faire.

— D'accord. » Je m'assieds sur la chaise et projette le menton en avant. « Fais attention autour de la cicatrice.

— Oui, Thorkild. »

Ses yeux suivent les gestes de ses doigts quand elle étale le gel sur mon visage. C'est alors seulement que je m'aperçois qu'elle a enlevé son soutien-gorge, son haut laisse apparaître ses seins quand elle se baisse sur moi.

« À quelle heure Gunnar va-t-il rentrer ? »

J'allonge le bras au-dessus du lavabo pour consulter ma montre. Je n'ai pas envie qu'il passe la tête dans la salle de bains quand je suis badigeonné de son gel à raser, avec sa serviette autour de la taille, ses fringues propres soigneusement pliées par terre, et sa future femme penchée sur moi sans soutien-gorge.

« Il ne rentrera que demain.

— Quoi ?

— Je lui ai téléphoné pendant que tu prenais ta douche pour le prévenir que tu allais passer la nuit ici. Il va chez ses parents, à Nesodden. »

Elle déballe le rasoir, le rince sous le robinet et commence par le côté sain de mon visage.

« Pourquoi ? »

Elle s'accroupit, une main reposant légèrement sur ma cuisse.

« Tu le sais, affirme-t-elle, retournant à sa traque des pointes de barbe poivre et sel sur mon visage détruit. C'est pour qu'on puisse parler un peu. » Je secoue la tête et vais répondre quand elle m'attrape le menton. « Ne bouge pas. » Elle rince encore la lame. « C'est bientôt fini. »

J'ouvre les bras d'un geste découragé.

« D'accord.

— Bien. »

Elle lâche un petit rire, s'arrête de raser, rince encore une fois le rasoir, reprend sa position, passe lentement au bord de la cicatrice, jusqu'à la lèvre supérieure, d'un côté, puis de l'autre.

« Alors c'est réglé. Tu restes. »

Chapitre 60

« Tu crois que j'aurais été une bonne mère ? » Ann Mari est assise au bord du lit, je suis à la fenêtre, je contemple le soir. Le vent secoue les arbres, l'herbe est verte, les rosiers commencent à fleurir. C'est déjà l'été dans le jardin d'Ann Mari et Gunnar Ore. « Si nous avions eu un enfant ensemble ?

— Bien sûr ! »

Je suis peu enclin à déclencher une dispute qui pourrait troubler les brumes du Valium.

« Parle-moi de Frei. »

Dans le reflet de la vitre, je vois Ann Mari me faire signe de la rejoindre.

« Non, dis-je, le dos tourné.

— Pourquoi ?

— Parce que.

— Tu me détestes ?

— Non.

— Mais tu ne m'aimes plus ? »

Je ne réponds pas.

« Est-ce que tu m'as jamais aimée ?

— Tu sais bien que oui.

— Mais plus maintenant.

— Non.

— Quand est-ce que tu as arrêté ? Quand tu as su que je ne pourrais pas avoir d'enfants ? »

Son désir est exaucé : je pivote vers elle. Elle est couchée, sous la couette.

« Je ne veux pas me disputer.

— Mais tu ne veux pas coucher avec moi non plus ? »

Elle soulève sa couette d'un geste d'invitation.

« Non.

— Je suis trop vieille pour toi ? C'est ça ? Il n'y a que les jeunettes comme Frei qui te la dressent ?

— Bon sang… » Je viens m'asseoir au bord du lit. « Frei est morte. Ce n'était pas ça non plus, c'était autre chose. Je…

— L'amour ? » En quittant ses lèvres, le mot se transforme en fouet mouillé. Ann Mari a le souffle court, sa poitrine se tend. « Un amour qui vaille de mourir ? De se pendre ? J'aurais voulu la rencontrer pour comprendre ce qu'elle avait pour te faire un effet pareil. Gunnar m'a dit que tu étais une vraie épave quand il t'a rendu visite à l'hôpital après que tu l'avais tuée.

— Je ne l'ai pas tuée. C'était un accident.

— Donc ensuite, tu t'es pendu dans les douches de la prison parce que tu ne pouvais pas vivre sans elle ?

— Je ne sais pas.

— Alors que quand tu as su que je ne pouvais pas avoir d'enfants tu es juste parti. Ça ne t'a rien fait que ta femme, qui avait partagé la majeure partie de ta vie, qui t'aimait, totalement, se soit fait découper la moitié du bas-ventre et enlever le seul truc qui… »

Elle n'arrive pas à finir sa phrase, remonte sa couette jusqu'à son cou, l'appuie contre son menton.

Elle tient ces propos parce qu'elle veut que je la punisse, que je dise quelque chose qui la déchire, comme les chirurgiens qui lui ont enlevé ses kystes et son utérus, mais je n'y arrive pas. À la place, je me glisse dans le lit et m'allonge tout contre elle.

« Tu sais pourquoi je t'aime toujours ? chuchote Ann Mari, sa tête contre la mienne.

— Pulsion autodestructrice ? »

Son visage est si proche que je sens son souffle chatouiller mon arête nasale.

« Tu ne pouvais rien contre ce qui m'est arrivé, tu ne pouvais rien au fait que j'aie les entrailles foutues et ne puisse pas avoir d'enfants, mais tu te sentais coupable quand même. J'en ai même joué, de cette culpabilité, je t'ai aidé à la renforcer, j'ai fait en sorte que tu n'en sois jamais exempt, parce que c'était plus facile. Et toi, tu l'as endossée, tu as porté cette saloperie en toi pour nous deux. Parce que c'est le genre d'homme que tu es.

— Je suis parti.

— Il le fallait. Nous ne tenions plus. Il m'a fallu du temps pour l'accepter, mais quand j'y suis parvenue j'ai su qu'il fallait que je continue de t'aimer pour que tu reviennes un jour.

— Ann Mari. Je ne suis pas revenu.

— Si, insiste-t-elle. Tu es là. Maintenant. À cet instant précis, tu es de retour. Tu es là dans ce lit avec moi, non ? Je le sais, parce que dans mes rêves tu es toujours plus jeune, tes cheveux sont moins gris, moins oxydés. »

Nous rions et elle se rapproche encore de mon visage.

« Je n'aurais jamais dû venir. »

J'essaie de m'écarter.

Ann Mari saisit ma main et la pose sur son ventre, juste au-dessus de sa cicatrice.

« Mais tu es venu. »

Elle bascule sur le côté, m'attrape par la taille et se rapproche. Ses lèvres m'évoquent de la pluie, des gouttes chaudes qui, au premier contact avec ma peau, picotent et chatouillent, avant de redoubler de force et d'intensité pour m'emprisonner derrière une grille d'eau scintillante. De la pluie qui brûle.

Chapitre 61

Il fait jour quand je me réveille. Le soleil entre par les fenêtres de la chambre et chauffe l'arrière de ma tête et le côté abîmé de mon visage. Je me glisse hors de la couette et me lève en regardant autour de moi dans la pièce. C'est alors seulement que je sens la douleur.

Je lève mon avant-bras, le tends. La coupure part du poignet et remonte presque jusqu'au coude. Je suis rouge du torse jusqu'aux orteils. Les housses de couette et le drap sont, eux aussi, imbibés de sang coagulé. J'en sens bientôt l'odeur, qui me rappelle la grange d'un voisin en Islande, l'automne, quand il abattait ses agneaux, une odeur doucereuse, métallique, difficile à s'ôter de la langue une fois qu'elle y était installée.

Je saisis l'oreiller de mon côté, couvert de sang, et le tire d'un geste vif de sa taie, que je déchire le long des coutures pour l'enrouler autour de ma plaie, qui s'est remise à saigner.

Ann Mari est couchée sur le ventre, le bras vers là où j'étais allongé à l'instant. Son visage est tourné vers moi. Ses yeux sont ouverts, le soleil brille sur ses cheveux et les pare d'une couleur étrange.

« Ann Mari ? » Son poignet est froid, éteint, avec une grosse coupure en travers. « Qu'est-ce que tu as fait ? »

Je contourne le lit et vais de son côté, mais dérape dans le sang qui s'est amassé par terre et tombe. Je parviens à me relever et me précipite dans la salle de bains. Ma plaie saigne plus fort. J'arrache la taie et me rince le bras dans le lavabo avant de trouver une serviette que j'enroule autour. Je cherche ensuite mon portable pour appeler l'ambulance et la police. Puis je regagne la chambre et m'assieds au bord du lit, à côté du corps inanimé d'Ann Mari.

Je sélectionne le numéro de Gunnar Ore.

Chapitre 62

Il y a des gens qui sont voués à l'échec. Quoi qu'ils fassent, quel que soit le chemin qu'ils empruntent, les feux de l'enfer se dressent devant eux. S'ils gagnent au loto, ils ont un cancer du visage le lendemain. Certains sont choisis pour vivre ainsi, nul ne sait pourquoi, c'est ainsi. On devrait nous obliger à porter un triangle de signalisation.

Je suis dans un fauteuil du salon de Gunnar et Ann Mari, sous une couverture. Des gens entrent et sortent de la chambre à coucher, de la maison. Un ambulancier a nettoyé et pansé ma plaie. Il dit qu'il va falloir recoudre.

Gunnar ne prononce pas un mot pendant que les policiers et les ambulanciers travaillent. Il reste à l'arrière-plan, les bras croisés, les maxillaires qui travaillent. Quand ils sont prêts à sortir le corps d'Ann Mari du lit, il se détourne. Bientôt un policier vient me trouver et me prie de le suivre.

Les policiers me conduisent à la maison médicale de garde et restent à l'entrée du box de consultation pendant que le médecin me recoud.

« Ce n'est pas aussi facile qu'on pourrait le croire, commente-t-il. De toucher l'artère. Même en coupant profond. Et les vaisseaux plus petits saignent beaucoup dans un premier temps, mais ensuite le sang se tarit et une croûte se forme. On voit ça souvent. »

Il repose son aiguille et se tourne pour chercher une compresse.

« Je ne me suis pas fait ça moi-même.

— Ah bon », répond-il d'un ton indifférent.

Il déballe la compresse, enroule de la gaze autour de la plaie. Ensuite, il se lève et adresse un signe de tête au policier, comme pour dire « Ça fera l'affaire. Il est prêt ». Puis il s'en va.

La cellule du commissariat de Majorstua est comme toutes les cellules de commissariat. Un cercueil en béton, aussi terne et froid que je le suis intérieurement. Jusqu'à l'odeur, pesante, suintante, qui m'invite à méditer sur tout ce qui ne va pas dans ma vie. Je ne sais pas pourquoi Ann Mari a fait une chose pareille, si c'était un acte planifié ou impulsif. Si c'était censé être une punition ou si, sur le moment, elle a jugé que sa vie était au comble de la beauté… ou de l'horreur. Il y a des jours comme ça, et quand ce vertige vous saisit il est difficile de résister.

Allongé sur ma banquette, les yeux vers le plafond de mon cercueil, je me sens furieux contre elle, une rage injuste et égoïste, parce qu'elle m'a pris de vitesse ; une fois de plus, elle a trouvé un moyen de s'immiscer dans mon cerveau. C'était un endroit réservé à Frei et moi.

Je reste ainsi, à explorer le registre de mes sentiments, jusqu'à ce que la porte s'ouvre.

« Venez. »

Le policier me fait signe de le suivre.

« Où allons-nous ? »

Un autre policier apparaît derrière lui. Il ne parle pas, me regarde comme si j'étais transparent.

« Venez », répète le premier.

Flanqué de ces deux hommes, je traverse le couloir vers l'accueil.

« Non, me signifie l'un d'eux alors que je me dirige vers l'escalier qui monte aux bureaux et aux salles d'interrogatoire. On descend.

— On descend ?

— Au garage. »

Quand je pile pour faire demi-tour, il me pousse en avant, doucement mais résolument.

« On va vous conduire à Grønlandsleiret. Quelqu'un voudrait vous parler. »

Je m'arrête de nouveau, ils me poussent, mais cette fois, ils n'arrivent pas à me faire avancer. Je les regarde.

« Vous savez qu'il va me tuer ? »

Les deux hommes sourient, ils ne sont pas très convaincants mais y mettent un certain cœur. Soit parce qu'ils savent que je dis vrai, et que l'idée leur plaît, soit parce qu'ils s'en fichent, du moment qu'ils peuvent livrer à Gunnar Ore le paquet dont il a hâte de déchirer le papier pour pouvoir en massacrer le contenu jusqu'au bout de sa colère.

Chapitre 63

Il fait nuit quand nous arrivons à l'hôtel de police. Gunnar nous accueille à l'entrée.

« Viens. »

Il congédie les policiers d'un geste de la main et m'escorte dans les étages jusqu'à son bureau. Là, il m'indique sa chaise.

« Assieds-toi. » Debout contre le mur, il serre les dents. « Tu as couché avec elle ? »

Entre ses paupières plissées, son regard brûle intensément, comme s'il se dominait pour ne pas exploser trop tôt.

« Non.

— Vraiment ? »

Il respire, croise les bras sur sa poitrine.

« Gunnar… Je ne savais pas qu'elle risquait de…

— Ta gueule, espèce de con ! Ce n'est pas elle qui l'a fait.

— Si. Elle m'a donné des cachets… »

Je me ratatine sur ma chaise quand il se dirige vers moi.

Il se penche au-dessus de son bureau.

« Tu as vu son téléphone ?

— Quoi ?

— Son portable, tu l'as vu ?

— Qu… quoi ? Comment ça ?

— Elle avait son portable à la main.

— Qu… quoi ?!

— Regarde ça, ça devrait t'aider… »

Sur l'écran d'ordinateur est affichée une photo de l'entrée de leur maison. Il y a quelqu'un sur le perron, et je distingue tout juste le visage d'Ann Mari à la porte. En haut à gauche, une horloge digitale indique 16:23, avec la date d'hier.

« C'est toi, dit Gunnar. Quand tu es arrivé. » Il contracte ses mâchoires. « Appuie sur *play*. »

L'image se scinde, une moitié vient de la caméra au-dessus de l'entrée, l'autre de l'arrière. Il fait nuit, il est deux heures vingt-six du matin.

Au bout d'environ trente secondes, une silhouette sombre apparaît en bordure de l'écran. L'homme s'arrête à quelques mètres de l'arrière de la maison, avant d'avancer pour voir si la porte est ouverte. Il se dirige ensuite vers la fenêtre la plus proche, met ses mains en visière de part et d'autre de son visage et se colle contre la vitre pour regarder à l'intérieur. Puis il disparaît de l'image. Environ une minute plus tard, il reparaît, à l'avant, cette fois.

Sidéré, je vois l'intéressé s'avancer vers la porte d'entrée. Il patiente, pendant près d'une minute. Il se tient quasiment juste au-dessous de la caméra, on le voit en plongée. Finalement, il ouvre la porte et entre.

Gunnar s'approche de l'ordinateur et avance l'image de près de quarante minutes avant de se redresser et de retourner au mur.

« Suis bien ce qui se passe maintenant. »

Un instant plus tard, l'homme réapparaît. Il ferme la porte, s'arrête un moment sur le perron, puis court dans l'allée gravillonnée et sort du cadre.

« M… mais comment…

— Comment quelqu'un a-t-il pu entrer et tuer une femme allongée juste à côté de toi et te faire une entaille de neuf centimètres dans le bras sans que tu t'en aperçoives ? »

J'enfouis mon visage dans mes deux mains et m'enfonce les ongles dans la joue, j'appuie, encore et encore, si fort que la douleur me fait monter les larmes aux yeux.

« C'est dingue. Ça ne se peut pas. Je croyais, je croyais qu'elle…

— Qu'elle l'avait fait elle-même ?

— Pourquoi tu n'es pas rentré ?! C'est quoi ton problème, bordel, Gunnar ? Si seulement tu étais rentré pour me jeter dehors, comme tout homme normal l'aurait fait, eh bien… eh bien…

— Non ! » Gunnar lève la main devant lui et la transforme en poing, son bras entier tremble alors qu'il enfonce ses doigts dans sa paume. « Non, Thorkild. Ne dis plus un mot. Sinon, je te bute. »

Enfin, les muscles de son visage se relâchent. Son visage entier semble s'affaisser, il me tourne le dos, plaque son front contre le mur, puis se met à frapper, de plus en plus fort.

Je n'ose aller vers lui, reste là, impuissant sur ma chaise, à le regarder pilonner le mur des poings et de la tête. Bientôt les coups s'espacent, il fatigue, il ne peut plus que griffer le plâtre abîmé en sanglotant.

« Nous devons faire équipe, chuchote-t-il au mur. Jusqu'à ce qu'on trouve ce salaud… » Sa tête dodeline. « C'était une loque, Thorkild. Quand tu as fait tes valises et que tu es parti aux États-Unis. J'aurais dû rester à l'écart, elle était tout de même l'ex-femme d'un collègue, mais c'est arrivé. Alors je me suis senti coupable. À ton retour, je t'ai passé bien trop de choses. Je voyais que tu n'étais pas toi-même, je connaissais ton parcours là-bas, tous les interrogatoires, les entretiens avec des tueurs en série, des violeurs, le rebut de la société. Je n'aurais jamais dû t'envoyer à Stavanger. Je l'ai peut-être fait pour des raisons égoïstes, pour te tenir loin d'Ann Mari et moi et de ce qu'on avait commencé à bâtir ensemble. Avant qu'on se marie cet été, j'ai voulu être sûr, savoir où vous en étiez, tous les deux. »

Il plaque à nouveau son front contre le mur, frotte de ses grandes mains le placo martyrisé.

Pendant un long moment, aucun de nous ne dit mot. Je regarde fixement l'écran, les images des caméras de surveillance. Le film continue, même si tout est à l'arrêt. Seul le feuillage des arbres remue sur le côté. Il est plus de trois heures. Ann Mari est déjà morte, et moi je suis dans le lit à côté d'elle, je rêve de Frei. Je ne suis jamais loin quand les femmes de ma vie meurent. L'oiseau de malheur qui bat des ailes, le moment venu.

Gunnar essuie son visage sur sa chemise et va s'asseoir dans le fauteuil en face de moi.

« Que veux-tu que je fasse ? Que je rentre à Stavanger ? Si tu me le demandes, je le ferai. Dis-moi ce que tu veux. Je…

— Sors d'ici, articule-t-il. Je ne veux plus te voir, là, maintenant. Je t'appellerai quand je serai prêt.

— Donc tu ne veux pas que je reparte à Stavan…

— Non. On va travailler ensemble, dorénavant. Il faut exhumer l'ex-femme de Riverholt. Borg et les disparitions, il faut regarder tout ce merdier à la loupe. Et quand on le retrouvera… » Il serre les poings, gonflant ses muscles, les veines de ses tempes battent. « Mais pas maintenant. Je ne suis pas prêt. D'abord, j'ai besoin d'évacuer la haine de mon organisme, sinon je vais m'en prendre à toi.

— Je…

— Va-t'en ! Lève ton cul de cette chaise et va-t'en, Aske. Avant que je perde le contrôle. »

Chapitre 64

Je quitte le bureau de Gunnar et longe Grønlandsleiret en direction de Platous gate et Norbygata. Je n'arrive pas à rassembler mes pensées, mon regard rebondit des immeubles en brique aux bâtiments en métal, des arbres nus plantés dans des jardins d'asphalte aux phares des voitures, qui prennent une teinte blanche froide quand je les regarde trop longtemps. Je ne sais pas si c'est l'air vif du soir ou le gel en moi qui me fait grelotter. Mes points de suture me piquent, ma plaie me lance, et ma compresse me démange encore plus que ma veste en peau de mouton.

Je remonte Nylandsveien, traverse le Hausmannsbru, qui enjambe l'Akerselva, et continue vers St. Hanshaugen et l'appartement de Milla. Là, j'ai besoin d'elle, non, j'ai besoin de ses cachets, et je ne veux pas être seul quand ils commenceront à agir.

Je suis soudain frappé par l'idée que j'ai fait la même erreur que Robert. Je me suis laissé aveugler par le manque de Milla et n'ai pas vu les signaux de danger. Comme lui, j'ai emmené l'affaire dans la maison de quelqu'un qui m'était proche. Ann Mari. La seule différence est que Robert est six pieds sous terre, avec une balle dans le crâne, alors que moi, je suis toujours là, avec une nouvelle plaie, qui cicatrisera comme les autres. L'égoïste balafré, drapé dans la peau d'un agneau mort et chaussé des souliers d'un autre. Ça ne peut pas continuer.

C'est Kenny qui m'ouvre quand j'arrive, quarante-cinq minutes plus tard. Je suis moite de sueur, épuisé par la tornade de pensées qui m'a accompagné sur tout le chemin. J'ai besoin de quitter ce navire aussi vite que possible avant qu'il sombre.

« Thorkild ? » Il se fige, puis se compose un visage accueillant, mais le regard n'y est pas. « Vous voilà. » Posant un bras velu sur mon épaule, il m'attire à l'intérieur. « Milla ! crie-t-il. Nous pouvons interrompre les recherches… Le voilà !

— Thorkild ? » Milla arrive dans l'entrée, un verre de vin dans une main, une cigarette dans l'autre. Elle a les yeux brillants, chaloupe légèrement, s'appuie au chambranle. « Où étiez-vous ? On vous a attendu.

— À l'hôtel de police et dans une cellule. »

Je m'évertue à reprendre le contrôle de ma respiration. Mon corps implore sa dose, mon cerveau bout. Je n'ai pas l'intention de leur parler d'Ann Mari. Ce sera pour plus tard. Après ceci, et après que j'aurai reparlé à Gunnar.

« Oui, il paraît que vous vous êtes fait choper par les douaniers de Gardermoen… »

Kenny se rejette en arrière sur le canapé en s'esclaffant.

Milla s'assied à côté de lui, sur l'accoudoir. La pièce sent le tabac et l'alcool. La lumière est diffuse, il n'y a que le clair de lune qui entre par les fenêtres.

« Du vin ? propose Milla en m'en servant un verre.

— Et même un peu plus, si c'est possible. »

Elle hoche la tête.

« Sur le plan de travail.

— Qu'est-ce qui est arrivé à votre bras ? s'enquiert Kenny tandis que je m'en vais chercher ce pour quoi je suis venu sur l'îlot de cuisine.

— Plus tard. » J'avale les gélules. « Du nouveau sur Borg ?

— Iver est en contact avec les Russes. Et il est tombé sur une autre disparition en Norvège, qu'il pense pouvoir être intéressante pour nous.

— Femme ou couple ? »

J'aspire l'intérieur de mes joues, en quête de salive pour déglutir.

« Ni l'un ni l'autre. Olaf Lund, un proviseur retraité de quatre-vingt-sept ans, qui a quitté la maison de retraite où il habitait, à Svolvær, dans les îles Lofoten, le 18 septembre dernier. On suppose un malaise ou une chute. Son corps n'a jamais été retrouvé.

— Dans le Nord-Norge, donc ? »

Je regarde Kenny. La simple évocation de cette région déclenche des douleurs dans ma main et ma poitrine.

« Exact. Un souci avec le Nord-Norge ? »

Je secoue la tête en serrant le poing et respire par le nez.

« Quel serait le lien ?

— Le portable de la mère de Borg. Il semblerait qu'il ait borné tout près quand le proviseur a disparu.

— Quand pensez-vous nous expliquer, pour votre bras ? demande Milla.

— Plus tard. »

Je parle d'un ton las. Je sens déjà le nuage chaud qui s'insinue par mes oreilles, mon nez, mes yeux, et promet de tout recouvrir si je l'alimente convenablement.

« OK, fait-elle. Oublions tout pour un soir et passons juste un bon moment ensemble.

— Oui. »

Je me rends compte que ma voix se trouble déjà. Son bourdonnement m'évoque une machine agricole dans un champ l'été, ou le moteur d'une barque partie relever les filets au point du jour. Dans mon ivresse médicamenteuse, ma banque de souvenirs se remplit de fausses réminiscences estivales, de pâturages et de mer d'huile bleue, de sonorités suggérant mon enfance en Islande. Sans les cachets, le paysage ocre et gris est désertique, avec des pierres volcaniques et des fondrières sombres, pleines de visages de gens qui ne sont plus de ce monde. J'aurais dû en parler à Ulf. Lui dire que ma lésion cérébrale a anéanti mes souvenirs et qu'il n'y a désormais plus qu'une savante combinaison de benzodiazépines et d'opiacés pour pallier ce problème.

De temps à autre surgit l'image d'Ann Mari, parfois son visage se mêle à un autre, plus loin en moi, et Frei et elle se confondent. D'autres fois, elle est trop près, si près que je sens le martèlement de la pluie sur ma peau, le feu glacé de son souffle sur mon visage.

Milla dit quelque chose à Kenny alors que je les observe entre mes cils depuis mon fauteuil, je n'entends pas quoi, je le vois se lever pour fouiller dans les tiroirs de la cuisine. Il revient avec une cigarette, l'allume, en tire une longue bouffée gourmande, puis me la passe.

Je la prends, regarde le plafond et aspire, tousse, aspire encore. Si je garde les yeux là-haut et me concentre sur une lumière insignifiante parmi toutes les autres, je parviens à penser.

« Un truc à fumer inoffensif, commente Kenny quand son tour revient. On peut trinquer à ça, non ? »

Il tire une bouffée, passe la cigarette à Milla.

« Oui. Santé, dis-je d'un ton rêveur. À Frann Mari !

— Qui ?

— Frei et Ann Mari. Frann Mari.

— Bon… sang, hoquette Kenny. Oui, à leur santé.

— À Olivia ! chuchote Milla, qui s'est enfoncée plus profondément dans le canapé et s'accroche au plaid en laine dans lequel elle s'est lovée.

— À Robert ! »

Je lève la main vers les étoiles.

« Oui, à Robert *fucking* Riverholt ! chantonne Kenny, son corps se balançant d'un côté à l'autre. Le meilleur des meilleurs. »

Milla attrape la bouteille de vin que Kenny tient entre ses genoux et boit au goulot.

« À August Mugabe. August, je ne m'en serais jamais sortie sans toi ! » crie-t-elle ensuite, en faisant tourner la bouteille.

Kenny la porte à sa bouche quand elle lui glisse des mains ; du vin s'en échappe, se répand sur son entrejambe.

« Non ! » s'exclame-t-il d'une voix empâtée en la rattrapant de justesse. Il la brandit entre nous. « Au commissaire ! À la santé de cette bite de rat ! »

Il fourre le goulot entier dans sa bouche et boit. Son corps penche, gîte jusqu'à ce qu'il heurte Milla. Il arrache la bouteille de sa bouche, la pousse vers moi, alors que Milla s'échine à le redresser.

« À Frann Mari !

— Vous l'avez déjà dit, me rappelle Kenny.

— Je sais. »

Je lève la bouteille.

« On ne peut pas porter de toast plusieurs fois aux mêmes gens, explique-t-il. On n'a pas assez de vin pour des conneries comme ça. » Il allonge le bras vers une bouteille sur la table. « Au roi ! » braille-t-il. Il va boire quand il se rend compte qu'elle est vide. « Merde. »

Il la repose, entreprend de vérifier les autres bouteilles une à une.

Je réponds dans un murmure : « Je sais… »

« Au roi, bordel ! » jubile Kenny quand il en trouve une qui n'est pas vide. Le hic étant qu'elle ne contient que de la lie et les mégots de Milla, qu'il se verse dans la bouche et sur le visage en chaloupant sur le canapé.

Je suis déjà en train de rire avant qu'il ne se torde, tousse, crache. Je sens que je n'arrive pas à m'arrêter. Mon fou rire est si intense que j'ai du mal à respirer, j'en ai les larmes aux yeux, l'impression de bouillir, de déborder. De l'autre côté des fenêtres de Milla, la lumière se met à pulser, à tanguer dans la mer céleste, elle flotte dans le clapot de l'obscurité, comme si, là-haut, quelqu'un avait une lampe de poche et cherchait à établir le contact avec moi.

« Au prince héritier ! » hurle Kenny, s'essuyant le visage avec le plaid.

Je hoquette en essayant de me concentrer sur les signaux lumineux à l'extérieur. Ma bouche s'emplit d'une écume visqueuse blanche alors que mes crampes d'estomac s'étendent à ma poitrine et ma gorge. Je m'aperçois alors que je tremble, je suis secoué de contractions spasmodiques, et j'agrippe le tissu du fauteuil pour m'accrocher à quelque chose.

« Vous êtes bourré, mec. » Kenny se relève, il tient mal sur ses jambes. « Je crois qu'il est temps de vous mettre au lit. »

Il me tire par le bras.

« Vous ne voyez pas ? » Je désigne le ciel. « Là-haut ? C'est eux.

— Eux ? »

Milla renverse la tête pour regarder par la fenêtre.

« Eux. Les morts. Frei, Ann Mari, Robert ou Olivia, je ne sais pas, je n'arrive pas à interpréter les signaux…

— OK, OK. » Kenny me serre le bras en respirant profondément. « Ça suffit maintenant, Thorkild. Fini de dire des bêtises.

— Non, attendez. »

Je résiste.

Rassemblant ses forces, il parvient finalement à me tirer du fauteuil, me traîne dans une des chambres à coucher et me lâche sur le lit.

« Dodo, camarade », dit-il, l'élocution encombrée, avant de prendre appui sur le montant de la porte et de quitter la pièce.

Chapitre 65

Je reste couché sur le lit où Kenny m'a laissé tomber, ferme les yeux et essaie de recréer mentalement les signaux lumineux que j'ai vus dans le ciel. N'y arrivant pas, je me dis que je vais appeler Gunnar pour m'excuser et lui parler de cette lumière. Il saura peut-être m'aider à l'interpréter.

C'est alors que mon portable sonne. Pendant que je tâtonne sous la couette pour le retrouver, je constate que la pièce s'est mise à palpiter. Je finis par repérer mon téléphone et le porte à mon visage. Numéro inconnu.

« Oui ? fais-je d'une voix pâteuse. Qui est à l'appareil ? »

Pas de réponse, juste un bruit de bus et quelques respirations contraintes contre le micro.

« Qui êtes-vous ? chuchote soudain une voix fluette alors que le bruit du bus s'accentue.

— Thorkild. » Je cherche mon chemin hors de la couette. « Thorkild Aske. Vous ne savez pas à qui vous téléphonez ?

— Vous êtes gentil ?

— Gentil ? » Je m'arrête dans mon geste et inspire. « Non, pas du tout, dis-je en riant. Je suis le pire de tous. Tu n'aimerais pas me rencontrer. »

Un long silence s'ensuit, j'entends une porte de bus s'ouvrir, le moteur est toujours en marche. Puis la voix revient dans le micro :

« Il faut arrêter.

— Arrêter quoi ? »

C'est quelque chose dans cette voix, ce ton, la peur qu'il recèle… je reste parfaitement immobile sous mon duvet, à écouter. Le portable à l'autre bout de notre conversation semble frotter contre des vêtements, un homme parle en fond sonore, puis il y a d'autres bruissements textiles, et de nouveau la voix :

« Il faut arrêter de chercher.

— Olivia ? Mais tu es morte ?

— Il faut que vous arrêtiez, répète-t-elle.

— Arrêter ? Comment ça ?

— Promettez-le. Si vous êtes vraiment un gentil, promettez-moi de ne plus chercher.

— Pourquoi ? »

Encore un blanc, toujours son souffle, et le bruit du bus.

« Parce qu'il va me trouver. »

Je reste sous la couette à fixer l'écran de mon téléphone longtemps après qu'elle a raccroché. *Appel inconnu*. Je laisse l'écran s'éteindre, le rallume, la communication figure toujours dans le journal des appels.

« Milla ! » Je me mets à tirer frénétiquement sur la couette pour sortir du lit. « Milla ! Kenny ! À l'aide ! »

Je me libère, me redresse à demi et parviens à garder l'équilibre, quelques secondes, avant de basculer et de heurter le mur de plein fouet, la tête en avant.

« Milla ! »

Je crie à tue-tête avant d'être pris de convulsions. Je suffoque et vomis entre les spasmes.

Brusquement, la porte s'ouvre et Kenny accourt. Nu, son ventre poilu de buveur de bière tendu comme un tambour au-dessus de ses parties génitales, le visage rouge de sueur. Il tombe à genoux, son sexe à demi érigé juste devant mon visage.

« C'était elle… », dis-je en apercevant Milla à la porte. Elle est enroulée dans un plaid, blême, ses boucles en désordre complet. « C'était…

— Qu'est-ce qui se passe ? s'enquiert-elle, effrayée, agrippant son plaid.

— Elle… »

J'essaie de me dégager de Kenny pour lui montrer la communication sur mon portable.

« Appelle une ambulance, ordonne-t-il, le souffle court, en se tournant vers elle. Il s'étouffe. »

Il me renverse en position latérale de sécurité et je me retrouve nez à nez avec son pénis. Lequel a rétréci et est sur le point de disparaître dans une forêt de poils pubiens gris-noir. J'essaie de respirer une dernière fois, d'amasser suffisamment d'air pour raconter, mais mon œsophage est fermé. L'air se bloque dans mon pharynx… l'instant suivant, tout n'est plus que gris et noir.

Chapitre 66

Il s'arrête avant d'être tout à fait à notre hauteur. Toujours dans la position accroupie de sa pause-pipi, Siv retient son pantalon et sa manche de veste tout en se recroquevillant sur elle-même.

« Tu disais qu'elle avait besoin de papier ? Pour s'essuyer ?

— Oui. »

Je m'interpose entre lui et Siv.

Un sourire en coin, il secoue la tête.

« Tiens. » Il me lance les mouchoirs et tourne les talons pour regagner la voiture sur la route. « On sera bientôt à Tønsberg, dit-il, et après, ce n'est pas loin.

— On arrive ! »

Je ramasse le paquet de mouchoirs et le donne à Siv.

« La hooonte… »

Siv arrache l'emballage, s'essuie, jette et le papier et le reste du paquet, se dirige vers la voiture.

« T'es pas vraie, toi ! »

Je lui emboîte le pas.

« Tu crois qu'ils savent qu'on est parties ? » demande-t-elle alors que nous remontons la pente vers la route où il nous attend, à côté de la voiture.

Je consulte ma montre. Cela ne fait que quelques heures que nous avons quitté l'arrêt de bus, que le premier et dernier jour a commencé.

« Non. À moins que l'école n'ait appelé.

– Tu as réfléchi à ce que tu lui diras quand tu la verras ?

– Oui. »

Je m'arrête devant la portière de la voiture.

« Et c'est quoi ?

– "Maman, me voilà. C'est moi, Olivia." »

Chapitre 67

Tous les hôpitaux sont pareils. Après ma tentative de suicide à la prison de Stavanger, j'ai appris que la première chose qui frappe quand on se réveille, c'est que rien n'a changé. On n'a même pas une milliseconde où le corps et l'esprit nous laisseraient croire à un quelconque changement. On est soi, juste avec de plus grandes fissures sur le crâne et plus de bagage indésirable dans le bocal.

« Nous lui avons donné de l'Anexate. Ça annule l'effet des cachets. » Le médecin soulève ma paupière et m'éblouit avec la lumière vive d'une minitorche. « Voilà, déclare-t-elle. Il est réveillé.

— Thorkild. » Milla se poste à côté du médecin et saisit ma main. « Pourquoi ?

— Quoi donc ? »

J'essaie de déglutir, mais ma bouche n'est qu'un désert.

Je lâche la main de Milla et me hisse en position assise. Mon corps me lance, mais pas plus qu'un mauvais jour ordinaire.

« Vous nous avez fait peur. »

Kenny a surgi dans le dos du médecin.

Laquelle se tourne vers lui.

« On va le garder encore quelques heures, mais l'effet du contrepoison est rapide, donc il devrait être dans un état acceptable sous peu. » Elle m'observe de nouveau, avant de hocher la tête, un sourire en coin mal dissimulé, et de s'adresser à Kenny : « J'ai cru comprendre que vous alliez informer qui de droit ? Je pense qu'il ne faut pas le laisser seul tout de suite.

— J'ai besoin de quelque chose… » Je parle à mi-voix, la main tendue vers le médecin, alors que le passé, celui que j'avais si bien réussi à remballer, se met à affleurer et revendique son occupation de ma banque de souvenirs. « Contre la douleur…

— Nous pouvons vous donner du Nozinan, ça devrait…

— Non. Le Nozinan, ça ne marche pas. Du Diazepam, ou du Sobril. Au moins de l'Oxynorm. Il faut me donner quelque chose. Quelque chose qui marche. »

Elle réfléchit en m'observant. J'insiste :

« J'en ai besoin…

— Désolée. »

Elle s'en va.

« Intoxication aux benzodiazépines. » Kenny secoue la tête. « Putain, j'ai cru que vous faisiez un infarctus.

— Quelle heure est-il ?

— Deux heures du matin. Vous êtes resté dans les vapes pendant une petite heure. C'est incroyable ce que c'est efficace, ces machins qu'ils vous ont donnés. »

Je jette un coup d'œil par-dessus mon lit, je cherche mes chaussures. Ils prennent toujours les godasses des gens à l'hôpital, je ne sais pas pourquoi.

« Écoutez. » Kenny s'avance légèrement. « Thorkild, je pense qu'il vaudrait mieux qu'on fasse tous une pause, là. Le prix devient élevé, on a bien progressé, mais je pense parler pour tous en disant que cette histoire est en train de partir dans la mauvaise direction…

— J'ai reçu un coup de fil, hier. » Je sors mon portable et constate que j'ai un nouveau message de Gunnar Ore, mais je l'ignore et ouvre le journal des appels. « Pendant que vous… étiez dans l'autre chambre.

— De qui ? »

Milla s'approche.

« Je crois que c'était Olivia.

— Quoi ?! »

Elle se fige. Elle a dû prendre le temps de se remaquiller et de se recoiffer pendant qu'ils attendaient l'ambulance.

« Vous plaisantez ? »

Kenny, lui, a l'air aussi dépenaillé que lorsqu'il a débarqué dans la chambre en tenue d'Adam.

« Non. » Je leur montre mon portable. « Appel inconnu, deux minutes et dix-huit secondes. J'ai d'abord cru que c'étaient les cachets, ma lésion cérébrale qui me faisait prendre des vessies pour des lanternes, mais…

— Qu'est-ce qu'elle a dit ? »

Milla approche encore.

« Elle m'a demandé d'arrêter.

— D'arrêter ? » Kenny secoue la tête, ses boucles sombres se balancent. « Arrêter quoi ?

— De la chercher.

— Pourquoi ? Pourquoi ne veut-elle pas me rencontrer ? Me hait-elle au point de…

— Non. Non, Milla. » Je me redresse plus haut sur le lit. « C'est bien, bien plus, elle m'a dit qu'elle était en danger.

— En danger ? De quoi ?

— Je ne sais pas. Elle ne l'a pas dit…

— Cela a-t-il un rapport avec ce qui vous est arrivé ? » Elle braque un doigt tremblant sur le bandage de mon avant-bras. « Je veux savoir ce qui s'est passé, Thorkild. Êtes-vous en danger, vous aussi ? Y a-t-il quelqu'un qui… qui…

— Non, Milla. Je vous raconterai, mais pas maintenant. J'ai juste besoin de temps seul d'abord. Je vous appellerai dès que je serai prêt…

— Non ! » Elle attrape ma main, commence à me tirer hors du lit. « Non, il faut que vous veniez, maintenant. Il faut que nous appelions Iver, qu'il localise le numéro… Il faut que je parle à Olivia, il faut que je lui dise… »

J'essaie de me dégager.

« Je viendrai demain, dès que je serai en état. »

D'un seul coup, elle s'arrête, renonce à se battre, se résigne.

« C'est ce que disait Robert », couine-t-elle, des larmes roulant dans son cou.

« Je ne suis pas Robert, dis-je dans un murmure. Je vous l'ai déjà dit.

— Non, non, non. » Milla se jette en avant et s'accroche de nouveau à mon bras. « Vous mentez, sanglote-t-elle, vous ne lui avez pas parlé, vous…

— Milla. » Kenny pose la main sur son épaule. « S'il te plaît. C'est déjà allé assez loin.

— Non, non ! » sanglote-t-elle alors qu'il l'entraîne hors de la chambre.

Sitôt la porte fermée, je reprends mon portable et lis le message de Gunnar Ore.

Il est temps.

Je me débarrasse de ma couette et m'assieds sur le lit. Puis je me lève en emportant le téléphone dans la salle de bains.

Il a raison, me dis-je, entreprenant de défaire mon bandage. Il est temps.

CINQUIÈME PARTIE

Ceux qui jouent à un jeu

Chapitre 68

« Vous avez reçu l'e-mail que je vous ai envoyé hier ? »

Tout en examinant la plaie rouge sur mon avant-bras, je mets le haut-parleur et ouvre le robinet de la salle de bains de l'hôpital.

« Mes condoléances, Thorkild », répond le docteur Ohlenborg. Son zézaiement s'accentue toujours quand il baisse la voix. « Votre ami, Gunnar Ore, m'a dit que vous aviez une belle entaille…

— Gunnar ? Quand lui avez-vous parlé ? »

Je guide mon avant-bras sous le robinet, serre les dents quand l'eau arrive sur la plaie.

« Il n'y a pas longtemps. Votre téléphone était éteint et j'avais besoin de photos de l'endroit où Ann Mari et vous avez été agressés. Écoutez, Thorkild, vous auriez pu me dire que votre ex-femme était la future épouse d'Ore.

— Désolé… Vous avez trouvé quelque chose ?

— On peut dire ça. Ce n'est pas évident quand on ne peut pas se rendre sur place. Quoi qu'il en soit, les premiers meurtres revêtent une dimension quasi religieuse, ce qu'on retrouve souvent chez les tueurs en série qui opèrent dans les hôpitaux et autres institutions où ils tuent des patients âgés, ce sont des gens qui ont une espèce de complexe de Dieu. Ils ont endossé la mission de régner sur la vie et la mort, et le poison est souvent leur signature de prédilection.

— Que pouvez-vous me dire sur Borg ?

— J'ai dressé une liste. Sur eux.

— "Eux" ?

— Nous savons qu'il y a ici deux personnes en action, Aske. Et ce n'est pas uniquement parce que Borg était en prison quand on a voulu vous écraser. Ça transparaît aussi sans ambiguïté quand on examine les affaires individuellement et qu'on se penche sur le *modus operandi*, la victimologie, etc. J'aurais vraiment espéré que vous vous en apercevriez plus tôt, vous aussi. »

Je ferme le robinet et tamponne le pourtour de ma plaie avec une serviette alors que, au bout du fil, le docteur Ohlenborg fouille dans des papiers. Il reprend :

« Occupons-nous d'abord de ce Borg, puisque nous disposons d'un visage et d'un parcours pour dresser notre profil. Il sait plus ou moins comment se conduire pour ne pas effrayer ses victimes, ce qui est un signe d'intelligence, même si l'arrangement des corps, le portable à l'oreille et les appels, ensuite, témoignent d'un homme qui vit un fantasme qu'on pourrait percevoir comme des agissements de fou. Borg est sans doute un homme facile à sous-estimer et il en profite. À la lecture de votre e-mail, j'ai cru comprendre que vous étiez vous-même plus ou moins tombé dans ce piège quand vous l'avez rencontré…

— Parlez-moi de lui, dis-je, cherchant du regard un endroit où jeter ma serviette ensanglantée.

— La méthode de paralysie instantanée par une attaque à la seringue peut suggérer qu'il craint l'affrontement. Il n'y a aucun facteur sexuel. La présence d'hommes et de femmes suggère que les victimes sont les éléments asexués et anonymes d'un plan plus vaste. D'où l'arrangement des corps. Les meurtres font partie d'un fantasme, d'un projet, et ce n'est que quand nous en saisirons pleinement l'essence, le but final, que nous pourrons répondre avec certitude à la question de savoir ce qu'il va faire. En attendant, nous savons que la perte d'un emploi ou de quelqu'un de très proche est typiquement un facteur déclenchant chez les hommes comme Borg. La fréquence des meurtres suggère une certaine urgence du projet, sans que je puisse en identifier la cause ; Borg lui-même a peut-être prévu comment ceci était censé se terminer. Je ne serais du reste pas surpris qu'on puisse lui imputer une responsabilité active dans la mort de sa mère, et je serais curieux d'en savoir plus sur ce qu'il fabriquait sur sa tombe…

— Pouvez-vous vous prononcer sur ce qu'il va faire maintenant qu'il est en fuite ?

— Je suis plus ou moins sûr que tout commence et se termine avec sa mère. »

Je tire une compresse neuve de son emballage et refais mon bandage.

« Et le complice de Borg ?

— C'est ici que les eaux se troublent. Les hommes comme Borg travaillent de préférence seuls, mais dans des cas extrêmes il leur arrive parfois de collaborer avec d'autres, si cette collaboration peut leur profiter, à eux et à leur projet. Nous savons que Borg a collaboré avec ce Mikhail Nikov en Russie. Dans les affaires à deux tueurs, on a souvent un tueur dominant, organisé, qui planifie les crimes et laisse peu de traces. Il est toujours préparé et choisit ses victimes selon des critères établis. Dans le cas de Borg, nous savons qu'il s'agit de ce qu'on appelle des individus à haut risque, des gens en fuite. Nikov est le partenaire typique de ce genre d'affaires, un opportuniste désorganisé, ce qu'illustre la scène de crime de Saint-Pétersbourg. Mais l'individu qui vous a agressé et qui a tué le couple Riverholt ne correspond pas à ce profil.

— Que pouvez-vous me dire à son sujet ?

— Il a un tout autre mode opératoire. C'est quelqu'un d'intelligent, d'impulsif. Il planifie, mais il est aussi capable de changer de plan en cours de route. Il recherche le risque. Il tue exclusivement pour son propre bénéfice, a un lien personnel avec les victimes. Il est dynamique, évolue à mesure qu'il gagne en assurance, en expérience.

— Homme ou femme ?

— Plus probablement un homme. J'ai noté quelques mots clefs pour un profil : homme d'âge mûr, marié ou vivant maritalement dans une relation problématique, ou divorcé. QI supérieur à la moyenne, emploi où il a l'habitude de prendre des responsabilités. Sûr de lui, direct. Connaissant bien les procédures de la police. Pourrait même être policier ou l'avoir été.

— Quoi ? » Je me laisse tomber sur les toilettes. « Que dites-vous ?

— Au regard des circonstances, j'ai bien peur de ne pas pouvoir exclure cette possibilité. »

Je tourne la tête vers mon portable sur le lavabo.

« Alors lequel des deux est celui qui m'a agressé et a tué Ann Mari ?

— Eh bien, je dirais Borg, à cause de la mise en scène avec le téléphone sous l'oreille d'Ann Mari, même si vous ne trouvez pas de signe de chlorure de potassium B lors de l'autopsie de votre ex-femme. Mais le lieu, son domicile, ça c'était à haut risque, bien des choses pouvaient mal tourner, et cela correspondrait donc davantage au *modus operandi* de son ami.

— Elle m'a appelé… Olivia. Hier soir. Enfin, je crois que c'était elle. Elle m'a demandé d'arrêter de la chercher, m'a dit qu'elle était en danger.

— Hmm, très intéressant. » Ohlenborg réfléchit en claquant des lèvres. « Ce qui soulève des questions sur ce qu'elle peut bien savoir ou avoir vu qui puisse avoir des conséquences telles que tous ceux qui la cherchent doivent périr… C'est la piste que j'aurais suivie, mais cela m'amène aussi au souci suivant…

— Qui est ?

— Le SMS.

— Je croyais que vous aviez dit que…

— Je me suis trompé. Ce que j'essaie de dire, monsieur Aske, c'est que la personne en question doit se trouver juste à côté de vous, c'est la seule explication. Et je n'ai sans doute pas besoin de vous expliquer ce que cela implique pour votre sécurité. J'ai envie de vous dire que vous devriez sauter en marche de cette affaire, la confier à la police et partir aussi loin que vous le pouvez, mais je ne peux pas.

— Bon sang, mais alors, moi, qu'est-ce que je peux faire ?

— Ça, Thorkild, c'est la question la plus facile de toutes. Restez en vie, trouvez Olivia et résolvez l'affaire. » Le docteur Ohlenborg part d'un rire clair, presque enfantin, qui s'achève sur une quinte de toux. « Et appelez-moi quand vous en saurez davantage. »

Chapitre 69

Je quitte l'hôpital et regagne mon hôtel de Grünerløkka en taxi. Sitôt arrivé dans ma chambre, j'appelle Gunnar Ore.

« Gunnar, dis-je avant même qu'il ait le temps d'ouvrir la bouche, Olivia est en vie, elle m'a appelé hier soir. Je suis sûr que c'était elle.

— Quoi ?

— Et puis j'ai eu Ohlenborg au téléphone. Ils sont deux, Gunnar. Nous recherchons deux tueurs, qui collaborent. Il dit que nous ne pouvons pas exclure que le principal intéressé fasse partie de mon cercle rapproché, ça pourrait même être un policier. Gunnar, dis-je dans un souffle, comme il garde le silence, je suis tellement fatigué, j'ai besoin…

— Oui ? fait-il froidement. De cachets ?

— Oui.

— Et après ? Qu'est-ce qui se passera ? Tu en prendras encore plus, tu t'enverras verre après verre, jusqu'à ce que tu finisses par réussir ce dont tu rêves éveillé ?

— Non. Je ne ferai pas ça. Je ne me tirerai pas, pas… comme ça.

— Je ne te crois pas.

— Allez, Gunnar. S'il te plaît. Je sais qu'Ann Mari avait des cachets. Beaucoup.

— L'enterrement est dans deux jours. Tu vas venir, et d'ici là tu vas m'aider à les trouver, tous les deux. En contrepartie, je vais te donner ce dont tu as besoin. OK ?

— Tu vas m'en donner ? Tu veux que je vienne ? J'en ai juste besoin de quelques-uns, juste pour tenir le coup pendant les prochains jours. Je pourrais peut-être emprunter…

— Non.

— Non ? Comment ça ? Tu viens de dire…

— Quel est le plan ? » Son ton est calme. « Qu'est-ce qu'on fait maintenant ? Avec ce qu'on sait. Avec tout le merdier que tu as apporté ici et dans ma maison.

— Je… » Je promène mon regard dans la chambre d'hôtel stérile, en quête d'un point sur lequel me concentrer, quelque chose qui puisse retirer le manque que je ressens dans mon diaphragme et supprimer ce sentiment d'impuissance absolue. « Je ne sais pas.

— Alors, réfléchis, mec. Utilise le peu de jugeote que tu n'as pas encore cramé dans ton addiction médicamenteuse et l'apitoiement sur ton sort, et trouve une stratégie. Tu savais le faire, à l'époque. »

Je ne vois rien. Il n'y a que moi dans cette chambre. « Je ne peux pas, j'ai besoin…

— Non, Thorkild. Pas de plan de bataille, pas de cachetons. »

Je serre mon poing et le mords tout en plissant les yeux.

« Il faut commencer par le début, dis-je quand je le relâche enfin. Le début de Borg, puisque c'est ce sur quoi nous avons le plus d'éléments. Je dois descendre dans le Sørlandet.

— Pourquoi ?

— La chronologie.

— Quoi, la chronologie ?

— La mère de Borg meurt en août dernier. Je crois que c'est le facteur déclenchant. Nous savons aussi qu'il a perdu un procès déchirant contre sa famille autour de l'héritage et de la question de savoir si sa mère devait être inhumée ou incinérée. Le tout atteint son paroxysme quand il se rend dans le Sørlandet, où, pour une raison x ou y, il profane sa tombe. Il rentre ensuite chez lui, la police l'interroge sur la profanation et lui explique que la famille de sa mère a porté plainte contre lui. Borg s'enfuit, enfin, non, d'abord il se cache quelque part en Norvège, pendant près d'un mois, avant de se lancer dans une tournée de meurtres qui le mène à Saint-Pétersbourg, où il tente de trouver son père…

— OK. C'est un début. Et son complice ? »

Je me mets à tourner en rond dans la pièce, refoule mon désir de fuite, me raccroche à tous les restes, à tous les éléments que je peux relier entre eux, pour que Gunnar me laisse accéder à l'armoire à pharmacie de ma défunte ex-femme. Je suis dépourvu de tout sens de l'honneur et de la dignité, et je sais maintenant marcher même sans être droit dans mes bottes.

« Il a fait une erreur, non, la même erreur deux fois, et je suis toujours en vie. Il va vouloir y remédier aussi vite que possible.

— Alors il faut changer le postulat de départ, déclare Gunnar. Donnons-lui l'impression que nous nous rapprochons, de partout, que le filet se resserre autour de lui. Ça devrait le sortir de sa zone de confort, l'envoyer en terrain dégagé. Où nous pourrons le voir.

— Je suis d'accord.

— Comment on fait ça ? demande-t-il d'un ton pressant.

— Il faut créer l'impression qu'on a monté une équipe, un groupe d'enquêteurs talentueux, uniquement pour lui. Il a peur, il est peut-être même paniqué parce que j'ai survécu. Et c'est bien pour nous. Ça va le forcer à me recontacter ou à se rapprocher de moi. C'est ce que nous souhaitons, mais ce n'est pas sans risque. Notre ami est trop près de nous, il sait ce que nous savons, et je ne comprends pas comment. La prochaine fois qu'il me contactera, il faudra que la géolocalisation de son portable soit opérationnelle. »

Je multiplie les efforts pour garder le contrôle, respirer, penser, ne pas ressentir.

« OK, répond Gunnar, mais je veux t'avoir avec nous du début à la fin, Thorkild. Tu m'entends ?

— Pas sans médicaments. J'y arriverai pas.

— Après. Je m'en occupe. Garde la tête froide. Alors qu'est-ce qu'on fait maintenant ?

— OK. OK. Je vais organiser une réunion de la bande, aujourd'hui, à Tjøme. J'ai envie de voir comment ils réagissent à la pression, chacun séparément. Mais il faut que tu mettes du monde sur les autres affaires. Les disparitions, Riverholt, tout. Chaque affaire doit être passée au peigne fin. N'hésite pas à faire savoir à toutes les personnes impliquées sur quoi elles travaillent, sauf dans un cas.

— Ann Mari ?

— Oui. Là, tu fermes la porte. »

La respiration de Gunnar se fait plus maîtrisée. Il connaît cette stratégie.

« Comment ?

— Tire des ficelles, tu n'en manques pas, et insiste sur la confidentialité totale. Y compris en interne.

— Information et manipulation ? Diviser les troupes, bonne idée. Tu as besoin d'autre chose avant qu'on s'y mette ?

— Oui. » J'interromps ma ronde dans la chambre. « Il faut que tu contactes quelqu'un pour moi.

— Qui ?

— Ulf. Mon psychiatre à Stavanger.

— Pourquoi ?

— Parce qu'il va savoir. Il va se demander ce que je fabrique, et quand il saura il va insister pour que je rentre à Stavanger. Or cette option n'est plus possible.

— Que veux-tu que je fasse ?

— Que tu l'appelles pour lui dire que je te donne un coup de main, que je suis en bonne santé, que j'ai l'air bien et que tu as besoin de mon aide pendant encore quelque temps.

— Tu l'es ?

— Quoi ? Bien ? Non. Je suis cérébrolésé et je rêve de mourir.

— D'accord. Je te rejoins. Où es-tu ? »

Je lui indique l'adresse de l'hôtel.

« Et n'oublie pas. J'ai besoin de…

— Des cachets d'Ann Mari ? »

Son ton a changé. Le mépris est revenu, ce mépris froid et dur qu'il apportait dans ma cellule quand il est venu le premier jour après Frei.

« Oui. J'ai vu qu'elle avait tout un…

— Tu vois ce que tu fais aux gens ? demande calmement Gunnar. Moi qui m'étais promis de ne jamais te fournir ne serait-ce qu'un putain de comprimé de fluor, je vais maintenant te donner les médicaments de ma défunte fiancée, à toi, l'homme qui a partagé son lit la dernière nuit qu'elle a passée sur cette terre… C'est le moyen de pression que tu as l'intention d'utiliser contre moi ? Tu es descendu si bas ? Dis-moi que ce n'est pas vrai, que c'était juste une blague, s'il te plaît.

— Non », dis-je froidement. Je me suis remis à errer nerveusement dans ma chambre d'hôtel. « J'en ai besoin.

— Bon sang, chuchote-t-il.

— Gunnar ? Il me les faut, tu as bien compris, hein ? »

Une heure plus tard, il arrive. Il n'a pas les cachets et lâche un rire cassant quand je les réclame, secoue la tête quand je me plie en deux, me regarde en croisant les bras quand je fais les cent pas dans la chambre. Et cependant, nous y restons, et cela doit faire une éternité que nous n'avons pas passé autant de temps ensemble.

Il y a de longues plages où nous parvenons presque à oublier, où l'affaire, sa planification gomment le reste ; Ann Mari est toujours là, simultanément dans notre appartement de Bergen et dans la villa de Gyldenløves gate qu'elle partageait avec Gunnar. D'autres moments sont plus difficiles, la conversation stagne, nous nous enlisons, nous engueulons, nous balançons des accusations et des menaces d'étranglement. Puis nous recommençons, tournoyons jusqu'à ce que nous retrouvions le rythme.

Gunnar se lève pour partir. Je viens de lui promettre de suivre le plan et de ne pas céder à la faiblesse qui fait rage en moi avant qu'il se retrouve face à l'individu qui est entré dans sa maison et a tué Ann Mari.

« Quand ceci sera terminé, Thorkild, tu auras toute sa collection. La moindre plaquette, le moindre de ses putains de cachets. Toute sa foutue pharmacie. OK ?

— Tu le promets ? »

J'enfonce mes doigts dans ma joue pour sentir la douleur.

Il secoue faiblement la tête, ravale ses insultes, acquiesce brièvement.

« Oui. Tu vas enfin avoir la nouba dont tu as tellement envie, à mes frais. Je te le promets. »

Puis il s'en va.

Chapitre 70

Siv s'endort sur la banquette arrière avant l'arrivée à Tønsberg. Je la vois dans le rétroviseur, la main serrée autour de son téléphone, émettant un léger murmure nasal quand elle inspire. Le soleil semble plus fort ici et ça me fait pleurer de le fixer.

« Cette route mène à Verdens ende. »

Il pointe l'index tout droit quand nous arrivons à une bifurcation.

« Verdens ende ? »

J'essuie mes yeux et me tourne vers lui.

Le conducteur me lance un regard en tambourinant des doigts sur le volant.

« Tu y es déjà allée ?

– Non. Jamais.

– On est bientôt arrivés ? »

Sur la banquette arrière, Siv se tortille, bâille, se redresse.

« On n'est plus très loin, répond le conducteur, la regardant dans son rétroviseur. Presque arrivés. »

Le paysage est plat, des prés verts et jaunes sous l'ouate blanche des nuages. On croirait presque que l'automne n'est toujours pas arrivé ici. Çà et là, je vois la mer entre des maisons blanches ceintes d'arbres et de rochers. Le conducteur met son clignotant pour s'engager dans l'allée d'une immense maison entourée d'arbres hauts. Siv colle son visage à la vitre.

« Elle habite vraiment ici ? »

Elle prend une photo avec son téléphone.

« Oui, dit le conducteur en se garant devant l'entrée. Bienvenue à Verdens ende. »

Chapitre 71

Sur un banc, juste à côté de l'arrêt de bus de Tjøme-Centre, sont assis Milla, Joachim, Iver et Kenny, tous quatre en train de manger une glace. Ils me font signe en m'apercevant.

« Vous voilà », dit Milla en m'embrassant sur la joue après que j'ai serré la main des hommes. Les paumes sur mes épaules, elle me regarde droit dans les yeux. « Vous vous sentez mieux ?

— Oui.

— Sûr ?

— Totalement.

— Bien. »

Elle se tourne vers Joachim, qui n'a toujours pas fini sa glace. Il en jette le reste dans la poubelle et sort ses clefs de voiture.

« Qu'est-ce que vous vous êtes fait au bras ? » s'enquiert-il pendant que nous marchons vers la voiture.

Ma manche retroussée révèle le bandage.

« Je suis tombé. » Je m'installe sur la banquette arrière. « À la pêche.

— Ah ? Alors vous pêchez ? On a un bateau, vous voudriez peut-être…

— Il ment. » Milla, qui s'est assise à côté de moi, me lance un regard chargé de déception et de curiosité. « Thorkild ne pêche pas. »

Joachim nous regarde tous deux d'un air interrogateur dans son rétroviseur.

« Elle a raison, dis-je. Désolé.

— Alors…

— Il ne te répondra pas, coupe Milla. Si ?

— Non. » Je pivote vers Kenny, qui contemple le paysage. Le moment est venu de mettre en œuvre le plan que Gunnar et moi avons concocté. « Quand êtes-vous arrivé ?

— Il y a une heure.

— Vous auriez dû m'appeler d'abord.

— Ah ? » Kenny se détourne de la vitre.

« Deux, c'est une équipe, trois, c'est une foule, ces trucs-là.

— Que voulez-vous dire ?

— Que vous auriez dû rester à Drammen. J'ai besoin de vous là-bas.

— Besoin ? » Je vois ses joues s'empourprer. « Qu'est-ce que vous êtes en train de dire ? crache-t-il, son regard voyageant entre Milla et moi.

— Écoutez, camarade. Olivia est en vie, Robert a été tué. Ceci n'est pas un jeu, c'est tout ce qu'il y a de plus sérieux.

— Quoi !? »

Joachim manque d'expédier la voiture dans le fossé.

« Elle est en vie. Ils ne vous en ont pas informé ? »

Joachim dévisage sa compagne dans le rétroviseur.

« Milla ?

— Thorkild dit qu'elle l'a appelé hier, explique Kenny avec mauvaise humeur.

— Je… je ne comprends pas, bredouille Joachim. Comment ça ?

— Elle est en vie, articule calmement Milla, même si son timbre m'indique qu'elle est tout sauf calme. Olivia est en vie et Thorkild va la retrouver.

— Comment… » Joachim est incapable de formuler une phrase. « Où… »

Gunnar et moi sommes tombés d'accord sur le fait que la seule procédure possible désormais était de diviser pour mieux régner, de repousser tout le monde et de fragmenter le flux d'information, de façon à obliger notre ami à sortir de sa carapace.

« Milla ? » Kenny la fixe toujours. « Tu n'as rien à dire ? »

Elle attend que je parle puis finit par esquisser un signe de tête et s'adresse à Kenny :

« Je crois que nous allons suivre Thorkild. C'est à lui qu'elle a téléphoné.

— Bon, dis-je. Il s'agit donc d'une affaire de meurtres en série. Ça commence par Svein Borg, on remonte ensuite dans le Sør-Trøndelag, puis on passe par Umeå en Suède, et on va en Russie. Le tout culmine avec le meurtre de Robert et de son ex-femme, l'automne dernier. Puis, rien ne se passe jusqu'à mon entrée en scène il y a une petite semaine…

— Rien, souffle Kenny avec dédain, en tapotant la vitre avec ses ongles, d'un geste agacé.

— Milla embauche Robert Riverholt pour l'aider à chercher sa fille, Olivia. Il la retrouve et, une semaine plus tard, elle disparaît. La police pense qu'elle a fugué avec une copine du foyer où elles vivaient pour aller à Ibiza. Le matin de leur disparition, elles ont été aperçues montant dans une voiture inconnue, à l'arrêt de bus devant le foyer. Depuis, personne ne les a vues, personne n'a eu de leurs nouvelles.

— Ça, nous le savons, rappelle Kenny.

— Exact.

— Ce que nous ne savons pas, en revanche, c'est pourquoi.

— J'y viens.

— D'accord. »

Kenny ouvre les bras.

« Robert, Kenny et Milla se rendent en Espagne pour chercher Olivia, sans succès. Une semaine après leur retour en Norvège, Robert est tué devant l'immeuble de Milla à Oslo, apparemment par son ex-femme, qui serait ensuite partie en voiture pour se suicider. Nous savons maintenant qu'à ce moment-là l'ex-femme de Robert n'était pas en état de conduire, sa maladie avait peut-être même atteint un stade l'empêchant d'appuyer sur la détente d'un revolver. Nous savons aussi que dans les derniers temps avant sa mort elle s'est fait conduire à l'hôpital dans la voiture d'une personne non identifiée. Cette voiture, Robert avait signalé à la police qu'il l'avait vue garée devant chez lui et qu'elle avait essayé de l'écraser, quelques semaines avant son meurtre. L'incident a d'abord été interprété comme renforçant la théorie du meurtre perpétré par son ex-femme, parce qu'elle ne pouvait pas vivre sans lui. On pensait qu'elle l'avait suivi à plusieurs reprises avant de passer à l'acte. »

Tout le monde reste parfaitement silencieux pendant que je parle. « Ensuite, j'ai été recruté pour assurer la relève de Robert et chercher Olivia. » Je retrousse davantage ma manche de chemise pour exposer le bandage dans son intégralité. « Juste après, une voiture m'a renversé à deux reprises en bas de l'immeuble de Milla et, quand nous sommes rentrés d'Arkhangelsk, quelqu'un a tenté une nouvelle fois de m'expédier vers les terres éternelles. Cet individu s'est introduit chez mon ex-femme, lui a taillé les veines des deux bras et m'a ouvert, moi, du poignet au coude.

— Qu… oi ? » s'étrangle Iver.

Kenny fixe mon avant-bras pendant que je défais le sparadrap et soulève le bandage, exhibant la coupure nette et les points de suture.

« Si tout s'était passé comme prévu, ça aurait eu l'air d'un pacte de suicide, voire d'un meurtre suivi d'un suicide. » Je remets le bandage et le sparadrap. « La disparition de Borg est donc le début d'une affaire et l'enquête de Milla et Robert celui d'une autre. Il semblerait maintenant que Borg, qui est actuellement en fuite, ne travaille pas seul. Il était en Russie quand le couple Riverholt a été tué et en prison quand on a tenté de m'écraser…

— Il faut qu'on arrête, déclare Kenny. Ça devient trop gros pour nous. Bon sang, mais regardez-vous, vous ne pouvez pas, nous ne pouvons pas risquer…

— Gunnar Ore a mis en place un groupe d'enquête. Nous ne pouvons pas nous intéresser aux meurtres de Riverholt. Nous ne pouvons pas enquêter sur la partie de l'affaire qui concerne ce qui nous est arrivé, à mon ex-femme et à moi. Pas touche, ça m'a été clairement signifié. Et puis je suis obligé de tenir Ore au courant de tout ce que nous entreprenons, je n'ai pas le choix. En revanche, nous pouvons continuer de chercher Olivia, cette affaire est toujours la vôtre, Iver, n'est-ce pas ?

— Oui, c'est notre affaire.

— Précisément. C'est pourquoi, dès que cette réunion sera terminée, Milla et moi allons descendre dans le Sørlandet pour voir la famille de Borg. Iver, vous gardez le contact avec les Russes, au cas où il y aurait du nouveau sur Borg…

— Et moi ? questionne Kenny d'un ton acerbe. Je fais quoi, moi ?

— Vous, vous rentrez chez vous », dis-je alors que Joachim met son clignotant, tourne dans l'allée et se gare devant le perron en pierre de la maison de Verdens ende.

Chapitre 72

Comme je l'imaginais, le jardin de maman est vert et il y fait bon. C'est seulement côté mer que les feuilles des arbres ont commencé à virer au rouge et à l'orange.

« Il y a quelqu'un à la maison ? »

Je sors de la voiture, m'arrête au pied du perron. Siv reste à côté du véhicule, le visage tourné vers le ciel, là où les nuages se fendent.

« Non. Elle va bientôt rentrer. » Il monte sur la première marche. « Venez. Vous voulez voir l'intérieur ? »

Je me tourne vers Siv, elle hoche la tête. Nous le suivons et restons derrière lui pendant qu'il tape le code de la porte.

« Prenez vos chaussures avec vous », fait-il en ouvrant la porte.

D'où je me trouve, la maison a l'air lumineuse et sympa. Dans le vestibule, des vestes et des blousons sont suspendus au-dessus des chaussures alignées de maman.

« Elle habite ici toute seule ? »

Siv traverse l'entrée avec précaution et se dirige vers une salle à manger aux rideaux blancs et aux appuis de fenêtre couverts de plantes et de bibelots baignés de soleil.

« Non. »

Il referme délicatement la porte derrière lui.

« Elle a des enfants ? » Je l'observe d'un air intrigué. « Autres que moi ? »

Il sourit en secouant la tête.

« Aucun.

— Pourquoi ? » s'enquiert Siv, qui est au milieu de la salle à manger et regarde partout autour d'elle.

Elle serre fort ses chaussures et son téléphone.

« Parce qu'elle t'a, toi, me répond-il sans regarder Siv.

— Elle n'a pas voulu de moi. »

La remarque m'a échappé.

« On fait tous des erreurs. » Il nous montre la cuisine. « Venez, je vais vous faire visiter le chalet d'écriture. »

Je suis Siv dans la cuisine. Plusieurs caisses de vin sont posées sur le plan de travail, à côté d'une porte vitrée qui mène à une gigantesque terrasse. Je me tourne vers lui.

« Elle me cherche vraiment ?

— Oui.

— Et elle veut vraiment que je vienne vivre ici ? »

Il acquiesce d'un signe de tête.

« Oui.

— Avec elle.

— Avec nous », chuchote-t-il en posant une main légère sur mon épaule.

Chapitre 73

Installé sur la terrasse au soleil, Iver bavarde avec Joachim. Kenny a disparu dans le jardin. Par la porte ouverte, je vois Milla seule devant son ordinateur dans le chalet d'écriture. Je sors une bière du réfrigérateur et marche en direction de la remise à bateaux. Kenny est assis tout au bout des rochers, il contemple la mer.

« Salut ! »

Je me pose à côté de lui.

Kenny répond d'un signe de tête assorti d'un petit grognement.

« Vous avez hâte que l'été arrive ? »

Il secoue faiblement la tête et prend la bouteille de bière que j'ai apportée.

« Alors ? » Kenny en boit une gorgée avant de me la redonner. « Qu'est-ce que vous fabriquez ?

— Comment ça ?

— “Rentrez chez vous, je n'ai plus besoin de vous”, toutes ces conneries ? Ça fait deux décennies que je connais Milla…

— Je divise les troupes. »

Le regard dansant sur l'eau, je remonte mes manches jusqu'au coude. Le bandage est blanc, la plaie ne saigne plus.

« Ça, j'avais compris. Pourquoi ?

— Si on se détourne d'Olivia et des disparitions, que nous reste-t-il ?

— Milla. »

Kenny attrape de nouveau la bouteille de bière.

« Oui. On croirait presque qu'il s'agit de deux affaires différentes. Les disparitions d'une part et de l'autre les hommes qui aident Milla à retrouver Olivia. Et qui meurent.

— Donc vous me renvoyez à Drammen pour me protéger ? Dieu que c'est noble. » Il se tourne à demi vers moi, brandit l'index entre nous. « Permettez-moi de vous dire quelque chose, Aske. Ça fait trente ans que je suis policier et je…

— Vous n'allez pas retourner à Drammen. »

Je lui prends la bouteille.

« Pardon ?

— Vous allez monter dans le Nord.

— Quoi ?!

— Le Nord-Norge, ses paysages arctiques, ses montagnes taillées à la serpe, ses fjords oppressants aux îlots peuplés exclusivement de mouettes et de moutons. Vous y êtes déjà allé ?

— Quoi ? répète Kenny. Oui, j'y suis déjà allé. Qu'est-ce…

— Milla et moi descendons dans le Sørlandet et Iver va rester à Drammen pour enquêter sur la période que Svein Borg a passée en Russie. Il ne reste qu'une seule affaire.

— Le vieux des Lofoten ?

— Exact.

— Pourquoi ?

— Parce que Borg m'a expliqué qu'il était né là-haut et que quelque chose cloche dans notre chronologie. Borg est resté caché près d'un mois avant d'entamer sa tournée meurtrière. Il faut qu'on découvre où il était et pourquoi. On sait qu'il a pris le portable d'Eklund quand il l'a tué avec sa petite amie en Suède. Ce portable, il l'a ensuite utilisé pour appeler Liv et les victimes ultérieures, jusqu'à ce que les corps d'Eklund et de sa petite amie soient retrouvés et que les parents résilient l'abonnement. Iver nous a dit qu'il avait été utilisé pour appeler le numéro de la mère de Borg. Ce qui signifie que ce n'était pas Borg lui-même qui avait le téléphone de sa mère. Cet appareil a borné aux abords de Svolvær. Alors qui appelle-t-il ?

— Ah, maintenant je comprends. » Kenny finit la bière et jette la bouteille vide à la mer. Elle disparaît d'abord dans le brasillement argenté, mais le goulot ne tarde pas à reparaître, il plonge et réémerge, dérive à la surface. « Ce n'est pas pour nous protéger que vous nous séparez, mais pour scinder le flux d'informations. Ha ha ha ! Vous pensez que l'un de nous fournit des infos au tueur… Non, non. » Il s'interrompt, me regarde encore. « C'est encore pire que ça, non ? Oui, bon sang, ce que je peux être bête ! » Il enfouit sa tête dans ses mains. « Vous pensez qu'il est ici, parmi nous, hein ?

— Non.

— Si, si, c'est exactement ça. Vous pensez que c'est l'un de nous, putain !

— Quand Ann Mari a été tuée, Iver et vous étiez à Drammen, Milla et Joachim ici.

— Donc vous avez vérifié où on était, tous ?

— Évidemment. Gunnar Ore a fait vérifier les communications de vos portables. Alors… »

J'écarte les bras.

« Espèce de petite ordure cynique ! »

Il tape dans ses mains.

« Bien entendu, cela ne fait qu'indiquer où se trouve le téléphone lui-même, pas où est la personne qui le possède.

— Bien entendu, renchérit Kenny. Mais vous et ce Gunnar Ore, vous êtes en train de tendre un piège, n'est-ce pas ?

— Ouaip. » Je pose la main sur mon bandage et appuie. La douleur est moins forte qu'avec ma joue détruite, mais elle aide quand même, limite l'appel des médicaments. Cela fait près de vingt-quatre heures que je n'ai rien pris, mon corps commence à m'en faire le reproche. « Vous pouvez tous décrocher quand vous voulez, il n'y a que Milla et moi qui ne puissions pas abandonner.

— Bordel ! soupire Kenny. Bordel, bordel, bordel !

— Alors vous êtes avec nous ?

— Je ne suis pas allé dans le Nord-Norge depuis mon service militaire.

— Je déteste cet endroit », dis-je. Kenny secoue la tête. « Vous êtes un bon policier, Kenny. Vous allez peut-être trouver quelque chose là-haut.

— Et personne ne doit rien savoir ?

— Juste moi. Éteignez votre portable, gardez-le éteint, utilisez le téléphone de l'hôtel ou achetez-vous une carte prépayée.

— Pourquoi ? Non, attendez, je sais. Tout le monde a un ami chez Telenor ? »

J'acquiesce.

« Vous êtes avec nous ? »

Il fait un geste des bras.

« J'ai besoin d'une bière. »

Il se lève et met le cap sur la maison.

Chapitre 74

Siv s'arrête au bosquet entre le jardin et la remise à bateaux. Elle lance un rapide coup d'œil vers la terrasse, d'où il nous regarde, avant de se tourner vers moi et d'ouvrir sa veste avec un grand sourire.

« T'en veux ? »

Elle sort une bouteille de vin.

« Tu l'as trouvée où ?

— Sur le plan de travail de la cuisine, répond-elle en se remettant à marcher.

— Tu n'aurais pas dû la prendre. »

Je vois la mer après les rochers, le scintillement du soleil donne envie de plonger dans la surface parfaitement lisse, même à ce stade avancé de l'automne.

« Ils en ont plein. Ta mère doit être bourrée de fric. Ça ne lui fera rien. » Elle mord le plastique autour du bouchon et crache. « Un bouchon qui se dévisse, fait-elle en souriant. Génial. »

Nous passons devant la remise à bateaux et allons nous asseoir sur le rivage, tout au bord de l'eau. Siv dévisse le bouchon, boit une gorgée de vin, me tend la bouteille.

« Tiens », dit-elle dans une grimace avant de s'essuyer furtivement la bouche.

Le vin est dégoûtant. J'en bois une gorgée avant de renvoyer la bouteille à Siv.

« Tu crois que tu vas habiter ici ? s'enquiert-elle avant de boire encore.

— Je pourrais rester ici pour toujours. » Je m'allonge sur le rocher. « C'est tellement beau.

— Tu dois être hyper contente. » Siv cale la bouteille entre ses jambes et enlève sa veste. « D'avoir une mère qui habite dans un endroit pareil. Regarde, putain ! » Elle ferme les yeux et étire les bras. « Imagine les soirées qu'on pourrait faire…

— Oui, dis-je dans un murmure en me mettant sur le ventre pour voir la maison entre les arbres. J'ai de la chance. »

Je m'étrangle presque avec le mot, je n'ai pas souvenir de l'avoir jamais employé à mon sujet. « Chance » est un mot étranger, un mot que j'ai pensé au sujet d'autres gens, que j'ai pu ressentir comme une brûlure intérieure quand je croisais des adultes et des enfants ensemble, des familles dans un restaurant, ou dans les voitures garées partout devant l'école à la fin des classes.

« Viens. » Siv pose la bouteille devant moi. Elle ôte son chemisier et commence à déboutonner son pantalon. « J'ai envie de me baigner. » Elle s'interrompt, me regarde en riant. « Allez ! Il faut qu'on se baigne. »

Je regarde de nouveau le bosquet et la maison.

« J'ai de la chance. » J'enfonce mon menton dans mes mains sur le rocher chaud. « Oui. De la chance. »

Chapitre 75

Kenny parti, je reste au bord de l'eau. La mer scintille de bleu et d'argent, les arbres craquent au vent.

« Ah ! Vous voilà. » Joachim fait soudain irruption. « Vous n'avez pas froid ?

— Si.

— Eh bien, revenez avec nous en haut, alors.

— Bientôt. »

Je suis des yeux la lumière du soleil qui s'éloigne des rochers et se retire là où la mer est plus agitée, plus sombre.

Joachim reste debout derrière moi.

« Vous lui avez vraiment parlé ? À Olivia ?

— Oui.

— Où était-elle ? »

Je hausse les épaules.

« Vous êtes sûr que c'était elle ?

— Non.

— Qu'est-ce qu'elle a dit ?

— Elle m'a demandé d'arrêter de la chercher. »

Joachim approche, son ombre glisse le long de mon bras, puis s'arrête.

« Pourquoi, à votre avis ?
— Elle avait peur. Que quelqu'un la trouve.
— Qui ?
— Je ne sais pas, dis-je en soupirant, les yeux levés sur lui. Qu'en pensez-vous ?
— Milla. » Il s'assied à côté de moi. « Je pensais qu'elle serait contente de savoir qu'Olivia est en vie, mais elle a l'air de…
— Vous avez des enfants, Joachim ? D'une relation précédente ou…
— Non. J'aurais bien aimé être père. » Il appuie ses doigts sur le rocher. « Avoir un petit garçon ou une fille que j'aurais pu emmener sur l'eau par des journées comme celle-ci. J'étais content quand Milla m'a dit qu'elle avait une fille, et encore plus quand elle m'a dit qu'elle voulait essayer de la retrouver pour que nous formions une famille.
— Et si elle ne revient pas ? »
Il secoue la tête, se détourne, coule son regard sur la mer, vers les îlots au loin.
« Vous pourriez adopter ?
— Oui. On pourrait.
— Mais ?
— Non, je ne sais pas. »
Joachim époussette ses vêtements, se relève.
« Je vais devoir emmener Milla, Joachim. Dans le Sørlandet. De préférence aujourd'hui. Vous pouvez régler ça ? »
Il acquiesce.
« Ce Svein Borg ? C'est à cause de lui ?
— Oui. Nous devons parler à sa famille. C'est près de Kristiansand.

— Vous pensez que c'est lui qui a pris Olivia ? »

Je le regarde sans répondre.

« Je vais vous aider, poursuit-il, mais d'abord, venez à la maison. J'ai fait des petits pains. C'est la recette de ma grand-mère.

— J'arrive. Je voudrais juste rester ici encore quelques instants. »

Chapitre 76

L'eau paraît chaude sur ma peau, bien que le soleil ait quitté les rochers et soit bas sur l'horizon.

« Tu as froid ? »

Siv apparaît à quelques mètres de moi, elle est à contre-jour, je ne distingue pas ses traits.

« Non. » Je flotte à la surface et caresse l'eau du bout des doigts. « Non, je n'ai pas froid. »

Elle nage vers moi.

« J'ai mal au cœur.

— Ben, faut dire que t'as descendu presque toute la bouteille ! »

Elle vient m'entourer de ses bras. Je laisse mes mains couler sous l'eau, jusqu'à ce qu'elles arrivent dans son dos. Elle a la chair de poule.

« Viens ! » Je la lâche. « On sort.

— Non. » Siv retrousse sa lèvre inférieure, elle garde ses mains autour de mon cou. « Je ne veux pas. Je veux rester ici. »

Une silhouette émerge du bois, approche du rivage. Siv me plaque un baiser sur le front avant de me saisir par les épaules, de prendre son élan et de m'enfoncer la tête sous l'eau. Quand je remonte, elle nage vers le bord, avec déjà plusieurs longueurs d'avance. Deux serviettes sous un coude, la silhouette est tout près de l'eau. Siv se met debout dès qu'elle a pied, croise les bras sur sa poitrine et se tourne vers moi. Elle chuchote quelque chose, les dents serrées, et me fait signe.

« Venez, dit-il en posant les serviettes sur les pierres derrière Siv. Il est temps de sortir de l'eau. »

Chapitre 77

Quand je reviens à la maison, Milla est seule à la table de la cuisine, elle écrit sur son ordinateur.

Je m'assieds en face d'elle.

« Joachim va nous réserver nos billets. On va essayer de partir aujourd'hui, s'il arrive à nous organiser ça.

— Bien. » Elle referme son ordinateur et incline la tête sur le côté en m'observant. « Bien. »

Joachim pose sa corbeille de petits pains sur la table devant nous. Il en prend un avec une pince et s'apprête à le déposer sur la soucoupe de Milla, mais celle-ci secoue brièvement la tête.

« Elle ne tient pas en place quand il y a beaucoup de stress », observe-t-il en me proposant un petit pain. Malgré mon envie de refuser, je présente mon assiette en m'arrachant un sourire qui fait s'illuminer Joachim.

« Excellent ! »

Je peine à amasser suffisamment de salive pour déglutir.

« À l'origine, c'était mon arrière-arrière-grand-mère, Alva Marie, qui…

— Joachim, coupe Milla en se touchant la tempe. Tu ne pourrais pas aller réserver les billets ?

— Mais…

— S'il te plaît ? » Elle se tourne vers lui, pose la main sur son bras. « Pour que je sois sûre que tout soit fait comme il faut.

— OK. OK. »

Joachim sourit, ôte son tablier et nous laisse.

« L'histoire de ces foutus petits pains, si je n'y ai pas eu droit cent fois…, lâche Milla après son départ.

— Vous êtes sûre d'être prête ? Après tout ce qui est arrivé, mieux vaut peut-être que je parte seul. Joachim et vous, vous devriez…

— Je n'arrive pas à être ici.

— Milla ? » Joachim ressurgit à la porte. Il a le teint plus pâle. « Comment ça, tu n'arrives pas à être ici ? C'est quelque chose que j'ai…

— Rien, soupire-t-elle. Rien dont tu aies besoin de t'inquiéter.

— M… mais… »

Milla sourit froidement.

« Détends-toi, mon chéri. Je vais revenir et, dans l'intervalle, Thorkild va veiller sur moi.

— Vraiment ? » Le visage de Joachim se crispe, ses joues s'empourprent, sa bouche n'est plus qu'un trait. « Comme Robert veillait sur toi ?

— Calme-toi.

— Que je me calme ? Comment peux-tu…

— Tu n'as pas d'enfants, Joachim ? Si ? Moi, j'ai une fille qui m'a été enlevée, qui est quelque part, terrifiée, et je ne sais même pas comment je peux…

— Désolé, Milla, s'excuse-t-il. Je voulais juste…

— J'ai parfaitement compris ce que tu voulais dire et aucun d'entre nous n'a envie d'entendre parler de ça à cet instant précis. Tu n'étais pas censé réserver nos billets d'avion ?

— Si, si, mais…

— Eh bien, fais-le. D'accord ? »

Joachim pivote sur ses talons et repart l'oreille basse vers le chalet d'écriture, tandis que Milla s'adresse de nouveau à moi :

« Je ne comprends pas ce que vous avez, Thorkild », soupire-t-elle en déchiquetant un petit pain de Joachim sans le manger.

J'avance la main vers elle.

« Vous êtes sûre de ne pas préférer rester ici ? Cet appel d'Olivia et tout ce qui s'est passé, je comprendrais que ce soit trop pour vous.

— Ce n'est pas le cas. » Elle lâche le petit pain, me serre la main. « C'est cette maison, chuchote-t-elle. Quelque chose me fait m'y sentir mal, j'ai un haut-le-cœur dès que j'en franchis le seuil. Vous comprenez ? » Elle serre plus fort. « Quelque chose ne va pas dans cette maison. C'est comme ça depuis la disparition d'Olivia. Je me disais que c'était moi, que c'était le fait d'avoir été si près d'elle avant de la reperdre, mais maintenant je sais, je sais enfin que ce n'est pas moi. » Elle continue d'agripper ma main en promenant son regard dans la pièce. « C'est cet endroit. »

Chapitre 78

Milla et moi arrivons à Kristiansand tard le soir. La tante de Svein Borg vit avec sa famille à l'ouest de la ville, à un peu plus d'une heure sur l'E39, non loin du siège d'une célèbre mission norvégienne.

« Je vais prendre une douche, annonce Milla quand nous arrivons dans la chambre d'hôtel.

— Vous avez un truc pour m'aider à redescendre ? »

J'entreprends de déboutonner ma chemise.

« Je… je n'ai rien apporté.

— Quoi ? » Je me glace intérieurement. « Comment ça ?

— Ce n'est pas possible, pas quand elle est là, quelque part. Il faut que je sois prête pour son retour. C'est mieux, Thorkild, pour nous deux. » Elle continue de se déshabiller jusqu'à ce qu'elle soit entièrement nue, puis se faufile devant moi. Elle s'arrête à la porte de la salle de bains et se retourne.

« Vous venez ?

— J'arrive… »

Je vais ouvrir la fenêtre.

Depuis que je lui ai dit qu'Olivia avait appelé, Milla a changé. Joachim a raison, elle est différente. Je crois que Kenny s'en est aperçu aussi. Elle se révèle peu à peu moins désemparée, moins dépendante des autres. Elle a toujours besoin de notre aide pour retrouver Olivia, mais sa force, sa détermination indiquent aussi qu'elle n'aura besoin d'aucun de nous ensuite. J'écarte l'un des rideaux poussiéreux et contemple la ville. Devant les quais du port nagent des couples d'eiders. Je songe qu'ils ont dû avoir ce même sentiment, tous les hommes de sa vie, en voyant Robert débarquer de nulle part et débusquer Olivia juste sous leur nez.

Je reste à la fenêtre à observer les oiseaux marins qui se sont rassemblés sur un îlot, où résonne de temps à autre un cri de liberté; certains s'élèvent en spirale, de plus en plus haut, leurs ailes fendent le soir clair de sublimes battements syncopés. Alors que j'admire leur vol et la mer qui bleuit au-dessous des derniers rayons de soleil, mon portable sonne. C'est Kenny.

« Où êtes-vous ?

— Dans une chambre d'hôtel à Svolvær. Putain, ce que les hôtels peuvent être chers là-haut !

— Dieu vous le rendra au centuple. »

Kenny marmonne quelque chose d'incompréhensible avant de s'éclaircir la gorge et de poursuivre :

« Je suis allé au poste de police local, où j'ai parlé à Johanne Rikhardsen, qui est en charge de l'affaire du proviseur disparu. J'ai aussi fait un tour à la maison de retraite où il vivait.

— Qu'avez-vous découvert ?

— Qu'Olaf Lund était un proviseur retraité de quatre-vingt-sept ans, qui a quitté l'établissement le 18 septembre dernier. On suppose qu'il a glissé ou eu un malaise et est tombé à l'eau. Son corps n'a jamais été retrouvé.

— Ça, nous le savions déjà.

— Oui.

— Autre chose ?

— Non. Je peux rentrer, maintenant ? Drammen me manque.

— Drammen n'a jamais manqué à personne.

— À moi si.

— Vous avez appris autre chose ?

— Un truc. Vous disiez que Borg vous avait expliqué être né dans le coin.

— Exact.

— Comme je m'ennuyais, j'ai googlisé sa mère, Solveig Borg.

— Et ?

— Elle a sa page Wikipedia, avec sa discographie, les prix qu'elle a reçus, et ainsi de suite. Elle était assez connue, à l'époque.

— Prévenez-moi quand vous en arriverez au fait. Surtout, prenez votre temps.

— Ses albums parlent essentiellement de la nature : "Océan bleu", "Des lys", "Voir le soleil se coucher sur Gråtinden" et ainsi de suite, mais pas le dernier, qui respire la piété. La chanson "Rendez-vous au paradis" est…

— Je sais. Apparemment, elle a retrouvé le Seigneur sur la fin. Ça n'a rien d'exceptionnel.

— OK, mais concernant ses anciens albums il apparaît qu'il y a ici une montagne appelée Gråtinden. Pas très loin de là où je me trouve, en l'occurrence.

— Donc Borg a un lien avec cet endroit. Bien, Kenny. Mais il nous en faut plus. Il doit connaître quelqu'un ici, nous avons besoin d'une personne, de quelque chose.

— *Yes, boss.* » Kenny hésite un instant. « Comment ça va, vous deux ?

— Avec Milla ?

— Oui.

— Je couche avec elle en échange de cachetons. Enfin, ça, c'était avant. Maintenant, je couche juste avec elle.

— Pourquoi vous me racontez ça ?

— Pour que vous le sachiez. »

Kenny marque une nouvelle pause.

« Salaud », murmure-t-il avant de raccrocher.

Je reste longtemps à la fenêtre, puis finis par la refermer et tirer les rideaux. Je me dirige vers la salle de bains, j'entends le chuintement de la douche. On dirait que Milla pleure. J'attends un long moment à la porte avant de l'ouvrir et d'entrer.

« Pourquoi avez-vous embauché Robert pour la trouver ? » J'avance jusqu'à la douche, Milla me tourne le dos, son visage enfoui sous les jets d'eau. « Après si longtemps ?

— Parce que j'ai besoin d'elle.

— Pour quoi faire ? »

Enfin, elle pivote sur ses talons. L'eau coule sur ses cheveux, son visage, sa poitrine. Elle fait un pas en avant vers la paroi vitrée.

« Je veux un enfant.

— Olivia n'en est plus une.

— Elle est à moi. Je veux l'avoir avec moi.

— Et ensuite, quand il l'a trouvée ?

— Que voulez-vous dire ?

— Ça allait être vous, Olivia et Joachim ? Ou vous, Olivia et Robert ? »

Elle ne dit rien, se contente de me dévisager à travers la vapeur de la douche.

« Quoi ?! Kenny ? Iver ? »

Elle passe le doigt sur la paroi vitrée.

« Olivia et moi, chuchote-t-elle finalement.

— Et maintenant ? »

Elle sourit faiblement, je vois l'eau se scinder en atteignant ses lèvres, trouver de nouvelles trajectoires sur la peau de son visage. Elle fait un pas en arrière, là où le jet est le plus fort, et se retourne.

Chapitre 79

« C'est pas trop tôt », dis-je tout bas quand le message arrive, le lendemain matin.

Milla est toujours endormie à côté de moi. Dehors, il fait jour et je n'ai presque pas fermé l'œil de la nuit, mon besoin de médicaments commence à être intolérable, je transpire même quand j'ai froid.

Elle n'a même pas pleuré, dit le message.

Je me glisse hors du lit et me rends dans la salle de bains pour appeler Gunnar Ore.

« Il vient de m'envoyer un message. Vous pouvez le retracer ? »

Gunnar semble venir de se réveiller.

« Quoi ? » Il remplit ses poumons, souffle fort. « Qu'est-ce que tu dis ?

— Notre ami, il est au taquet, là. Tu es prêt ?

— Oui, oui, attends un peu.

— Où es-tu ?

— À la maison, je me suis endormi dans un fauteuil dans notre chambre. Je n'arrive pas à me coucher dans le lit.

— Bon, vous êtes prêts ?

— Oui, oui, donne-moi juste quelques secondes. Il est en ligne maintenant ?

— Je ne sais pas, je m'apprêtais à lui renvoyer un message. Espérons qu'il répondra.

— OK. On s'appelle. »

Je m'assieds sur les toilettes et rouvre le message.

Qui ? écris-je en réponse.

Quelques minutes plus tard, mon portable émet un bip.

J'ai passé un moment assis au bord du lit à te regarder. Longtemps après qu'elle avait perdu tout son sang. Tu es simplement resté couché là. Pourquoi ?

À quoi pensais-tu ? écris-je dans l'espoir de prolonger la conversation assez longtemps pour permettre aux gars d'Ore de géolocaliser son portable. *Pendant que tu le faisais.*

Tu ne veux pas le savoir.

Si. Je veux savoir, écris-je, et d'ajouter : *Tu m'intéresses.*

Presque trente secondes s'écoulent avant le bip suivant.

Comment ça ?

Ta propension à merder, surtout. C'est la troisième fois, quand même.

Plus rien. La conversation est terminée.

Je rappelle Gunnar.

« Vous l'avez repéré ?

— Oui. J'ai du monde qui sort pour explorer la zone. Un quartier résidentiel d'Oslo-Ouest. Ils vont aller de maison en maison, ça pourrait prendre un peu de temps.

— OK, rappelle-moi quand vous aurez du neuf. »

Après avoir raccroché, je sors de la salle de bains. Milla est réveillée. Elle se tourne vers moi, ses paupières retombent sans cesse.

« J'ai rêvé de vous… »

Les yeux pas complètement ouverts, elle est couchée sur le flanc, la couette remontée jusqu'au cou.

« Qu'avez-vous rêvé ?

— Vous étiez un autre. Une espèce d'être qui allait me tuer. » Elle serre sa couette en tremblant. « Dieu, ce que vous m'avez fait peur.

— C'est le prix à payer quand on arrête. » Je m'assieds à côté d'elle au bord du lit pendant que je boutonne ma chemise. « Le corps n'aime pas le manque.

— On peut y arriver, Thorkild. » Elle pose sa main sur la mienne. « Ensemble. »

Elle tire ma main, me fait tomber à la renverse, le visage vers elle. Le lit paraît soudain froid, froid et dur, comme les pavés en bas de son immeuble, comme la banquette d'une cellule, comme l'intérieur d'un cercueil.

« Venez, dis-je. Il faut qu'on y aille. On a de la route à faire. »

Chapitre 80

« Vous croyez en Dieu ? » s'enquiert la tante de Svein Borg après nous avoir fait entrer chez elle, tout au bord d'une route au sortir d'un hameau ceint de collines boisées accidentées. Gunhild Borg est une femme terne. Elle a un chignon mâtiné de gris, des paupières qui tombent, des lèvres fines et sèches.

Je réponds :

« Je crois à l'enfer sur terre. »

Nous nous asseyons sur la terrasse qui donne sur l'église et le cimetière. C'est l'été dans le Sud. Les arbres sont verdoyants, l'herbe fraîche, le jardin coloré de fleurs.

Gunhild observe longuement Milla avant de rejoindre la cuisine. Elle en revient avec un pichet de sirop et trois gobelets en plastique.

« Alors, vous êtes de la police ? »

Elle nous sert.

« Oui », dis-je. Nous voyons son mari dans le salon, il lit le journal dans un fauteuil à bascule, avec la radio allumée. « Parlez-moi de votre sœur, Solveig. Elle chantait, n'est-ce pas ?

— Elle a choisi une autre voie, déclare Gunhild en s'asseyant.

— Elle est tombée enceinte, c'est ça ? poursuis-je. Hors des liens du mariage ?

— Oui.

— Et le père du garçon ? J'ai cru comprendre qu'il était russe ? »

Elle lève les yeux au ciel en secouant la tête.

« C'est la version officielle, oui.

— Comment ça ?

— Il y avait aussi des rumeurs selon lesquelles elle vivait avec un homme marié dans le Nord, qui la gardait à la montagne comme une concubine. Je pense que l'histoire du beau médecin russe de Saint-Pétersbourg était une invention pour regagner les faveurs de nos parents et leur soutirer de l'argent pour sa prétendue carrière de chanteuse.

— Elle en a eu ?

— De l'argent ? Ha ! Non, certainement pas.

— Où habitait-elle dans le Nord ?

— Elle faisait un remplacement d'institutrice quelque part aux Lofoten.

— Quand ?

— À la fin des années 1960.

— Et son fils, Svein, vous l'avez déjà rencontré ?

— Elle l'a traîné ici quand il était petit, quand son aventure avec l'homme marié s'est terminée.

— Ils ont vécu ici ?

— Oui. Pendant un an et demi, dans la maison de nos parents, jusqu'à la mort de notre père. Ensuite, elle a fait ses bagages, a quitté maman et m'a laissé tout le travail. Après tout ce qu'ils avaient fait pour elle.

— Comment était-il, Svein, quand il était enfant ?

— Il traînait dans ses jupes du matin au soir. Même pas fichu de dormir dans sa propre chambre. Toujours pendu à elle. Il ne supportait pas de partager l'attention de sa mère, et elle était faible, elle n'arrivait pas à le discipliner.

— Vous avez eu un litige avec Svein Borg concernant le patrimoine de votre sœur ?

— Nous jugions raisonnable que la musique de ma sœur meure et soit enterrée avec elle, mais même pour cela cet homme n'a pas pu trouver de place dans son cœur.

— Il est venu ici, tu te souviens ? » entendons-nous l'homme dire dans le salon.

La tante de Borg se met soudain à respirer péniblement tout en se signant.

« Oui, rendez-vous compte. Même la tombe de sa mère n'était pas sacrée pour cet individu.

— Comment ça ?

— Il a volé sa pierre tombale.

— Pardon ?

— C'est notre pasteur qui est venu nous en informer. La pierre tombale de Solveig avait disparu et quelqu'un avait remué sa terre. Toutes les plantes et… et… »

Reprenant son souffle, elle fixe avec découragement le ciel sans nuages au-dessus de nous.

« Comment savez-vous que c'était lui ?

— Qui d'autre pourrait-ce être ? » s'indigne la tante de Borg.

Je me dépêche de boire une gorgée de sirop acide et me force à sourire.

« Hmm, fais-je avant de boire encore. Ce que je veux dire, c'est que du point de vue de la police, les preuves sont toujours importantes, même si nous savons… » Je plaque ma main sur ma poitrine. « … dans notre cœur, ce qui est vrai et ce qui est faux. »

Gunhild respire profondément.

« Oui, oui, acquiesce-t-elle.

— Il voulait qu'elle soit incinérée », précise l'homme dans le salon.

La radio à ses côtés diffuse un prêche sur la symbiose entre salut et dons d'argent.

« Oui, dites donc. » Elle secoue la tête avec consternation. « Il voulait que sa propre mère soit brûlée et que ses cendres soient répandues au pied de je ne sais quelle montagne. Pour couronner le tout, il a le toupet d'appeler ici maintenant, après tout ce que nous avons traversé. Doux Jésus.

— Il vous a téléphoné ?

— Hier. Je pensais que c'était pour ça que vous étiez ici, pour…

— Hier ? D'où ça ?

— Je ne sais pas. Il m'a dit qu'il voulait parler à Odd… »

Enfin, son mari replie soigneusement son journal et baisse le volume de la radio.

« Il voulait parler de sa mère, et du ciel et du paradis.

— Ce n'est pas la même chose ? »

Je lance un regard vers Milla, qui hausse légèrement les épaules.

« Amen, je te le dis… » L'oncle de Borg donne une impulsion à son fauteuil à bascule. « "Aujourd'hui, avec moi, tu seras dans le Paradis", a dit Jésus au criminel repenti sur la croix à côté de lui. »

Il pousse plus fort et le fauteuil tangue vivement alors qu'il serre les accoudoirs.

« Mais le paradis promis par Jésus est à l'extérieur du ciel », explique Gunhild avec un signe de tête à son mari.

Lequel ajoute :

« Dieu veut que ses enfants viennent dans la nouvelle Jérusalem, où se situe son trône, et il aspire à y vivre avec nous pour l'éternité. Mais cela dépend de nous, c'est le poids de notre foi qui détermine à quel niveau nous résidons.

— Donc Svein voulait savoir si sa mère était au ciel ou au paradis, conclus-je avant de m'adresser à l'oncle dans le salon : Que lui avez-vous répondu ? »

Basculant dans son fauteuil, il m'observe un long moment.

« Que Solveig était morte avant d'obtenir son salut, dit-il finalement, et qu'il appartenait donc à Notre-Seigneur de décider si sa résidence était au ciel ou au paradis.

— Il a peur, glisse la tante de Borg.

— Peur de quoi ?

— De se retrouver seul, reprend l'oncle. Svein sait qu'il n'ira jamais au ciel, parce que dans le meilleur des cas les gens qui ne cultivent pas leur foi de leur vivant, qui ne veillent pas à lui faire dépasser la taille d'un grain de moutarde, passent leur vie après la mort au paradis sans accéder au ciel.

— Solveig nous avait dit qu'il avait changé depuis sa rechute. »

Gunhild joint ses mains sur la table et son regard alterne entre moi et mon gobelet de sirop.

« Sa rechute ? » Je serre les dents, inspire profondément et bois une autre gorgée de ma boisson amère. « Il est malade ?

— Oui. Quand il était plus jeune, Svein a eu une tumeur au cerveau. » Elle s'empresse de me resservir de sirop avant de poursuivre : « Il s'est fait opérer et a guéri. Au téléphone, Solveig nous avait raconté qu'il était retombé malade, qu'elle l'avait emmené chez un médecin, qui avait découvert de nouvelles tumeurs. Le cancer s'était métastasé.

— Quand il a appelé, je lui ai expliqué qu'il devait prier pour son salut, lui aussi, et sa guérison dans le royaume de Dieu une fois qu'il serait qualifié pour la justice divine, ajoute l'oncle dans le salon.

— Sa guérison ?

— Le feu du Saint-Esprit peut brûler le cancer, tout comme les bactéries et les virus. Même si les nerfs, les cellules ou les tissus sont morts, ils peuvent être soignés si on reste à la place que Dieu nous a assignée.

— Qu'a-t-il répondu ?

— Qu'il devait d'abord savoir où elle était. » Elle soupire. « C'est peut-être le mieux qu'on puisse espérer dans ces circonstances.

— Quoi ? »

Elle sourit avec ferveur.

« De pouvoir la revoir.

— Au paradis ? »

Elle joint les mains et hoche la tête.

« Mais pas au ciel ? »

Gunhild continue de sourire en enchevêtrant ses doigts.

« Non. Pas au ciel. »

Dans le salon, son mari a repris la lecture de son journal, monté le son de la radio et redonné de l'élan à son fauteuil à bascule.

Chapitre 81

Kenny téléphone alors que Milla et moi sommes à l'aéroport de Kristiansand. Il a la voix de quelqu'un qui vient de se réveiller, bien qu'on soit l'après-midi.

« Vous avez trouvé quelque chose ?

— Ouaip, déclare Kenny d'un ton satisfait.

— Ah ?

— La mère de Borg a vécu dans le Nord-Norge quand elle était jeune. Elle avait un amoureux et on dit qu'elle vivait là-haut quand elle est tombée enceinte.

— Je sais. On vient de parler à sa sœur. Et j'ai compris l'urgence du projet de Borg : il est malade, il ne lui reste pas longtemps à vivre. Rentrez. Il faut qu'on parle. Je crois que Borg pourrait avoir réussi à regagner la Norvège, il faut qu'on...

— Je ne suis pas à Svolvær. »

Assise sur un banc plus loin, Milla travaille sur son ordinateur. Parfois, nos regards se croisent. Elle a un petit sourire, penche la tête sur son épaule en me regardant, attend une réaction.

« Je suis à Oslo, poursuit Kenny alors que je me détourne de Milla et commence à marcher vers des fenêtres qui donnent sur une zone commerciale.

— Quoi ? Pourquoi ?

— Je me disais que j'allais être là à votre retour. J'ai besoin de parler à Milla et elle ne décroche pas son téléphone, alors je…

— Oh, le con ! Où ça ?

— Dans un bar sombre. Le plus sombre de tous.

— Donc vous voulez voir Milla ? Pour parler de vous deux ? Pour lui dire qu'Iver et vous étiez au courant bien avant sa disparition, bien avant qu'elle décide de la chercher ?

— Comment…

— C'est vous, Kenny, qui étiez descendu à Ibiza avec Karin la première fois, n'est-ce pas ?

— Je ne savais pas que c'était elle. Ils avaient besoin de monde. Hønefoss, c'est un petit poste.

— Donc vous m'avez menti. Vous étiez au courant de l'existence d'Olivia pendant toute une année avant sa disparition. Seriez-vous une de ces mouches dans le potage policier, Kenny ? L'un de ces flics auxquels je devrais m'intéresser de plus près ?

— Non. Je ne savais pas que c'était la fille de Milla quand on est descendus les chercher à Ibiza, avec Karin, c'était juste deux gamines de la Protection de l'enfance qui avaient fugué. Le genre d'affaires que nous avons sans arrêt.

— Vous avez informé Robert ? »

Un blanc.

« Oui, dit-il finalement.

— Quand ?

— Quand Milla, lui et moi étions à Ibiza pour chercher Siv et Olivia, une semaine avant sa mort.

— Pas tout de suite, alors ? »

À nouveau, il laisse passer un temps avant de répondre. « Non.

— Et maintenant, vous avez l'intention d'en parler à Milla. De vous ouvrir à elle et de lui demander pardon. J'ai raison ?

— Oui, soupire-t-il. Vous avez raison.

— Qu'a dit Robert quand vous lui avez raconté ça ?

— Iver était d'avis que nous ne disions rien, il pensait que cela ne ferait qu'empirer les choses, que ça pouvait même être bien que Robert parte de zéro. » Il souffle lourdement dans le téléphone. « On sait ce qui lui est arrivé. »

Kenny se tait de nouveau, je n'entends que son souffle, court, arythmique, et la clientèle du bar en bruit de fond. « Mais je ne lui ai pas tout dit.

— Comment ça ?

— Quoi ?

— Qu'avez-vous omis de dire à Robert ?

— Ah, ça. » Il rit soudain, en aparté. « Je vous disais qu'on gardait un œil sur elle, qu'on s'assurait qu'elle allait bien, tout en veillant à ne jamais nous impliquer, mais Iver est allé plus loin. Quand la déclaration de disparition est arrivée et qu'on a compris que c'était Olivia, on a paniqué et il a mis tout le commissariat sur le coup. On a été chargés de chercher les filles dans les cercles qu'on connaissait le mieux : les drôles d'oiseaux de la ville, les toxicos, les SDF, les alcoolos, les jeunes à problèmes. On savait que la copine d'Olivia avait des amis dans ce milieu.

— Qu'avez-vous découvert ?

— D'après une fille à qui j'ai parlé, ils voyaient souvent Olivia et Siv dans un centre commercial après l'école et d'un seul coup elles ont eu plein de fric. Quand elle s'en était étonnée, Olivia lui avait expliqué qu'elle avait un nouvel oncle.

— Un oncle ? Comment ça ?

— Iver lui donnait de l'argent. »

Je me lève.

« Vous êtes sûr ?

— Qui d'autre ? Il n'y avait que nous deux qui étions au courant pour Olivia.

— Vous l'avez confronté à la question ?

— Oui, mais il a nié. Bien sûr qu'il a nié. » Il soupire. « Ça n'a plus d'importance, maintenant. Il ne reste plus qu'à conclure. Mettre toute cette saloperie sur la table, accepter les conséquences. Qui sait, peut-être que Milla comprendra ? Qu'on l'a fait pour elle. Qu'on veillait sur la petite.

— Allez à son appartement, Kenny.

— Pourquoi ?

— Allez à son appartement. Je viendrai ce soir. Vous pouvez ?

— Qu'est-ce que vous allez faire, maintenant ?

— Parler avec Iver. J'ai besoin de votre aide à tous les deux pour déterminer ce que Robert a fait de l'information que vous lui avez donnée en Espagne.

— OK. » Kenny a un hoquet, un pied de chaise racle le sol. « De toute façon, il est temps de partir.

— Vous avez la clef ?

— Oui. Milla m'a donné la sienne la dernière fois. »

Après avoir raccroché, je rejoins Milla.

« C'était Kenny ? »

Elle pose son ordinateur et me regarde.

« Oui. »

Je m'assieds à côté d'elle.

« Où est-il ?

— Il vous attend à Oslo.

— Moi ? Comment ça ?

— Il voudrait vous parler. Je lui ai dit, pour nous deux.

— Nous deux ? Que voulez-vous dire ?

— Qu'on couche ensemble.

— Pourquoi ?

— Je pensais qu'il avait besoin de le savoir.

— Parce que ?

— À cause de la façon dont il vous regarde.

— Il me regarde ? »

Les commissures de Milla se recourbent en un vague sourire.

« Oui. Il voudrait vous parler, mais je ne veux pas que vous le voyiez avant que je l'aie vu. »

Milla joint les mains sur son ordinateur.

« C'était une bourde. Ce qui s'est passé entre Kenny et moi.

— Nous en faisons tous. »

Milla ne lâche pas mon visage du regard.

« Vous pensez que c'en est une, ça aussi ?

— Vous le savez bien.

— Comment pouvez-vous être si froid ?

— Nous approchons de la fin, Milla. » Il est temps de faire ce que je redoute depuis Moscou. « Vous ne le sentez pas ?

— Donc vous avez commencé à vous préparer à la fin, à partir ?

— Je n'ai jamais été là, en fait, Milla.

— Espèce de salaud », fait-elle en reniflant, avant de se lever et de se diriger vers la porte d'embarquement.

Chapitre 82

Milla et moi n'avons quasiment pas échangé un mot pendant le vol du retour. C'est peut-être aussi bien, nous sommes en train de passer à une autre phase, à la fois de l'enquête et de notre relation. Tous les secrets doivent être mis sur la table.

J'aperçois Joachim sous un tableau d'arrivées. Il guette la file de passagers qui vont récupérer leurs valises sur les tapis roulants. Nous repérant, il nous fait de grands signes pour que Milla le voie. Celle-ci ne semble pas le remarquer. Elle pile devant un carrousel à bagages et m'empoigne le bras.

« Venez à Tjøme, m'enjoint-elle alors que Joachim commence à marcher vers nous.

— Non.

— Vous pourrez avoir d'autres cachets, chuchote-t-elle. Je vous le promets. Nous n'avons pas besoin de…

— Je dois aller à Drammen pour parler à Iver.

— Non. » Elle serre mon bras plus fort. « Je ne veux pas que vous partiez. Je vais tout raconter à Joachim. Je voudrais que nous deux on… »

Je cesse d'avancer.

« Arrêtez ça, Milla. Nous…

— Non, non, je ne plaisante pas ! s'écrie-t-elle, s'attirant des regards curieux. Je voudrais que vous veniez avec moi. J'ai payé pour que vous m'aidiez. Vous n'avez pas le droit de partir avant qu'Olivia…

— Je vais revenir, dis-je dans un murmure, alors que son compagnon nous rejoint.

— Quand ? »

Milla tourne le dos à Joachim, qui allait l'enlacer et se retrouve les mains tendues dans le vide.

« Bientôt.

— Non, insiste Milla. Je veux savoir quand vous allez venir.

— OK. Demain. Kenny est dans votre appartement, je vais le retrouver là-bas si ça ne vous ennuie pas. Et nous viendrons tous les deux demain matin. OK ?

— Promis ?

— Promis. »

Je salue Joachim d'un signe de tête, il tente de nouveau d'enlacer Milla, sans succès, puis je me dirige vers l'escalier mécanique qui mène au train pour Drammen.

Chapitre 83

Le wagon dans lequel je me trouve est à moitié plein. Gunnar Ore décroche à la première sonnerie.

« Quoi ? » grogne-t-il.

Je me détourne des autres passagers pour contempler le paysage pluvieux par la vitre.

« Ça a donné quelque chose, la géolocalisation du portable ?

— C'est en train de partir en vrille, et dans les grandes largeurs ! On a dû faire du porte-à-porte toute la journée. On avait presque terminé et on allait laisser tomber quand ça m'est revenu.

— Quoi ?

— Que je connaissais le coin. »

Le train accélère, la pluie dessine de longs traits sur la vitre.

« Oui ? »

Je passe les doigts sur le verre.

« C'est un appartement d'Eiler Sundts gate. On a même trouvé le téléphone. Sur la table de la cuisine.

— Qui y habite ?

— Ça ne te dit rien ?

— Non.

— L'appartement est vide. Les anciens propriétaires sont morts l'an dernier alors qu'ils étaient au beau milieu d'un divorce amer, ça ne t'évoque rien ?

— Tu ne pourrais pas juste cracher le morceau ? » fais-je avec impatience.

Je ne suis pas prêt pour une nouvelle séance dans le labyrinthe mental de Gunnar.

« Camilla et Robert Riverholt. C'est leur appartement.

— Je ne comprends pas. Qui y habite maintenant ?

— Personne. Il est resté inoccupé depuis leur mort. D'après l'avocat qui s'en occupe, les héritiers n'ont pas encore soldé l'indivision.

— Et c'est là que vous avez trouvé le portable ?

— Oui, putain ! Dans la cuisine ! On va le rapporter pour voir s'il y a quelque chose d'utile dessus… Dis, l'enterrement est demain. Tu viendras ?

— Oui. Je vais revenir à Oslo dès que j'aurai fini ce que j'ai à faire à Drammen. Il faut juste que je parle à Iver seul à seul d'abord.

— Tu es sûr de ton coup ? On ne sait pas si…

— Iver est le numéro deux du commissariat de Drammen. Si je devais échouer dans une benne à ordures ou au fond du fjord, il sait sûrement qui viendrait frapper à sa porte.

— D'accord, mais sois prudent.

— Gunnar », dis-je avant qu'il raccroche. Le train ralentit et je délaisse les bâtiments pluvieux pour ramener mon regard sur les autres passagers. Ils ont tous l'air de mannequins de vitrine endormis. D'un seul coup, je me sens fatigué, épuisé, exténué. « Je…

— Attends. » Sa voix est plus basse maintenant. « Attends. Garde ça pour toi pour l'instant. Nous deux, on ne va pas pouvoir se reposer avant de les avoir trouvés, avant que j'aie soutiré le dernier atome d'oxygène de…

— Tu ne peux pas tuer…

— Vraiment ? » Il rit. « Tu vas m'en empêcher ? »

Ne souhaitant pas conclure la conversation sur un mensonge, je raccroche.

Chapitre 84

Je m'arrête près d'un canapé dans le salon. Par une fenêtre ouverte juste à côté, j'entends les arbres qui se balancent au vent et Siv qui rit sur la terrasse. J'ai toujours aimé les branches qui craquaient en chaloupant comme dans une danse de géants verts. Je ne sais pas pourquoi, je n'ai aucun souvenir de nous dans un endroit pareil.

Je saisis un coussin sur le canapé, l'appuie délicatement contre mon visage. Il y a une odeur, dans les profondeurs du tissu, que j'ai déjà sentie. Je l'ai perçue dès notre arrivée, mais elle est plus forte ici qu'ailleurs dans la maison. Maman, cette odeur, je crois que c'est la tienne.

« Qu'est-ce que tu fous ? » rigole Siv.

Sa voix a toujours un autre timbre quand elle a bu. Ses hanches tanguent davantage, comme si elle n'arrivait pas à se caler dans une position debout stable.

« Rien. »

J'ôte le coussin de mon visage, le repose sur le divan.

« Tu le sentais.

— Non.

— Si ! s'exclame-t-elle d'une voix stridente en riant, alors qu'elle bascule d'avant en arrière sur ses hanches.

— Peu importe. »

Je me tourne pour partir.

« Eh ! » Elle vient me prendre par l'épaule. « Où tu vas ?

— À la salle de bains, j'ai mal au ventre.

— T'es bourrée ?

— Non, mais toi oui, par contre.

— D'accord. » Siv a le hoquet, elle chancelle en s'accrochant à mon épaule. Ses prunelles sont recouvertes d'une membrane brillante et son rouge à lèvres ou le vin ont coloré ses incisives. « Alors je vais sortir demander au vieux s'il a envie de danser. »

Elle ondoie légèrement puis lâche prise, pivote sur elle-même en riant et s'élance dans la cuisine vers la porte vitrée qui ouvre sur la terrasse.

Chapitre 85

« Entrez, m'invite Iver quand je me retrouve sur le seuil de sa maison individuelle dans le quartier d'Austad à Drammen. J'ai fait une soupe à la viande. Tous ces voyages ont dû vous ouvrir l'appétit. »

Sur le chemin de la cuisine, je remarque une série de photos prises sur plusieurs décennies. Iver et une femme. Sur la dernière, ils sont en vacances à l'étranger.

« Votre épouse ? »

Je m'attable.

« Ex, corrige Iver en versant de la bière dans mon verre. Nous avons divorcé en 2006. Elle ne supportait pas mon boulot.

— Oui, en général, c'est comme ça que ça se termine, dis-je sans chercher à savoir pourquoi il a gardé les photos au mur.

— Où est Milla ? »

Iver soulève le couvercle de la casserole et nous sert. Il est vêtu d'une chemise bleue et d'un jean qu'il me semble avoir vus sur une des photos.

« Elle est rentrée à Tjøme avec Joachim.

— Bon. » Iver souffle sur sa cuillère de viande salée et de légumes. « Ça vaut peut-être mieux, en l'état actuel des choses.

— Oui.

— Comme vous le savez… » Il goûte la soupe, l'arrose d'une gorgée de bière. « Milla et moi, on se connaît depuis longtemps. » Il sourit. « Elle a même suggéré que Mugabe était partiellement basé sur moi, bien que j'aie du mal à voir la ressemblance.

— Dans le livre sur lequel elle travaille maintenant, il semblerait que ce soit moi qui ai pris cette place.

— Ah ? »

Iver lève les yeux de sa cuillère, ils s'animent d'une lueur intense, qui disparaît aussitôt, alors que les muscles autour de ses yeux se décrispent. Certains sont plus doués que d'autres pour dissimuler ce qu'ils ne souhaitent pas qu'on voie.

« Apparemment, ça fait partie de son processus d'écriture. D'adapter son personnage principal à la personne avec qui elle couche au moment de la rédaction. Je suppose qu'il y a aussi chez lui des éléments de Kenny et de Robert.

— C'est arrivé une ou deux fois, il y a des années, mais ça s'est terminé aussi vite que ça avait commencé.

— Quand votre femme l'a découvert et a demandé le divorce ?

— Vous êtes sacrément cynique, vous, hein ? » Il repose sa cuillère dans son bol et saisit son verre de bière. « Comme je le disais, c'est de l'histoire ancienne, sans grande importance ici.

— On parle d'Olivia ? »

Iver hoche lourdement la tête, il respire à fond tout en caressant son verre.

« J'ai réfléchi.

— Il paraît que ça peut aider.

— Si Borg collabore effectivement avec quelqu'un…

— Nous sommes tous en danger, c'est ça ? »

Il hoche de nouveau la tête, d'un geste empreint de gravité.

« Il y a une chose que je ne vous ai pas dite. J'aurais peut-être dû.

— Il serait temps, oui.

— On aurait dû vous en parler tout de suite.

— Du fait que Kenny et vous saviez où était Olivia bien avant que Milla loue les services de Robert ? Oui, vous auriez dû m'en parler tout de suite. Et à elle aussi.

— C'est Kenny qui vous l'a dit ?

— Et je crois que vous vous doutiez qu'un jour viendrait, poursuis-je sans répondre à sa question, où Milla solliciterait votre aide pour retrouver sa fille. Je crois que vous l'avez encouragée à embaucher Robert pour vous éviter, à Kenny et vous, d'avoir à lui expliquer que vous saviez ce qu'était devenue Olivia.

— Qu'est-ce qu'on pouvait faire ? soupire Iver en serrant sa main autour de son verre. On n'était pas censés savoir.

— Non, vous n'étiez pas censés savoir.

— Kenny galère sur tous les plans en ce moment. Je ne sais pas s'il va réussir à garder le secret beaucoup plus longtemps.

— Vous l'avez rencontrée ?

— Quoi ?

— Avez-vous rencontré Olivia avant qu'elle disparaisse ?

— Non, je… » Il respire et reprend son verre de bière, comme une bouteille d'oxygène. « C'est par hasard que nous l'avons découverte : Kenny avait accompagné Karin pour chercher les filles à Ibiza après leur fugue. Et quand Milla a commencé à parler de la retrouver… Après Ibiza, on avait gardé un œil sur elle, on s'assurait qu'elle allait bien, si c'est ce que vous voulez savoir. Mais on gardait nos distances, on ne lui a jamais parlé.

— Kenny et vous ?

— Oui. Les six derniers mois, on ne l'a pas vue, parce que tout avait l'air de bien se passer et on ne voulait pas être trop impliqués. Écoutez, où voulez-vous en venir avec ces questions ?

— C'est juste que j'ai du mal à imaginer deux adolescentes montant dans la voiture de Borg. Je verrais plus une fille comme Olivia monter dans la voiture de quelqu'un qui connaissait sa mère, sa mère biologique. Quelqu'un qui aurait pu la contacter au préalable, en lui proposant de les présenter si elle voulait. Ou un policier…

— Alors vous pensez que je lui aurais fait quelque chose ? Pourquoi ? Bon sang, mec ! Vous êtes pas bien !

— Kenny prétend que vous lui avez donné de l'argent.

— Il ment ! tonne Iver en attrapant la veste suspendue au dossier de sa chaise. Quel connard ! » Il sort ses clefs de voiture. « On va tirer ça au clair une fois pour toutes. On prend ma voiture, je conduis. »

Chapitre 86

La salle de bains est plus grande que ma chambre, au foyer. Il y a deux lavabos, une douche d'un côté et une baignoire contre le mur d'en face. Je ferme la porte, avance vers le miroir, écarte mes cheveux de mon visage. J'ouvre le robinet, laisse l'eau chaude arriver, puis je glisse mes doigts sous le jet, l'eau coule sur mes paumes, sur mes poignets, je m'asperge le visage.

Dehors, j'entends Siv rire, ou chanter, je ne suis pas sûre. Je ferme le robinet, m'essuie le visage et les mains avec une serviette, m'assieds sur les toilettes. Sa voix, de nouveau. Elle est plus bruyante à présent, crie quelque chose. J'écoute, mon regard danse sur le sol, les murs, la jolie baignoire. Dans le miroir, je ne vois que le sommet de mon crâne, mes cheveux et une petite partie de mon front. J'ai l'air tellement petite, comme si j'étais de nouveau une enfant qui n'arriverait qu'au lavabo. J'ai soudain un élancement dans le ventre, je me mets à saliver abondamment. Je me jette à genoux et ouvre l'abattant juste à temps.

La cuvette se remplit d'eau teintée de vin, j'essaie de reprendre mon souffle avant de vomir de nouveau.

Mon estomac enfin vidé, je me lève et retourne au lavabo, rouvre le robinet, me rince la bouche, crache, recommence. J'entends une troisième fois la voix de Siv, mon corps se fige. Il y a quelque chose de différent. Ce n'est pas juste une ivresse bruyante, mais plutôt une exclamation plus concentrée, comme quand on a peur.

Chapitre 87

« Vous avez les clefs ? » s'enquiert Iver quand nous nous garons en bas de l'immeuble de Milla à St. Hanshaugen.

Je secoue la tête.

« Kenny a dit qu'il les avait.

— Allons-y, alors. »

Il lance un bref regard vers le coin de la rue, serre son col contre son cou, et se dirige vers l'ascenseur. Je le suis.

Une fois devant la porte du penthouse de Milla, Iver sonne. Aucun bruit à l'intérieur.

Je téléphone à Milla, à Tjøme. C'est Joachim qui décroche.

« Qu'est-ce qui se passe ? Milla dort.

— Kenny a téléphoné ?

— Tout à l'heure. Je lui ai dit qu'elle dormait, tous ces voyages l'ont épuisée. Il appelait de notre appartement, à Oslo.

— Nous y sommes et personne ne répond.

— Vous l'avez appelé ?

— Son portable est éteint.

— Il doit être en train de dormir. Il avait l'air soûl au téléphone, je lui ai dit que…

— Réveillez-la.

— Ça ne peut pas attendre ? Je…

— Réveillez-la !

— Bon, d'accord. » J'entends Joachim ouvrir une porte et la refermer doucement derrière lui. « Trésor, chuchote-t-il. Trésor, ils aimeraient bien te parler… »

Quelques grognements fatigués sont émis du côté du lit, puis la voix de Joachim revient :

« Elle a pris quelques cachets, je…

— Putain, mec ! Vous ne pouvez pas juste la réveiller ?

— Milla ? Milla, s'il te plaît. Ils ont besoin de te parler. »

Gémissement, murmure, silence.

« Ça ne marche pas, nous chuchote Joachim. Je n'y arrive pas. »

Iver m'enlève mon téléphone et le plaque contre son oreille.

« Iver à l'appareil, fait-il d'un ton abrupt. Tu as une clef de l'appartement ? »

Quelques secondes plus tard, il hoche la tête.

« Bien ! Alors tu l'apportes tout de suite. OK ? »

Il raccroche et me rend mon portable.

« La petite chose va venir nous ouvrir. Il ne nous reste plus qu'à attendre. »

Chapitre 88

Joachim arrive deux heures plus tard. Nous entendons ses pas dans l'entrée de l'immeuble, puis son petit trot dans l'escalier.

« L'ascenseur, c'est pas pour les chiens, bougonne Iver quand il arrive enfin.

— Je n'aime pas les espaces exigus, explique Joachim en cherchant la bonne clef. On avait prévu de mettre un verrou à code pour ne plus avoir besoin de clef, mais après ce qui est arrivé avec Robert on n'a plus tellement utilisé l'appartement. » Il ouvre, s'écarte, nous laisse passer. « Je peux y aller ? ajoute-t-il aussitôt. Je ne voudrais pas laisser Milla trop longtemps, et…

— Tu restes avec nous », marmonne Iver quand nous arrivons dans le salon.

Au-dessus de nous, une lune rousse habillée de nuages sombres brille dans le ciel. L'appartement entier dégage une forte odeur de produits d'entretien, mais pas seulement, on sent aussi dans la pénombre un vague relent d'alcool, d'haleine ivre. Je sens le malaise croître dans mon diaphragme, chose qui m'arrive d'habitude quand mon corps se prépare pour une sensation forte.

« Il y a quelqu'un ? s'enquiert Joachim, partiellement caché dans mon dos.

— Je ne sais pas », répond Iver.

Il actionne l'interrupteur du plafonnier, franchit le seuil, va se poster au milieu de la pièce, regarde autour de lui, l'air inquiet, puis continue d'avancer.

Une mince pellicule d'eau savonneuse adhère encore au sol du salon et le rend glissant.

« Qui a fait le ménage ? »

Je me tourne vers Joachim, qui est toujours sur le seuil, les doigts crispés sur son trousseau de clefs.

Il hausse les épaules.

« C'est une entreprise qui s'en occupe.

— Le soir ?

— Non. » Il fait tarder sa réponse. « Je ne crois pas.

— Il n'y a personne », déclare Iver après avoir fait le tour du propriétaire. Il s'assied sur le canapé, bâille, se frotte le visage. « Qu'est-ce que vous en pensez, Thorkild ? On attend ?

— Non. » Je fais signe à Joachim de me passer ses clefs. « Rentrez, je vais rester ici cette nuit. Je vous préviendrai s'il refait surface. »

Les deux hommes soupirent, me saluent brièvement de la tête et s'en vont. Je les raccompagne au palier et y reste jusqu'à ce qu'ils aient franchi le porche de l'immeuble et soient remontés en voiture. Puis je prends mon portable et j'appelle Gunnar Ore.

« Quoi ? »

Le ton est fatigué. Il est près de minuit.

« Je suis dans l'appartement de Milla. J'ai besoin d'aide.

— Pour quoi ? »

De nouveau, mon regard glisse vers les fenêtres et la lune rousse au-dessus de la ville.

« Pour un examen de scène de crime. »

Chapitre 89

« Qu'est-ce que vous avez fait ? »

Quand j'arrive dehors, Siv est couchée sur le flanc, la moitié du corps sur la terrasse, un pied et un bras pendant au-dessus d'un parterre de fleurs. On dirait du vin, ce liquide qui s'écoule sous ses cheveux et colore le bois des planches et les pierres du muret qui retient le parterre. Comme si elle était tombée sur une bouteille cassée.

« C'était un accident », assure-t-il.

Ses mains pendent lourdement sur les côtés.

Le visage de Siv est de travers, tordu en un angle singulier, ses yeux sont luisants, froids, comme le verre d'un miroir.

« On dansait, pleurniche-t-il, chancelant légèrement. On faisait juste un peu les cons et elle a glissé. » Il me regarde. « Elle a glissé, je… je… »

Je m'accroupis devant Siv, l'attrape par l'épaule, essaie de la retourner. La flaque de sang se met aussitôt à grandir.

« Il faut l'aider ! »

Je sanglote en cherchant avec mes doigts l'origine du sang dans ses cheveux.

« Oui, oui, acquiesce-t-il sans bouger.

— Alors, appelez une ambulance ! »

Il ne dit rien, se contente de regarder droit devant lui, dans le vide.

Chapitre 90

« Bon, je crois qu'on peut commencer à remballer. »

Les hommes de Gunnar Ore ont travaillé toute la nuit. L'appartement de Milla a été passé au crible, mais aucun élément notable n'en est ressorti, si ce n'est la relative certitude que quelqu'un est venu faire le ménage récemment. Quand les bureaux de l'entreprise d'entretien ouvriront, nous saurons au moins si c'est elle qui s'en est occupée.

Il est bientôt sept heures du matin et la moindre parcelle de mon corps réclame du sommeil et des médicaments antidouleur. Gunnar me tend la clef de l'appartement, salue de la tête les techniciens du groupe de scène de crime et se tourne vers moi.

« Toi, tu viens avec moi. Il faut qu'on se prépare pour l'enterrement. Avec un peu de chance, tu pourras même poser la tête sur l'oreiller pendant deux heures avant ça. Dieu sait que tu as l'air d'en avoir besoin. »

Nous sortons dans la lumière froide du matin.

« Il faut qu'on aille jeter un coup d'œil chez Borg à Molde, observe Gunnar alors que nous marchons vers sa voiture.

— L'appartement a été vendu.

— Vendu ?!

— Il faisait partie des biens de la succession. À propos, Borg a téléphoné à son oncle et sa tante du Sørlandet, il essaie de déterminer si sa mère l'attend au ciel ou au paradis.

— Il y a une différence ?

— Apparemment.

— Sacré bonhomme, hein ? J'ai hâte de le rencontrer. »

Je me rends soudain compte qu'il est difficile de voir où s'arrête la colère de Gunnar et où commence son chagrin.

« Borg est malade, dis-je. Ces meurtres, son projet, je commence à voir de quoi il s'agit. Son pote, en revanche…

— Quoi, son pote ?

— J'ai du mal à saisir quels sont les enjeux pour lui, pourquoi il doit nous dégager de sa route. Je ne vois pas non plus ce qui le lie à Borg. J'ai essayé, encore et encore, mais je ne trouve rien. On dirait que ces deux-là sont totalement séparés mais se suivent dans des trajectoires parallèles où que nous nous tournions.

— L'un nous mènera à l'autre », grommelle Gunnar alors que je sélectionne le numéro de Kenny sur mon portable.

Son téléphone est toujours éteint.

Chapitre 91

Le salon de Gunnar est plein de cartons.

« Tu vas les donner ? »

Je m'enfonce dans le canapé où j'étais assis la dernière fois que je suis venu.

« Je vais les monter au grenier, répond Gunnar. C'est ses affaires, je ne sais pas quoi en faire. »

Il se met torse nu et balance ses vêtements par terre.

« Tu as… » Je regarde autour de moi dans la pièce nue. « … ce que tu m'as promis ?

— Quoi ? » Il croise les bras. « J'ai quoi ?

— Les cachets ? Ceux que tu allais me donner quand…

— Bien sûr, affirme-t-il sans me lâcher des yeux.

— Je peux… les voir ? »

Le regard railleur, les lèvres pincées, Gunnar m'observe, puis il disparaît dans sa chambre à coucher.

« Tiens, dit-il en revenant et en balançant un filet à provisions sur la table. Les cachets d'Ann Mari. Ils sont tous là. »

J'attrape le sac par le fond et le secoue. Les boîtes de médicaments se répandent sur la table comme des Lego vidés par terre par un gamin surexcité. Imovane, Mogadon, Diazepam, Xanax, Seresta, Paracétamol codéiné, codéine, Tramadol, et des oxy, tout un tas d'oxy.

« Pour que tu n'aies pas besoin d'aller chez le médecin », dis-je tout bas en prenant une boîte d'OxyContin.

« La récompense au bout de ta course, commente Gunnar d'un ton acerbe alors que je regarde amoureusement la montagne de cachets.

— Pourquoi en avait-elle tant ? »

Je soupèse une boîte non entamée d'Oxynorm, caresse l'ouverture du pouce.

« Elle allait voir des médecins, sans arrêt des nouveaux, ils lui prescrivaient d'autres cachets, de toutes formes et couleurs, mais elle ne les prenait pas. Elle ne faisait que les stocker et en demander d'autres.

— Pourquoi ?

— Elle voulait peut-être être prête, parce qu'elle savait depuis le début qu'un jour ou l'autre tu débarquerais à sa porte ?

— Gunnar. Ne…

— Tu peux en prendre un maintenant, dit-il froidement. Mais juste un.

— Quoi ? »

Je regarde fixement la boîte que j'ai dans la main tout en sentant la sécrétion salivaire s'activer dans ma bouche.

« Allez, me taquine-t-il. Je sais que tu en as envie. Je sens tes tiraillements intérieurs quasiment d'ici. Prends-en un.

— Je ne suis pas faible, dis-je dans un souffle en reposant la boîte sur la table avec les autres.

— Qu'est-ce que tu es, alors ? »

Son regard s'attarde sur le grand déballage devant moi.

« Malade.

— Il y a une différence ? »

Gunnar reste debout à me toiser, il attend que je cède. Je vois qu'il brûle d'attraper les boîtes et de me forcer à le regarder vider dans les chiottes toutes les plaquettes jusqu'à la dernière gélule, avant de me demander avec dédain si j'en veux toujours. Il attend que je lui montre ma plongée vers le fond pour pouvoir me montrer sa colère. Je ne peux pas laisser cela se produire. Pas ici. Pas maintenant.

« Oui. » Je remets les cachets dans le filet à provisions, le pousse vers lui. « Il y a une différence.

— D'accord. Soit. » Gunnar tourne les talons. « Va prendre une douche. Il ne nous reste que quelques heures avant l'enterrement. Moi, je vais me coucher. »

Chapitre 92

J'ai dû m'endormir dans le fauteuil après être allé dans la salle de bains. Quand j'ouvre les yeux, le sac de médicaments a disparu de la table.

« Tu es prêt ? »

Gunnar passe d'une chambre à une autre. Il est déjà en costume, tient une paire de chaussures à la main.

« Oui. » Je me hisse du fauteuil. « Je suis prêt.

— Donc tu n'en as pas pris un seul ? observe-t-il, réprimant ce qui aurait pu être un sourire.

— Tu les as comptés ?

— J'ai un costume à te prêter, et des chaussures. Tout est dans la chambre d'amis. »

Il désigne la pièce à côté de celle où j'ai vu Ann Mari pour la dernière fois.

« D'accord. » Je me lève, bâille et me masse la joue et la mâchoire en essayant de me souvenir si j'ai rêvé. « Donne-moi cinq minutes. »

Gunnar m'interpelle quand je ressors de la chambre :

« Tu crois qu'il a pu rentrer en Norvège ? Svein Borg, tu crois qu'il pourrait être à Oslo ?

— Rentrer, oui. Pour mener à bien son projet. Mais où ? Le problème, c'est que je ne sais toujours pas où c'est, chez lui.

— Et ton ami Kenny ? Du nouveau ? »

Je regarde mon portable. Il n'y a aucun message.

« Non.

— On devrait peut-être mettre un homme devant chez Milla, au cas où il ressurgirait.

— Je ne pense pas que ce soit utile. »

Je fais le numéro de Kenny. Son portable est toujours éteint.

« Ah ? Pourquoi ?

— Parce que… » Je range mon téléphone dans ma veste. « Parce que je pense que Kenny a de sérieux ennuis… »

Chapitre 93

Il reste planté là, au milieu de la terrasse, à regarder la forêt.

« Vous ne m'entendez pas ? » Je comprime la plaie à la tête de Siv, qui n'arrête pas de saigner. « Il faut faire quelque chose !

— Oui », murmure-t-il. Un tressaillement parcourt les doigts d'une de ses mains, comme si son corps émergeait soudain d'une transe. Enfin, il me regarde. « Oui, il faut faire quelque chose. »

Il fait ensuite quelques pas mal assurés vers moi.

Je vois dans ses yeux qu'il ne va pas faire ce que je lui demande. Il a décidé autre chose. Quelque chose de complètement différent.

J'ai envie de lâcher Siv et de déguerpir, mais mes jambes refusent. Il vient se placer juste devant moi.

« S'il vous plaît », dis-je tout bas.

Il sourit en apercevant les larmes que je n'arrive plus à retenir. Me prenant par les épaules, il m'écarte doucement de Siv, m'allonge sur le dos sur la terrasse. Ensuite, il s'assied sur moi et balaie les cheveux qui se sont collés à mes joues.

« Ne pleure pas, fait-il d'une petite voix, ses mains glissant sur mes lèvres. Ne pleure pas, Olivia. » Je sens ses doigts descendre vers mon menton, puis se rassembler autour de mon cou. « S'il te plaît. C'était juste un accident. »

Chapitre 94

« Écoute…, commence Gunnar alors que nous roulons vers l'église où vont se dérouler les funérailles. L'enterrement, on ne pourrait pas essayer de traverser ça… » Il se mord la lèvre inférieure en cherchant les mots justes. « … en nous conduisant comme des hommes ?

— Les grands garçons ne pleurent pas, ce genre de trucs ? »

Gunnar hoche vivement la tête.

« Oui, oui, c'est tout à fait ce que je veux dire. Il n'y a pas de mal à ça, mais… » Il me regarde, juste un bref instant, avant de se détourner. « Tu vois, hein ?

— Oui, patron. Le deuil digne. »

Il acquiesce encore, les yeux plissés vers la route.

« Oui, exactement, je ne peux pas être en train de m'inquiéter à l'idée que tu t'écrouleras quand… » Il se mord la lèvre plus fort. « Quand ils descendront son cercueil dans… dans… »

Il ne finit pas sa phrase, cligne des yeux, serre le cuir du volant.

« Je vais bien me tenir, patron. »

Gunnar se gare sur le parking de l'église, coupe le contact.

« Et autre chose. » Sa voix a soudain retrouvé son timbre autoritaire bien connu alors qu'il pivote sur son siège en braquant son index sur moi. « Combien de fois je dois te rappeler que je ne suis plus ton patron ? Je ne vois pas ce qu'il y a de si foutrement difficile à…

— Qu'est-ce qu'il fout là, lui ? »

Un individu massif fume une cigarette sur les marches de l'église, les yeux mi-clos face au soleil de printemps.

« Qui ça ? »

Gunnar se penche vers le pare-brise pour mieux voir.

« Ulf, dis-je alors qu'apparaît dans son dos une femme rousse vêtue d'une robe, un châle jeté sur ses épaules nues. Et Doris, sa nouvelle petite amie. »

Gunnar me regarde.

« Doris ?

— Elle est allemande.

— Mon Dieu. »

Gunnar ouvre sa portière, passe la main dans son millimètre de cheveux et nous nous dirigeons tous deux vers l'église. Nous nous arrêtons devant Ulf et Doris, Gunnar leur serre la main avant de s'excuser et d'aller trouver le pasteur.

« Thorkild Aske. »

Ulf me souffle sa fumée de cigarette droit dans le visage et me considère avec un mélange de mépris et de déception, comme s'il venait de me surprendre dans un usage malséant du canard de bain.

« Oui. »

Je salue Doris d'un signe de tête, esquisse un sourire.

« Que s'est-il passé ? »

Doris me serre chaleureusement la main.

« Nous ne savons pas encore.

— Tu as l'air étonnamment en forme, ment Ulf. Les médicaments que je te donne marchent, alors ?

— Oui, aussi bien que tes patchs de nicotine.

— Quoi ? » Ulf se débarrasse de sa cigarette d'une chiquenaude. « Je fume, là ? »

Je ne daigne pas répondre.

« Vous rentrez avec nous après l'enterrement ? » s'enquiert Doris.

Ulf cherche une autre cigarette dans son paquet. Il l'allume, ses yeux se plissent à travers la fumée alors qu'il tournoie autour de moi comme un faucon au-dessus d'un hamster nain.

« Désolé, Doris… »

J'ai un mouvement de recul en voyant Ulf arracher la cigarette rougeoyante de sa bouche et s'approcher de moi.

« Écoute-moi bien, espèce de…

— Ulf, Ulf », chuchote Doris en posant la main sur son bras.

Ulf aspire une grosse bouffée de fumée, regarde sa cigarette et la jette en jurant.

« On se voit tout à l'heure, Thorkild. »

Il remet son briquet dans la poche de sa veste, puis se tourne et entre au pas de charge dans l'église.

« Comment avez-vous su ?

— Gunnar Ore lui a téléphoné, m'explique Doris. Il n'a rien voulu dire, mais Ulf a compris. Ils tiennent à vous, Thorkild, tous les deux.

— Je ne peux pas rentrer tout de suite. » Je lance un regard furtif vers les gens qui passent. « Le dossier n'est pas clos.

— C'est ici que vous vous êtes mariés ? » Doris me regarde. « Ann Mari et vous ?

— Non. C'est ici qu'est enterrée sa mère. Elle est morte quand Ann Mari était jeune. Cancer.

— C'est bien.

— Quoi ? Qu'est-ce qui est bien ? »

Elle m'observe quelques courtes secondes.

« De rentrer chez sa mère. »

Je vais répondre quand une idée me frappe, plus durement que d'ordinaire. Je lâche un « Merde ! » murmuré en me tournant vers la porte de l'église.

Gunnar est au premier rang. Il y a un espace libre sur le banc, entre lui et ses parents. Leur regard m'indique qu'ils me reconnaissent mais n'en sont pas moins incrédules. L'un ne va pas sans l'autre, indubitablement.

« Assieds-toi, chuchote Gunnar quand j'arrive à sa hauteur. La cérémonie va commencer.

— Cette plainte contre Svein Borg. De la famille de sa tante. Pour profanation de tombe et vol de la pierre tombale de sa mère.

— Eh bien ? »

Derrière le cercueil d'Ann Mari, le pasteur monte à l'ambon.

« Après la mort de sa mère, il y a eu un litige. Il a déposé une demande auprès du comté pour pouvoir l'incinérer, mais elle a été rejetée, poursuis-je.

— Oui. » Gunnar continue de suivre le prêtre du regard. « Le défunt doit lui-même avoir spécifié son désir d'être incinéré et d'avoir ses cendres répandues à tous les vents, comme on dit. D'après mes souvenirs, ce n'était pas le cas de Solveig Borg. C'est pourquoi la demande a été rejetée.

— Où voulait-il répandre les cendres ? Tu t'en souviens ? »

Gunnar hoche la tête tandis que le pasteur porte un regard recueilli sur l'assistance.

« Au pied d'une montagne.

— Où ça ? »

Il hausse les épaules avec impatience au moment où le pasteur commence à parler.

« Je ne me souviens plus. On pourra regarder ça tout à l'heure.

— Gråtinden ? Tu te souviens si c'était Gråtinden ?

— Eh bien… je crois, oui. Pourquoi ? »

J'inspire profondément au son de l'orgue et de l'assistance qui entonne le premier chant.

« Je pense savoir où va Svein Borg. »

Chapitre 95

« Que cherchons-nous ? »

Gunnar et moi sommes devant l'ordinateur, chez lui, dans son bureau. On l'attend au salon pour servir le café et les gâteaux de la collation funéraire.

« Une montagne. » Je lance un regard par la fenêtre. Sur le perron au-dessous de nous, Ulf fume avec Doris, il se prépare à m'expliquer qu'il faut que je rentre à Stavanger. « Et un chalet.

— Gråtinden ? »

Je zoome sur la carte et Gunnar se penche vers l'écran.

« Là. »

Je pointe l'index sur des montagnes abruptes entourées d'autres montagnes et de mer.

Gunnar désigne un petit lac au pied de la montagne.

« C'est quoi, ça ?

— Une parcelle cadastrale. » Je zoome encore. « Gråtjønn.

— Pousse-toi. »

Gunnar m'évince de la chaise. Il copie le numéro de cadastre, ouvre un autre logiciel, fait sa recherche et se cale contre le dossier de sa chaise.

« Alors, c'est chez lui ?

— Le propriétaire est un certain Olaf Lind.

— Le proviseur disparu.

— Il y a un chalet sur le terrain. »

Gunnar lève les yeux de l'écran. Son visage prend vaguement la lumière de la suspension au-dessus de nous.

« La tante de Borg a dit que, dans sa jeunesse, quand elle travaillait aux Lofoten, Solveig avait eu une liaison avec un homme marié, et qu'il la logeait dans un chalet à la montagne. »

Gunnar mastique l'intérieur de ses joues en zoomant sur une zone au-dessous d'une crête arrondie. L'endroit est sombre, comme si la montagne empêchait la lumière d'atteindre la vallée.

« C'est vraiment au milieu de nulle part, marmonne-t-il.

— La mer et des pics autour, renchéris-je. Dieu ce que je peux détester la mer et les montagnes… »

Toujours bien carré dans son siège, Gunnar passe le bras sous sa nuque.

« Tu peux me réexpliquer pourquoi on doit y aller ?

— Le projet de Borg. L'été dernier, sa mère meurt. Il demande au comté l'autorisation de répandre ses cendres au pied de cette montagne, mais la demande est rejetée. S'ensuit un procès avec la famille, à propos de l'enterrement, mais aussi du testament. Il perd. Toujours l'été dernier, sa tante porte plainte contre lui pour profanation de tombe. Il sait qu'il va bientôt mourir. Il a une tumeur au cerveau incurable. Il a peur. Peur de ce qu'il va trouver dans l'au-delà. Je ne pense pas qu'il soit descendu dans le Sørlandet uniquement pour abîmer les fleurs et voler la pierre tombale de sa mère. Il est allé la chercher pour la ramener à la maison. »

Gunnar incline légèrement la tête en se frottant le menton.

« C'est-à-dire ?

— Sur son lit de mort, Solveig Borg avait retrouvé la foi. Sa famille est profondément religieuse et croit au ciel et au paradis.

— Ce n'est pas la même chose ?

— Non, il y a une différence… de classe. Le ciel, c'est la première, le paradis, c'est plus ou moins leur version de la classe éco. Borg sait qu'il ne montera jamais au ciel, sa tante le lui a dit quand il était petit, mais il avait peut-être un espoir de retrouver sa mère au paradis.

— Est-ce que je comprends bien ce que tu es en train de dire ? » Ses doigts ont cessé de jouer sur son menton. Il joint les mains sur sa poitrine. « Que Borg a…

— Oui. Je crois.

— Bon, fait Gunnar en éteignant l'écran. Finissons d'abord ce que nous avons à faire ici.

— Putain ! gémis-je en me prenant la tête alors que Gunnar se lève pour rejoindre les invités. Pourquoi fallait-il que ce soit dans le Nord-Norge… »

SIXIÈME PARTIE

Ceux qui tuent

Chapitre 96

Le Nord-Norge. Ses golfes échancrés, ses fjords sombres encadrés de pics glacés qui jaillissent de la croûte terrestre et occultent la lumière du jour en embrochant le ciel. Même par une journée de printemps lumineuse comme celle-ci, l'endroit est si sombre et froid que j'en frissonne dès l'instant où le personnel de cabine ouvre la porte de l'appareil Widerøe et laisse entrer l'odeur des Lofoten.

« Enfin ! »

Gunnar Ore défait sa ceinture de sécurité et se lève pour enfiler sa veste alors que les gens du coin forcent le passage dans leur hâte à sortir de l'avion.

L'aéroport de Svolvær est une courte piste ourlée de mer, de silhouettes montagneuses et d'un horizon bleu profond. On dirait un porte-avions abandonné tout au bout du système solaire, sur une planète inhabitée faite de mers et de montagnes et si petite qu'on perçoit la courbure de son horizon à l'œil nu.

Il se met à pleuvoir dès que nous sortons de l'avion et nous courons vers l'entrée de la baraque qui manifestement sert de terminal d'aéroport.

« Trouve-nous une voiture de location ! ordonne Gunnar alors que nous nous dirigeons vers le carrousel des bagages dans la salle des arrivées.

— Je ne peux pas. Je n'ai plus de permis. Et puis on dirait bien qu'il n'y a rien d'ouvert à cette heure-ci. »

Je montre des guichets dans le noir, avec le nom d'une agence de location de voitures dont j'ai entendu parler.

« Évidemment », bougonne-t-il en consultant sa montre. Il est dix-neuf heures trente. « Eh bien, trouve-nous un taxi, alors. Tu vas y arriver ?

— Tu veux chercher le chalet ce soir ?

— Non, bien sûr que non. Merde quoi, je n'ai pas l'intention de me trimbaler dans des montagnes inconnues en pleine nuit.

— OK. » Je me dirige vers la sortie. « C'est toi qui décides. »

En fin de compte, nous descendons dans un hôtel et prenons deux chambres avec vue sur la mer et les petites îles environnantes. J'allume la télé et tombe sur un documentaire plein de gens démunis. Au moment précis où une plage publicitaire vient couper l'émission, on frappe à ma porte.

« J'ai discuté du chalet avec quelqu'un d'ici, annonce Gunnar quand je le fais entrer. C'est au nord d'Austvågøya, l'île sur laquelle nous nous trouvons. On roule jusqu'à un endroit qui s'appelle Sydalen et, de là, on marche jusqu'à des étangs de pêche.

— Tu as une arme de service ?

— Je ne suis pas en service, rappelle Gunnar.

— Et si…

— Il est si balèze que ça ? » Il grimace. « On devrait y arriver, non ? À nous deux ?

— Non.

— Bon, on va emmener d'autres gens, alors. J'appellerai la police demain avant qu'on se mette en route, si tu veux.

— Je veux.

— Bien. » Gunnar serre les poings et arpente la pièce avec impatience. « Bien, bien, bien.

— Là, je pensais me mettre au lit.

— Bonne idée. » Il poursuit son errance dans la chambre en cherchant où poser son regard sur les murs nus. « Ça paraît encore si irréel… », commence-t-il alors que j'extirpe un malheureux Seroplex de mon pilulier.

J'interromps mon geste et le dévisage.

« Quoi donc ?

— Tout. Nous deux ici, elle là-bas. Morte. Je ne sais pas trop ce que je suis censé ressentir, je ne sais pas si ce que je ressens est juste. Je ne fais qu'attendre de réaliser. D'être terrassé. » Il s'arrête aux rideaux, les ouvre, et les lumières réverbérées par la mer se précipitent dans la pièce. « Comme toi quand Frei est morte.

— On est tous différents.

— Vraiment ? » Il garde le dos tourné, les yeux perdus sur le crépuscule. « Ou alors c'est juste moi qui… » Enfin, il se retourne. Il a le teint plus gris à présent, il serre les dents, sous sa peau ses maxillaires sont crispés, presque verrouillés. « Je ne l'ai peut-être pas aimée comme tu aimais Frei, peut-être que…

— Gunnar… J'étais déjà en déroute avant la mort de Frei. Et puis je la connaissais à peine, j'étais tombé amoureux de l'idée de quelqu'un comme elle, qui me permettait d'être une autre version de moi-même. C'est complètement différent. Ça… » Je lève le Seroplex entre nous. « Ça aussi, c'est une illusion, qui jette un voile sur la réalité et force les jours à devenir des nuits et les nuits à redevenir des jours ensuite. C'est tout.

— Alors pourquoi tu les prends ? Pourquoi ils sont si foutrement importants ?

— J'en ai besoin pour pouvoir être moitié moi moitié pas moi. Mais ce n'est pas une vie, c'est une antichambre. »

Gunnar croise les bras sur sa poitrine.

« Une antichambre de quoi ?

— Tu le sais. »

Je parle d'un ton calme, en m'envoyant mon unique cachet dans la bouche.

Il secoue la tête.

« Putain, il n'y a rien de plus déprimant qu'une conversation avec toi. » Il s'oriente de nouveau vers la fenêtre. « Je ne vois pas ce qu'elle te trouvait.

— Qui ?

— Ann Mari.

— Sans doute ce que je vois quand j'ai les bons cachets à disposition, ceux que tu m'as promis.

— Et c'est ?

— Une échappatoire. »

Je vois l'immense carcasse de Gunnar vaciller, il attend que je l'aide à sombrer dans un abîme où il pourra se vautrer, se débattre dans la misère et la haine de soi, comme il s'imagine devoir le faire pour se prouver que lui aussi a aimé, comme moi.

« À quoi ? chuchote-t-il finalement. À moi ? »

La haine de soi ne lui sied pas. Il ne saurait la gérer convenablement et je n'ai pas l'intention de lui donner le mode d'emploi.

« Non. À elle-même.

— Pourquoi ? » Gunnar se tourne vers moi. « Pourquoi fallait-il qu'elle te revoie alors qu'elle m'avait rencontré, après ton retour en Norvège ? Après que tu avais tué cette gamine à Stavanger, après tes tentatives de suicide, ton addiction médicamenteuse ? Pourquoi vouloir quelqu'un comme toi plutôt que moi ? Tu peux m'expliquer ? Parce que je ne capte pas ! Ann Mari, Frei, Milla, qu'est-ce que des femmes comme ça pensent pouvoir trouver en toi ?

— Ce qu'elles pensent trouver, c'est ce qu'elles trouvent.

— Quoi donc ? s'impatiente-t-il, appuyant sur moi un regard de mépris mâtiné de sincère étonnement.

— Quelqu'un qui va les blesser, encore et encore, et les trahir quand elles en auront le plus besoin. Il y a une sécurité dans cette certitude, aussi. Savoir, tout de suite. Je suis un porte-douleur. Pour elles comme pour toi.

— J'peux plus t'écouter, là. » Il se dirige vers la porte. « Putain, t'es vraiment pas bien, mec !

— Dis-le à Ulf ! Dis-lui que je suis malade, que c'est clair comme le jour ! »

Gunnar claque la porte sans autre forme de procès. Je reste sur le lit jusqu'à ce que je l'entende regagner sa chambre, puis je me lève pour tirer les rideaux et me recouche. Je monte le son de la télé et j'attends. Le sommeil, les visages qui s'y cachent.

Chapitre 97

Je suis dans une voiture de location devant le commissariat de police de Svolvær. Gunnar est allé retrouver notre guide, une policière locale. Il y a une couche de neige fraîche en altitude et l'herbe ocre de l'an dernier scintille d'humidité au soleil terne du matin. Je téléphone à Iver.

« Vous avez des nouvelles de Kenny ?

— Aucune. Son portable est toujours éteint. Ça ne me plaît pas. Ce n'est pas son genre, de se barrer comme ça. Où êtes-vous, au fait ?

— Dans le Nord-Norge, avec Ore. On suit la piste Borg et il semblerait qu'elle nous mène en montagne.

— Je peux être utile en quoi que ce soit ?

— Oui. Il y a un téléphone dont j'aimerais bien que vous regardiez les communications, du jour de la disparition de Siv et Olivia à aujourd'hui. Vous pouvez ?

— Dites-moi.

— Je n'ai pas le numéro. » Je vois Gunnar et la policière sortir du commissariat. « Juste un nom.

— OK, conclut Iver quand je lui ai donné le nom. Je m'en occupe.

— Vous gardez ça pour vous, hein, Iver ?

— Promis. Et vous, soyez prudent.

— Toujours. »

Gunnar ouvre la portière et se penche vers moi.

« Il te faut des vêtements de randonnée.

— Je n'ai rien d'autre que ça. »

Je baisse les yeux sur ma veste en peau de mouton et mes chaussures vintage.

Il secoue la tête, va ouvrir le coffre, se change en vitesse et revient s'asseoir au volant.

« D'ici, le plus court est d'aller à Gimsøystraumen et de remonter à Sydalen. Ça fait pas mal de marche, explique Johanne depuis la banquette arrière, mais une fois qu'on y est, c'est un super terrain de chasse.

— La mère de l'homme que nous cherchons a vécu ici quelque temps dans les années 1960 et aurait peut-être eu une liaison avec le proviseur disparu, indique Gunnar alors que nous quittons le centre de Svolvær.

— Olaf Lind », dit Johanne. La trentaine carrée et musclée, blonde, ses cheveux raides en queue-de-cheval, des yeux bleus limpides et des mâchoires marquées, elle me fait penser à la sergente Louise Lugg, dans la BD *Beetle Bailey*. Sans son dialecte local et en ayant soulevé encore plus de fonte, ç'aurait pu être la fille de Gunnar. « Nous avons même envoyé des plongeurs dans le port, sans résultat.

— Qu'est-ce qui vous a fait penser qu'il était tombé à l'eau ?

— Eh bien. » Johanne regarde par la vitre. « Regardez autour de vous. Il n'y a pas beaucoup d'endroits où un vieux monsieur puisse aller. C'est soit la mer soit la montagne. Ces vieux bonshommes sont en forme et ont le pied léger, mais ces montagnes-là… »

Elle secoue la tête, laisse sa phrase en suspens.

« Pourrait-il avoir marché jusqu'à son chalet ?

— Pour être honnête, nous ne savions même pas qu'il en avait un. D'après ce qu'on nous a dit, il était gravement sénile, il vivait à la maison de retraite depuis huit ans et était très assisté. Et comme je le disais à votre collègue qui est venu plus tôt cette semaine, Kenneth quelque chose, il est peu probable qu'Olaf Lind ait quitté le centre-ville de Svolvær, à moins d'avoir pris un bus ou d'avoir été emmené par un automobiliste.

— Donc, vous avez rencontré Kenny ? »

Je me tourne vers la banquette arrière.

« Oui. Il m'a expliqué que vous travaillez pour une célèbre autrice norvégienne qui cherche sa fille et que, de fil en aiguille, vous étiez tombés sur une grosse affaire, qui vous a menés ici. Ça a l'air passionnant, conclut-elle en riant. Les grosses affaires, ça ne court pas les rues par ici, c'était l'émotion au commissariat. J'ai cru comprendre que toute cette histoire était un peu… » Johanne recule sur son siège. « … *off the record*, comme on dit dans nos contrées.

— Il vous a parlé d'autre chose ?

— Oui, de la femme pour qui vous travaillez, cette écrivaine. J'ai eu l'impression qu'il y avait un truc entre eux. »

Gunnar me lance un regard.

« Ah bon ? dis-je.

— Oh, c'est juste la façon qu'il avait de parler d'elle, de souligner qu'elle avait des… » Johanne toussote.

« … mœurs sexuelles libres, pour traduire sa formulation en norvégien du Nord-Norge.

— Et cette formulation, c'était quoi ? »

Johanne hésite un instant.

« Pute.

— Quand était-ce ?

— Euh, lundi, ou mardi soir, je crois. La veille de son départ. Je devais le voir le lendemain, mais quand je suis arrivée à l'hôtel on m'a informée qu'il avait quitté sa chambre.

— Il a disparu.

— Quoi ?

— Il a disparu après son retour à Oslo.

— Il lui est arrivé quelque chose ? »

Je hausse les épaules.

Johanne s'avance de nouveau sur la banquette.

« Cela pourrait-il avoir un rapport avec votre affaire ?

— On est presque obligés de le présumer.

— Ouah… Pendant son séjour ici, il n'a pas fait grand-chose, à part rester dans sa chambre d'hôtel et aller au bar. Je ne pensais pas que ce qu'il faisait était…

— Dangereux ? Nous cherchons un tueur en série qui s'est enfui d'un camp russe et nous pensons qu'il est en route pour le chalet où nous nous rendons.

— Merde, alors ! soupire Johanne. J'aurais peut-être dû demander au commissaire l'autorisation d'emporter une arme ?

— Eh bien, observe Gunnar, un vague sourire sur ses lèvres fines, c'est trop tard, maintenant.

— Et vous, vous en avez une ? D'autorisation ? »

Le visage de Johannes apparaît dans le rétroviseur.

« Nan. » Gunnar secoue la tête. « Je ne suis ici qu'en vacances.

— Et moi, je ne suis même plus dans la police… »

Nous restons un moment sans rien dire, puis Johanne s'avance sur sa banquette et agrippe nos appuie-tête.

« Arrêtez-vous. »

Il pleut et les nuages que je suis des yeux depuis Svolvær semblent aller tous au même endroit que nous.

« Qu'est-ce qu'il y a ? » Gunnar regarde dans son rétroviseur d'un air amusé. « Vous voulez faire demi-tour ?

— Non, répond Johanne avec un grand sourire. On est arrivés. »

Chapitre 98

C'est une zone pierreuse, ouverte à l'océan et au vent du nord. Au-dessus de nous, un pic aigu se fend en deux.

« On monte par ici, explique Johanne, jusqu'à un plateau au-dessus du fjord de Sunndal, et ensuite il ne restera plus qu'à chercher. Il y a beaucoup de lacs, mais pas tellement de chalets.

— On en a pour combien de temps ? questionne Gunnar.

— Maximum une heure jusqu'au sommet. » Elle a un petit sourire. « Si vous arrivez à suivre. »

Je lance un dernier regard derrière moi et nous nous mettons en marche. La mer est calme, mais elle roule sous sa surface paisible.

« Plutôt la montagne que le fjord », me dis-je tout bas en rejoignant le sentier qui monte du parking et sinue entre le rivage et la forêt de bouleaux.

Avant même d'arriver au pied de la montagne, j'ai déjà vomi trois fois. J'ai froid, mes chaussures vintage sont trempées et ma veste en peau de mouton semble rétrécir sous la pluie. Gunnar et Johanne m'attendent plus loin.

« Je t'ai dit qu'il te fallait des vêtements de randonnée », commente Gunnar d'un ton acerbe quand je parviens enfin à me traîner jusqu'à eux. Il a le visage luisant, le teint rose. Quant à moi, cela faisait longtemps que je ne m'étais pas senti si proche de la mort. J'ai perdu toute sensation dans le visage et je grelotte comme un chien mouillé. « Tiens, espèce de nigaud ! » Gunnar tire un coupe-vent de son sac à dos et le balance dans ma direction. « Ça va se refroidir encore, quand on sera plus haut.

— J'ai froid juste au visage, dis-je en ôtant ma veste mouillée et en acceptant le coupe-vent de mauvais gré.

— Tu n'as pas de cachetons pour ça aussi ? »

Les mains sur les hanches, il me domine de toute sa hauteur depuis la pierre sur laquelle il se tient.

« Non. » J'enfile le coupe-vent. « Je n'ai aucun cachet. Tu le sais.

— On continue ? »

Johanne tape dans ses mains et regarde la montagne avec envie.

« Oui », dis-je tout bas. J'appuie sur mon visage pour m'assurer qu'il est toujours là. « Surtout ne respirons pas trop. »

« Trop de grand air ? » s'enquiert Johanne quand nous arrivons au plateau.

Elle a les jambes anormalement écartées, les mains sur les hanches, une espèce de tentative de *manspreading* en pleine montagne. Le plateau ne s'étire que sur quelques centaines de mètres. Le paysage est caillouteux, stérile, plat. Je me colle contre un des derniers rochers assez grands pour offrir un abri et passe ma veste en peau de mouton par-dessus le coupe-vent. J'ai mal partout, ce n'est pas seulement le manque, j'ai aussi des élancements dans chacun de mes muscles.

« Il faut que je me repose… »

Je ramène mes pieds contre moi pour les protéger de la pluie. Le vent arrive droit de la mer, la mousse se dresse du sol. Plus loin, la brume se dépose sur de grandes coulées de neige qui n'ont pas fondu quand le soleil brillait. Par moments, des flocons viennent se mêler à la pluie glaciale.

« Laissez-le donc se reposer une seconde, souffle Gunnar, qui observe le plateau avec sa carte à la main. En ce moment, Aske est relativement inutilisable dans tous les domaines… à part un.

— Ah ? » Johanne hausse un sourcil en gravitant plus près de Gunnar. « Lequel ? »

Il sourit de toutes ses dents.

« Dis-lui, Thorkild. Où est-ce qu'elle n'aurait pas voulu te rencontrer ? Tu t'en souviens ?

— Dans une salle d'interrogatoire, gémis-je, en m'efforçant de ne pas claquer des dents. Vous n'auriez pas aimé tomber sur moi dans une salle d'interrogatoire.

— Bon garçon. » Gunnar sourit avant de se concentrer de nouveau sur sa carte. « Au moins, tu te souviens encore de qui tu es. »

Ils regardent tour à tour la carte et le site, puis tombent manifestement d'accord sur le chemin à prendre.

« Allez, viens ! me lance Gunnar, en se remettant en route. Juste encore un peu. On fera du café au chalet. »

Nous suivons le plateau jusqu'à un point de vue où je peux de nouveau me reposer pendant que Gunnar et Johanne consultent la carte.

« Là-bas, vous voyez les Laukvikøyene. » Johanne pointe l'index sur de minuscules îlots et récifs. Plus bas, entre la mer et nous, apparaît un autre plateau, avec de la forêt et plusieurs lacs de tailles diverses. Nous voyons aussi l'embouchure d'un cours d'eau au fond du fjord. « C'est une réserve naturelle d'échassiers. » Elle porte son regard sur la gauche, vers un petit lac presque caché par une forêt de bouleaux. « Le chalet doit être quelque part près de ces arbres.

— Comment s'y rend-on ?

— Avec prudence », me répond Johanne.

Elle se caresse le menton en observant le couloir d'éboulis qui descend vers le plateau.

« Comment peut-on vouloir construire un chalet dans un endroit pareil ? s'interroge Gunnar.

— Pour la chasse, la pêche, les oiseaux sur les îlots. Il y a quelques fermes en bas et plus au nord de la péninsule, entre Nordpollen et le fjord de Sunnland, mais plus personne ne veut vivre dans des endroits pareils. Autrefois, la mer, c'était l'autoroute, le bateau était la voiture d'aujourd'hui, mais de nos jours les gens se déplacent en montagne en quad.

— D'accord... »

Gunnar acquiesce pensivement à cet exposé d'histoire locale.

« C'est pas vrai ! » Je marmonne dans ma barbe en les suivant dans la pente. « Incroyable ! Ils circulaient en bateau, tu le crois, ça ? Pauvre gourde ! Je viens d'Islande, tu crois qu'on y est arrivés comment ? Par avion en papier ? » Je poursuis mes railleries à part moi en progressant tant bien que mal dans les cailloux, avant de m'arrêter soudain. « Vous avez dit quad ?

— Quoi ? » Johanne s'arrête et se tourne vers moi. « Qu'est-ce qu'il y a ?

— Les quads. Vous disiez que les gens circulaient en quad dans la montagne.

— Exact.

— Êtes-vous en train de dire qu'on aurait pu monter ici en quad ? »

Elle sourit en secouant la tête.

« C'est interdit.

— Mais on aurait pu ?

— C'est interdit. » Elle rattrape Gunnar et s'adresse à lui : « Les paysages du Nord sont menacés. Forages pétroliers, camping-cars, scooters des mers, si on ne réagit pas au plus vite nos petits-enfants hériteront d'une mer noire et de plages habillées de squelettes rouillés de camping-cars avec des plaques européennes. »

Je reprends la parole :

« Au fait, je vous ai dit que je détestais le Nord-Norge ? Intensément, amèrement. Une heure ici me fait l'effet d'une année. J'en ai une haine si profonde et viscérale que… »

C'était l'invective de trop : je trébuche sur une pierre, glisse, dégringole sur leur dos et manque de nous entraîner tous les trois la tête la première vers une mort certaine. Gunnar me tance vertement et me force à marcher entre eux deux en la bouclant jusqu'à la fin du trajet.

Nous arrivons enfin au bas de l'éboulis, dans une forêt où le vent est plus discret et où la pluie brûle moins. Entre les branches, nous voyons un petit lac sombre, ou plutôt un étang entouré de souches pourries et de roseaux morts, et, côté montagne, un petit chalet rouge, avec les branches d'un arbre déraciné posées sur le toit.

Chapitre 99

Il n'y a soudain plus un bruit autour de nous, comme si le coteau derrière le chalet bloquait le vent. Le site, au sol recouvert d'une couche de grosse neige mouillée, est entouré d'épicéas qui le protègent des vents marins.

« Ça doit être ici », annonce Johanne.

Nous avançons groupés. Plusieurs branches de l'arbre déraciné pendent devant l'entrée.

« On dirait que ça fait longtemps que personne n'est venu. »

Je suis déçu.

Une rangée de queues de poissons est clouée à côté de la porte, qui est flanquée de deux petites fenêtres. Parmi les conifères, à droite du chalet, se dresse un abri : de vieilles toilettes sèches. J'aperçois quelque chose à l'intérieur par la porte entrebâillée et romps notre trinité pour aller examiner l'endroit de plus près.

« Tu vois quelque chose ? s'enquiert Gunnar alors que je peine à ouvrir la porte.

— Oui, dis-je, tout en parvenant à mes fins dans un ultime gémissement. Une pierre tombale. »

Je m'écarte légèrement pour contempler le bloc de pierre à l'intérieur.

« Une quoi ? demande Johanne, en me rejoignant avec Gunnar.

— "Solveig Borg", lis-je. "Née le 06/07/1939, morte le 12/08/2016"…

— "Rendez-vous au paradis", complète Gunnar Ore.

— C'est quoi ? » questionne Johanne.

Nous nous tournons tous trois vers le chalet. Je lâche la porte de la cabane des toilettes et reviens sur mes pas. D'un seul coup, les arbres semblent lever leurs branches pour laisser passer le vent marin. Le froid transperce mes vêtements, se fiche dans les chairs de mon visage.

« Le moment est venu de voir ce qu'il a caché d'autre. »

Les deux fenêtres avant sont occultées par des rideaux épais. Une fenêtre à l'arrière, encore plus petite, l'est aussi. La porte est verrouillée.

« On la force ? » Johanne regarde Gunnar. « Raison plausible de soupçonner un crime ?

— Attendez. » Je prends un peu de recul pour mieux apprécier le chalet et l'arbre qui dépasse de la charpente. « J'ai une idée. »

Je rejoins l'épicéa le plus proche, commence à grimper. J'ai oublié le froid, mes vêtements mouillés, quelque chose a pris le dessus et je suis maintenant mû par une forte inquiétude concernant ce que nous allons trouver à l'intérieur, doublée d'une dose malsaine de curiosité. Dès que je suis assez haut, j'avance à califourchon sur une branche épaisse, puis je prends mon élan et m'élance sur le toit du chalet.

« Le tronc a abîmé le toit ! » Je regarde en bas Gunnar et Johanne, qui sont devant la porte. « Je vais voir si je ne peux pas entrer par le haut ! »

Gunnar se tourne et observe d'un air méfiant le plan d'eau, puis le ciel au-dessus du coteau.

« On dirait que le brouillard approche », remarque-t-il en remontant sa fermeture Éclair.

J'enfourche le tronc d'arbre et passe la tête entre les branches pour voir à l'intérieur. Puis j'entreprends d'écarter la toile bitumée du toit pour pouvoir me glisser entre les fermes de charpente. Quelques minutes plus tard, l'ouverture est suffisante.

Je sens l'odeur du chalet : boiseries vermoulues, vêtements, reliefs de nourriture, le tout mâtiné d'autre chose, d'un relent plus vague que je reconnais néanmoins de mes années de police. Une émanation qu'on n'oublie jamais, qui adhère à la peau et aux textiles comme de la cendre mouillée, qui se fixe dans la moelle et perdure plusieurs jours : l'odeur de la mort.

Après avoir cherché en vain la trappe dans la laine de verre, je stabilise mon dos contre une ferme et enfonce les talons sous moi jusqu'à ce que la base cède. J'enlève doucement l'isolant, puis dégage la dalle de plafond de quelques petits coups de pied. Je la regarde tomber.

« Je suis à l'intérieur ! »

Je m'agenouille et passe la tête en bas. La pièce est sombre.

Je reste ainsi, la tête entre les dalles de plafond, jusqu'à ce que j'entende les pas de Gunnar et Johanne devant la porte d'entrée. L'odeur de renfermé mêlée à la fétidité presque doucereuse de ce qui a dû mourir en bas est plus forte à présent, presque écrasante, si féroce que j'envisage un instant de me fourrer de la laine de verre dans les narines pour mieux respirer. Je me décide finalement à sauter, pivote en me retenant à une ferme et me laisse glisser.

Chapitre 100

J'atterris à grand fracas. Le chalet baigne dans une profonde nuit rougeâtre, où se dessinent les contours d'un poêle à bois, de meubles et de diverses décorations murales.

« Ça va ? crie Johanne en frappant à la porte. Tout va bien ?

— Oui. Je vous entends. »

Je ne me résous pas à parler fort, chuchote presque. Je me redresse sur les genoux, braque mon regard sur un canapé trois places. C'est peut-être les contours de l'obscurité dans la pièce, mais on dirait qu'il y a quelqu'un, je vois la silhouette d'une tête aux cheveux bouclés qui lui descendent dans la nuque, comme si je venais de dégringoler dans le salon de quelqu'un qui préférerait vivre dans le noir total.

« Je crois qu'il y a quelqu'un, m'entends-je chuchoter en me rapprochant.

— Quoi ? »

Je m'éclaircis la gorge, me mets debout et me dirige prudemment vers le dossier du canapé.

« Je disais : il y a quelqu'un ! »

De nouveau, on frappe contre la porte.

« Ouvre, Thorkild ! »

Gunnar, cette fois.

« Attends. Il faut que je voie. » D'abord immobile, le regard rivé à la tête, je fais ensuite un pas de côté pour arriver à la hauteur du canapé. « Putain ! » dis-je dans un souffle quand je la vois de face. On dirait une poupée, non, pas une poupée, autre chose, une momie. Sa bouche est ouverte ; sa peau desséchée s'est fendue au milieu du menton, laissant pendre sa mâchoire inférieure sur sa poitrine renfoncée. Elle porte une robe, dont il est impossible de voir la couleur, et a les mains jointes sur ses genoux. Figé dans le silence qui vibre contre mes tympans, je la regarde, comme si je contemplais à travers une vitre un tableau qui me saisit, m'horrifie et me fascine à la fois.

De nouveaux coups à la porte me font sursauter. Je m'oblige à détourner le regard du cadavre, me dirige avec précaution entre le salon et la kitchenette et tâtonne le long du mur jusqu'à ce que je trouve la porte et son verrou.

« Faites attention », dis-je en faisant entrer Gunnar et Johanne.

Tous deux froncent le nez avant de respirer à pleins poumons et de pénétrer dans le chalet. Ils se figent sur place, les yeux rivés à l'arrière de la tête de la femme sur le canapé. La porte s'ouvre en grand et la lumière vient éclairer la pièce.

« Il y en a deux ? » demande Johanne quand nous apercevons le deuxième cadavre, calé dans le fauteuil en face du premier.

Je regagne le coin salon. L'homme du fauteuil est enveloppé dans un plaid, sa tête pend en avant, ne laissant apparaître que le sommet de son crâne. Au milieu, je vois un cratère allongé entouré de bouts de cheveux blancs.

« Je suppose que c'est le proviseur disparu, dis-je.

— Tu avais donc raison. » Gunnar fait un pas en avant. « Il l'a aussi déterrée. »

La femme du canapé perd tout son mystère et toute son aura maintenant que la lumière l'atteint. Elle n'est plus que peau desséchée, cartilage et os habillés de vêtements.

« Il faut qu'on fasse venir du monde, dit Johanne, qui secoue la tête, la main devant la bouche.

— Avant qu'il arrive », renchéris-je.

Les lèvres entrouvertes, elle regarde fixement les corps devant nous.

« Vous pensez vraiment que ce type est en route pour ici ?

— Oui. » Je désigne les cadavres d'un geste du menton. « Vous ne voyez pas qu'ils l'attendent ?

— Thorkild, commence Gunnar. Ne…

— Non, l'interromps-je en montrant la table entre le canapé et le fauteuil. Regardez, bordel ! » Au milieu de la table, sous une fine couche de poussière, se trouve un jeu de cartes. Il y a aussi trois cartes devant le cadavre du canapé, trois devant celui du fauteuil et trois devant le fauteuil vide à côté. « Il a même distribué les cartes pour un nouveau tour. Quand il reviendra.

— Il faut qu'on fasse venir du monde », répète Johanne.

Nous sortons tous trois prendre l'air sur le seuil.

« Johanne a raison, reconnaît Gunnar. Ça pourrait devenir un peu chaud si nous n'avons personne d'autre de la maison sur place. »

Il lève les yeux sur le ciel, le brouillard est descendu encore plus bas.

« Si tant est qu'ils trouvent leur chemin », dis-je.

La moitié de la montagne a disparu dans les nuages gris et blancs.

« On peut éventuellement réquisitionner un hélicoptère, suggère Johanne.

— Un hélicoptère ? fais-je, consterné. Où est-ce qu'il atterrirait ? Je veux dire, regardez autour de vous. Dans ce brouillard… »

Gunnar pince les lèvres et se tourne vers elle.

« Est-ce que vous pouvez redescendre jusqu'à la route ?

— Oui. Je peux descendre par le couloir côté nord et longer la mer jusqu'à ce que j'arrive à la route.

— OK. Alors, appelez-les et ensuite vous descendrez les attendre à un endroit approprié et vous tâcherez de retrouver le chemin jusqu'ici, à pied si le temps ne se lève pas. Thorkild et moi, on reste.

— Vous êtes sûrs ? »

Gunnar acquiesce d'un signe de tête et se tourne vers moi.

« J'ai changé d'avis, Thorkild, déclare-t-il d'un ton bourru alors que Johanne s'est éloignée pour téléphoner.

Finalement, je ne suis plus très chaud à l'idée de rencontrer Svein Borg ici, dans les montagnes. » Il s'adresse à Johanne : « Faites envoyer une patrouille tout de suite ! Et demandez des autorisations de port d'armes aussi. Pour tout le monde. »

Chapitre 101

« On ne va pas rester ici jusqu'à ce qu'ils arrivent, remarque Gunnar une fois Johanne partie entre les épicéas pour redescendre le versant nord. À moins que tu ne veuilles te les cailler dans les chiottes extérieures ?

— Allons dans le chalet, dis-je à contrecœur.

— Tu as vu un câble électrique quelque part, ou un groupe électrogène ? » s'enquiert Gunnar quand nous refermons la porte derrière nous.

Il écarte les rideaux pour faire entrer la lumière.

Je secoue la tête.

« Cherche, regarde s'il y a des interrupteurs qui marchent, même si nous ne pouvons pas allumer le chauffage avant l'arrivée de la police scientifique. » Gunnar lance un regard vers la tête de Solveig et frissonne. « Il va bientôt faire nuit et je ne déborde pas d'envie de passer le reste de ma soirée dans le noir complet avec toi et les deux autres, là. »

La kitchenette est équipée d'un mini-four à deux plaques du même genre que celui que j'ai dans mon studio. Il est posé sur le plan de travail à côté d'une bouilloire à café et de quelques sachets non entamés de café à bouillir. Je me baisse, repère la prise, la branche et allume une plaque.

« Tu as trouvé quelque chose ? »

Gunnar me rejoint, éclaire le four avec une lampe de poche.

« Apparemment, il y a l'électricité, dis-je en montrant le voyant rouge.

— On pourrait pas se faire bouillir du café, au moins ? »

Gunnar éclaire les murs.

« Si. Tu vas chercher de l'eau à l'étang ? »

Je lui tends la bouilloire et il grogne avant de l'attraper et de sortir de la maison.

Lui emboîtant le pas pour l'attendre sur le seuil, j'aperçois deux interrupteurs derrière les rideaux d'une des fenêtres. Je les bascule et bientôt un néon se met à papilloter au-dessus de moi.

Je promène mon regard dans la pièce. Contre le mur du salon s'élève un buffet, les étagères sont remplies de vinyles et de magazines de mots croisés. Il y a un électrophone en haut, avec un seul haut-parleur à côté. Un petit poêle à bois au fond de la pièce. Derrière la kitchenette, je vois une porte et l'ouvre. C'est une minuscule chambre à coucher, avec un lit double et une fenêtre encadrée de rideaux rouges. Le lit est défait, comme si le dernier à y avoir dormi l'avait laissé ainsi parce qu'il n'avait pas prévu de s'absenter très longtemps. La pièce sent mauvais.

Gunnar revient et je me dirige vers le buffet tandis qu'il met l'eau du café sur le feu.

Je m'accroupis et branche l'électrophone sur la prise près du sol. Le haut-parleur émet un faible crépitement. Je pose le saphir au début du disque qui est sur la platine. Le crépitement reprend.

« Qu'est-ce que tu fous, bordel ? » lâche Gunnar.

Une voix aiguë de femme émerge, suivie d'une flûte et d'une guitare en sourdine.

« C'est elle, dis-je tout bas en observant le dessin d'enfant sur la pochette vide que je tiens à la main. Solveig Borg. C'est elle qui chante. »

Nous restons à écouter sagement la musique, la voix, jusqu'à ce que les cheveux de la femme sur le canapé derrière moi entrent dans mon champ de vision.

« On ne devrait peut-être pas… »

Je relève le bras de l'électrophone.

« Non. » L'air presque gêné, Gunnar détourne le visage des morts. « On ne devrait pas.

— J'ai besoin d'air frais. »

Je range la pochette de disque.

Il retire l'eau du feu.

« Bonne idée. »

Il ajoute le café dans la bouilloire et nous l'emportons sur le perron avec deux tasses. Le temps est désormais à la neige, qui tombe assez dru. La montagne au-dessus du chalet est nimbée de brouillard gris, une mince couche de neige fraîche mouillée entoure l'étang.

« Au moins, le vent s'est calmé, observe Gunnar.

— Quelle heure est-il ? »

Je souffle sur mon café, me prends la vapeur dans le visage. J'avais presque oublié à quel point j'ai froid.

« Bientôt seize heures.

— On devrait peut-être l'appeler ? Pour savoir si elle est arrivée en bas ?

— Trop tôt. »

Mon regard s'arrête sur la surface noire de l'étang. L'eau semble boire les quelques nuances de couleur qui l'entourent, et tout cet endroit, le chalet, la montagne, les arbres, la neige, le brouillard, s'éteint dans son obscurité infinie.

« Même. » Je serre ma tasse. « C'est bien de savoir. »

Gunnar pose sa chope sur le perron et tire son portable de sa veste.

« Répondeur. Il ne doit pas y avoir de réseau plus bas dans l'éboulis. Je suis surpris qu'on ait pu téléphoner, tout à l'heure.

— Oui. » Je jette un coup d'œil vers l'étang et le sol enneigé. « Sûrement.

— Qu'est-ce qu'il y a ?

— J'ai froid.

— On va à l'intérieur ?

— Non, pas froid comme ça. »

Je me lève et m'éloigne de quelques pas, lève les yeux sur la lourde couverture nuageuse.

« Ah ? Il y a une autre façon d'avoir froid ?

— Oui », dis-je d'une voix à peine audible. Je tape des pieds pour me réchauffer. « Il y a une autre façon. »

Gunnar a un petit rire peu convaincu, avant de se taire un instant.

« Dis-moi, demande-t-il finalement.

— C'est difficile à expliquer.

— Essaie. On a tout notre temps.

— C'est plutôt que ton corps essaie de te réveiller, de te préparer à quelque chose, j'ai eu la même sensation le dernier soir avec Frei, avant l'accident, et la dernière fois que je suis allé dans le Nord-Norge. Comme si j'étais en passe d'entrer dans quelque chose les yeux fermés et… »

Un faible grondement résonne tout près, un son grave, métallique, qui n'a pas sa place dans la montagne. Je m'interromps, essaie de le situer.

« Tu as l'intention de décrocher ?

— Comment ça ?

— Ton portable. Il sonne. Tu as l'intention de décrocher ? »

J'ouvre ma poche de veste et plonge la main dedans.

« Ce n'est pas le mien.

— Tu es sûr ?

— Oui, bordel ! Regarde ! »

Je sors mon téléphone pour lui montrer l'écran noir.

Nous restons à nous dévisager quelques secondes avant de diriger nos regards sur la porte entrebâillée.

Chapitre 102

Nous nous précipitons dans le chalet et nous arrêtons au milieu de la pièce pour localiser la sonnerie.

« Où est-il ?

— On dirait que ça vient du canapé…

— Va voir », ordonne Gunnar en faisant un pas en arrière.

Je me baisse au-dessus du canapé, vers le cadavre de Solveig Borg. Enfin, j'aperçois un câble noir qui sort entre ses doigts, descend le long de sa robe et court sur le sol pour disparaître derrière le rideau. Le timbre métallique de la sonnerie monotone me vrille les tympans.

« C'est lui, affirme Gunnar. Réponds. »

Je saisis le câble tout contre les jointures de Solveig Borg et tire légèrement, mais il est pris dans ses doigts. Son corps vient avec le câble et penche à peine sur le côté, comme s'il était en carton. Je m'efforce de retenir le câble tout en essayant d'ouvrir ses doigts. Sa main est si froide et dure que j'ai l'impression de manipuler une pierre dans la forêt. Me déportant de son visage desséché, je continue de pivoter mon poignet aussi délicatement que possible tandis que mon autre main tiraille sur le câble pour libérer le téléphone.

Un craquement sourd retentit : je suis enfin parvenu à désenchevêtrer les doigts. La sonnerie cesse, le silence s'installe entre nous. Je vois un téléphone portable pour personnes âgées Doro sur les genoux du cadavre, il est recouvert d'une fine couche de poussière et de peaux mortes. Je réussis à le dégager, remets la main comme elle était et recule vivement avec le portable.

Plus de quarante appels entrants. Le premier remonte à l'été dernier, puis il y a une coupure à partir d'octobre et jusqu'à il y a quelques jours.

« C'est Borg. Les trois derniers viennent du même numéro. *E.T. phone home*.

— Qu'est-ce que tu fais ? s'enquiert Gunnar en voyant que je vais appuyer sur la touche d'appel.

— Juste une sonnerie. » Je lève le téléphone vers nous et garde le pouce au-dessus de la touche verte, un rictus oblique aux lèvres. « On va voir combien de temps il tient avant de rappeler.

— Il ne va jamais prendre le risque…

— Si tu savais à quel point on peut avoir envie de croire, parfois. L'intensité des illusions, le désir qu'on peut avoir de les ranimer. Frei est morte, mais pas un jour ne passe sans que je me réveille avec l'espoir de la revoir bientôt. Les gens désirent croire. »

Le vent commence à forcir, les arbres craquent et les extrémités des branches frottent contre la façade.

« OK. Vas-y. »

Nos regards braqués sur l'écran, j'appuie sur la touche d'appel. Bientôt un voyant indique que le portable cherche le destinataire. Une demi-seconde plus tard, nous entendons une longue sonnerie.

Gunnar pousse un soupir de soulagement quand je raccroche et dépose le téléphone dans la kitchenette.

« Putain, ce stress ! » Il a un petit rire creux. « J'aurais vraiment voulu voir la tête de Borg quand son téléphone a sonné. » Il rit encore, de façon plus franche et convaincue, cette fois. « Le gars doit… »

Il s'interrompt, fait deux pas en arrière en fixant le téléphone, qui s'est mis à vibrer sur le plan de travail.

Chapitre 103

« Ne réponds pas, dit Gunnar. J'ai… j'ai changé d'avis. Ne décroche pas. »

Je lui réponds en chuchotant :

« Relax. On voulait qu'il nous rappelle. D'ailleurs, commence à marcher dans la pièce, ne dis rien, marche juste, on veut de l'ambiance sonore, tu vois ? »

Il acquiesce.

« Et puis, Gunnar, allume l'électrophone.

— Hein ? »

Il me considère avec surprise.

« Allume-le. » Je gesticule vers l'électrophone. « L'ambiance sonore, Gunnar. L'ambiance sonore. »

Après quoi, j'appuie sur la touche de mon téléphone. Du coin de l'œil, je vois Gunnar s'exécuter et traverser lentement la pièce.

« Maman ? »

Je lève le portable à mon oreille, regarde l'arrière de la tête de Solveig Borg. Dans la pénombre, elle a l'air d'un mannequin de vitrine égaré, qui boit l'éclat du néon au plafond. L'instant suivant, sa voix sort du haut-parleur :

« *Des jambes fatiguées sur un sol nu. Des pas nerveux vers la porte du fond. J'ai erré si longtemps, je suis lasse, je veux rentrer…* »

« Maman ? » Sa voix chevrote, il semble au bord des larmes, un mélange de soulagement et d'euphorie imminente. « Maman. J'ai fait quelque chose de très, très mal. »

L'orgue, la flûte, le violoncelle préparent le refrain :

« *Rendez-vous au paradis. Où aucune larme ne tombe, où le regret se fait glace…* »

« Maman, chuchote Svein Borg une troisième fois, s'il te plaît… »

L'orgue et la voix de Solveig Borg s'évanouissent, il n'y a bientôt plus que le violoncelle et la flûte pour maintenir la chanson en vie, et finalement le silence se fait. Svein Borg a le souffle court.

Il raccroche.

Chapitre 104

« Il a dit quelque chose ? » demande Gunnar.

Je promène mon regard, sur les murs, dans les moindres recoins, pendant que j'essaie d'analyser les impressions que m'a laissées l'appel de Svein Borg.

« Putain ! dis-je en grelottant avant de reposer le portable sur le plan de travail. Ce type me fait froid dans le dos.

— Tu penses qu'il a pu séjourner avec eux combien de temps avant de partir ? questionne Gunnar. Il reste de la nourriture, il y a des déchets dans la poubelle, des boîtes de conserve vides et des journaux, cela suggère qu'il pourrait avoir…

— Et ça ne s'arrête pas là. Tu as vu le lit ? Il est fait pour deux personnes. Je crois qu'ils "habitaient" ensemble.

— Pour l'amour du ciel… » Gunnar secoue la tête avec consternation. « Comment peut-on habiter avec le cadavre de sa propre mère ?

— Ils étaient à nouveau ensemble. Comme ils l'ont toujours été. Il y a aussi un tas de sachets de perfusion et des seringues de chlorure de potassium B usagées par terre. Je crois qu'il a continué de la soigner pendant qu'ils étaient ici, qu'il l'a déterrée pour la garder ici, avec lui. C'est dans le même esprit qu'il est parti chercher son père, il a besoin de quelqu'un à qui s'accrocher, avec qui partager la misère de l'existence.

— Et ces gens innocents, pourquoi les a-t-il tués ?

— Il leur téléphonait peut-être en espérant que l'un d'eux décrocherait et lui donnerait la réponse qu'il attendait.

— Qui est ?

— Si sa mère est vraiment au paradis, ou si le paradis existe. Je crois que Borg a paniqué quand son oncle et sa tante ont voulu envoyer auprès de sa mère souffrante un prédicateur qui devait lui offrir la rédemption du Christ et du Saint-Esprit. Quand il était petit, sa tante lui avait expliqué que les enfants comme lui ne montaient pas au ciel. Il ne voulait donc pas que sa mère y monte, parce qu'il n'aurait alors pas pu la retrouver au paradis. C'est pourquoi il l'a tuée par overdose de chlorure de potassium B avant qu'ils aient pu assurer son salut. Il a ensuite demandé la permission de répandre ses cendres ici ; les autorités le lui ont refusé, alors il l'a carrément déterrée et ramenée dans ce chalet pour être sûr qu'ils seraient ensemble.

— Et le vieux dans le fauteuil ? Olaf Lind ? C'est quoi, l'histoire ?

— Je crois que ça pourrait être son père.

— Seigneur… Mais les autres, pourquoi eux ?

— Peut-être qu'il voyait quelque chose en eux, son propre chagrin, et se figurait les aider à monter au paradis, comme dans la chanson de sa mère : “Paradis… où aucune larme ne roule, où le regret se fait glace…” »

Gunnar me scrute avec un petit sourire.

« Elle chante ça ? “Où aucune larme ne roule, où le regret se fait glace” ?

— Ben, oui. On l'a déjà écoutée deux fois depuis notre arrivée. »

Il continue de me regarder, en serrant les lèvres, il ne les pince pas fort comme d'habitude, mais autrement, comme s'il se retenait de rire.

« Qu'est-ce qu'il y a ? Tu ne me crois pas ? Tu veux que je la remette ?

— Tu ne pourrais pas plutôt me la chanter ? suggère-t-il en rigolant franchement.

— Mais tu es vraiment…

— Allez, Thorkild ! Chante, quoi, bordel ! Cet endroit pourrait avoir besoin d'un peu d'ambiance. Là, c'est vraiment le niveau zéro. » Il désigne d'un geste les deux silhouettes dans le salon. « Regarde, putain ! Les gens sont en train de s'endormir. »

Je secoue la tête avec découragement et me tourne vers le salon.

« Oui, dis-je finalement. C'est un poil mort, par ici. »

Enfin, nous rions, tous les deux. Un fou rire explosif, qui me fait pleurer et me donne mal aux joues. L'anxiété, l'angoisse d'être dans ce cercueil ouvert, sous la montagne, le besoin de calme et de cachets, tout cela trouve un exutoire.

Nous titubons vers la porte, la franchissons en force tous les deux en même temps, avec des hoquets de rire d'adolescents bourrés, et nous nous élançons dans le froid obscur.

« Oh, putain… » Plié en deux, les mains sur les genoux, Gunnar essaie de reprendre son souffle. « Mais qu'est-ce qu'on fout, bordel ? Hein ? » Il se lève, braque son regard sur le ciel, presque noir à présent. « C'est de la folie, Thorkild. On ne peut pas rester ici plus longtemps, dans cet endroit, c'est mauvais pour nous.

— Je sais », dis-je quand je parviens à sécher mes larmes.

Des flocons épars tombent et viennent s'ajouter à ceux qui sont déjà sur le sol.

« Imagine-toi vivre ici avec ta défunte mère. » Gunnar contemple le ciel. Il a le souffle court. « Ce que ça doit te faire. Ce que ça doit te faire à la tête.

— Si ça se trouve, ça a été le meilleur mois qu'il ait passé depuis longtemps. Borg est un parasite, Gunnar, et il n'a pas l'intention de lâcher sa mère, ni dans cette vie ni dans la suivante.

— Je vais avoir besoin d'une pause. » Sa voix est plus douce maintenant, plus grave, comme s'il avait besoin de descendre plus bas dans son organisme pour chercher ses mots. « Quand ce sera terminé, tout ça.

— Oui… »

Je ferme les yeux, lève le visage vers le ciel et sens les flocons doux sur mes joues, mon front, mes lèvres. Je serre les paupières, essaie de me les représenter comme des effleurements humides, les caresses d'une revenante.

« Enfin ! s'exclame Gunnar quelque part hors de l'espace que je suis en train de construire autour de moi-même.

— Qu'est-ce qu'il y a ? fais-je sans ouvrir les yeux.

— Tu n'entends pas ?

— Quoi ? »

Avant qu'il ait pu me répondre, j'entends, moi aussi. Un faible grondement, en contrebas. Le bruit d'un véhicule motorisé qui puise dans toute sa cylindrée sur ce terrain difficile. L'instant suivant, un téléphone sonne. J'ouvre les yeux et vois Gunnar sortir son portable.

« C'est Johanne ! » Il décroche. « Vous voilà enfin ! s'exclame-t-il. On commençait à se demander si vous ne vous étiez pas perdue. Dites, je croyais que vous n'utilisiez pas de quads ici, vous détruisez les… »

Son sourire se transforme en un trait muet. Son visage s'assombrit alors qu'il plaque le téléphone contre son oreille, les yeux fixés dans le vide.

« Qu'est-ce qu'il y a ? dis-je en chuchotant.

— M… mais… vous êtes où, alors ?! »

J'avance d'un ou deux pas.

« Gunnar ?

— Et combien de temps ça va prendre ? »

Il lance un regard inquiet vers la forêt d'épicéas en contrebas, où la rumeur du véhicule s'accentue.

« Qu'est-ce qu'il y a ? »

Je me poste juste en face de lui.

« OK. Dépêchez-vous. » Il raccroche. « Thorkild, annonce-t-il d'une voix rauque. Je crois que nous allons avoir de la visite… »

Chapitre 105

Le véhicule s'est arrêté en contrebas de la forêt, le moteur est éteint. Il règne soudain un silence complet, même le vent retient son souffle. Gunnar et moi sommes toujours devant le chalet, l'oreille tendue.

Il range son téléphone dans sa poche. Je vois les muscles de son visage, de ses épaules, de sa poitrine, se contracter.

« On y retourne. »

Il part au petit trot et je le suis.

« Verrouille la porte », ordonne-t-il quand nous sommes à l'intérieur.

Il enlève sa veste et retrousse ses manches de chemise en marchant vers la kitchenette. Il fouille dans les tiroirs jusqu'à ce qu'il trouve ce qu'il cherche.

« Prends ça, dit-il en me donnant un petit couteau à fileter.

— Et toi ? »

Il serre les dents.

« Je me débrouillerai. »

Il tire ensuite les rideaux et éteint le plafonnier.

« Il n'y a que deux voies d'accès. La porte d'entrée et le trou dans le toit. De toute façon, on l'entendra bien avant. Ne l'oublie pas, Thorkild. C'est nous qui avons le dessus. C'est à lui d'avoir peur de nous, pas l'inverse.

— Compris, dis-je sans conviction. On a le dessus.

— Tu t'occupes de la porte, et moi, je surveille le trou. OK ? »

Je déglutis en hochant la tête.

« Pas un mot avant qu'il soit dans la pièce. Sers-toi de ton couteau s'il le faut. OK ?

— Oui », dis-je tout bas.

Je tâtonne jusqu'à la porte et me place sur le côté, dos au mur.

Il n'y a d'abord que le vent qui souffle entre les arbres, les branches qui raclent le bitume du toit. L'air de la montagne s'infiltre par le trou, glace mon visage et mes mains du même froid que celui que je ressens intérieurement.

Un moment plus tard survient un autre bruit, des pas prudents sur la neige fine, se dirigeant vers nous.

Le bruit se renforce, Borg pose le pied sur l'avancée devant la porte. Les planches craquent sous la pression de son corps. Je crois l'entendre à travers le mur, j'ai le sentiment qu'il est juste là, prêt à enfoncer la porte d'un coup de pied et à m'entraîner dehors, dans le brouillard, mais je parviens à garder mon calme et à refouler mon angoisse.

Il reste là pendant ce qui me paraît être plusieurs minutes. Mes yeux se sont peu à peu accoutumés à l'obscurité, je distingue la poignée de porte et les deux silhouettes du salon. Je ne veux pas regarder dans cette direction, mais mon regard y est attiré malgré moi.

Parfois, on dirait qu'ils bougent, tournent à peine la tête, prêts à faire un geste pour avertir l'individu de ce qui l'attend à l'intérieur. Alors, je cligne des yeux, encore et encore, jusqu'à ce que l'illusion disparaisse, et j'essaie de me reconcentrer sur la poignée de la porte d'entrée.

Gunnar n'est qu'à quelques mètres de moi, à cinquante centimètres du trou dans le toit, à côté de la chambre. Soudain, j'entends un faible bruit tout près et je vois la poignée bouger. Je raffermis ma prise autour du couteau, ferme et rouvre les yeux pour accommoder encore une fois ma vision. Presque baissée, la poignée s'arrête, avant de bouger de nouveau, vers le haut, cette fois. Il me semble bientôt entendre des pas reculer lentement, redescendre du perron.

J'ai envie de rejoindre Gunnar pour lui dire qu'il était là à l'instant, mais je ne bouge pas, craignant de faire du bruit. Quelques minutes s'écoulent, puis nous l'entendons de nouveau. À la fenêtre juste devant le salon, cette fois. Une ombre se colle à la vitre, comme s'il plaquait son visage pour essayer de regarder à l'intérieur.

Je vois Gunnar se diriger vers le buffet où se trouve l'électrophone, il avance accroupi, au cas où on pourrait voir à travers les rideaux épais.

Le vent semble forcir de nouveau. Le froid du chalet se fait soudain plus humide et de la neige fondue, ou de la pluie, se met à picoter le toit. L'ombre à la fenêtre n'y est plus, aucun pas, rien d'autre que nous, le vent, l'intempérie, mais je sais qu'il est là, juste dehors. De deux choses l'une, ou il est conscient de notre présence, ou il est hésitant, seulement prudent. Le simple fait qu'il ne déboule pas comme une tornade, une hache ou une faux à la main, mais examine, évalue, m'indique que Borg est bien plus précautionneux que je ne l'envisageais.

Un effleurement me fait tressaillir et je constate que Gunnar est accroupi à côté de moi. Son visage est à peine visible dans le noir, il n'y a de reflet que dans ses yeux.

« Où est-il ? chuchote-t-il. Je ne l'entends plus.

— Moi non plus.

— Est-ce qu'il pourrait être parti ?

— On n'aurait pas entendu le moteur démarrer ?

— Bon. OK. »

Il pivote sur ses talons et repart le plus doucement possible.

Il vient de rejoindre son poste et va se redresser quand je perçois un mouvement juste à côté de lui. Je crois un instant que c'est Borg qui descend par le trou du toit avant de réaliser que c'est la porte de la chambre.

Je crie « Gunnar ! » alors qu'elle s'ouvre à toute volée et le frappe de plein fouet.

Sa tête frappe violemment le mur et il retombe de tout son poids sur le sol, où il gît immobile. L'instant suivant, un individu immense apparaît sur le seuil. Après une petite seconde d'hésitation, il vient droit sur moi. Je vais dire quelque chose mais n'en ai pas le temps. Svein Borg m'attrape par le cou, me plaque contre le mur, pour m'assener ensuite un coup de tête. Je sens mon visage perdre aussitôt sa forme et sa sensibilité. Un goût de sang apparaît sur ma langue et dans ma gorge. Il remet ça sans attendre. Cette fois, je ne sens plus rien, je vois simplement une lumière vive qui me brûle les yeux, puis je perds connaissance.

Chapitre 106

Je ne me réveille pas d'un coup, en sursaut, mais lentement, par petites contractions musculaires çà et là, qui s'intensifient et finissent par me forcer à sortir de mon état comateux, à revenir dans le froid, l'obscurité, les relents de vieille mort.

Le visage contre le sol, je respire par la bouche, des goulées statiques. J'ai l'impression d'avoir le nez bloqué, ou dévié, et chaque fois que j'essaie de respirer par cette voie j'éprouve une puissante envie de vomir.

Je reste ainsi par terre. De temps à autre, j'essaie de remuer les doigts, de sentir si je peux bouger mes orteils et ma nuque. J'ai mal partout, mais quelque chose me dit que c'est bon signe. Finalement, j'ouvre les yeux et regarde autour de moi. Il fait plus clair dans le chalet, à présent, la porte d'entrée est grande ouverte. Dehors, il neige et le brouillard plane désormais juste au-dessus du sol, il pèse lourdement, comme s'il s'était produit depuis tout à l'heure une compression du ciel et de la croûte terrestre.

Autour de moi, il n'y a aucun bruit. Ce qui s'est passé avant qu'on m'assomme me revient tout à coup en mémoire et je lève avec difficulté la tête pour voir où est Gunnar. Pas là, en tout cas. Tendant le cou de toutes mes forces, j'aperçois le couteau à fileter par terre. Je serre les dents et essaie de me traîner vers lui quand j'entends soudain un pas dehors, juste de l'autre côté de la porte.

Je me laisse retomber par terre, retiens mon souffle. Borg s'arrête sur le seuil, tape la neige de ses chaussures, entre et s'arrête à côté de moi. J'entends sa respiration essoufflée, je sens sa présence, son ombre qui repose sur moi.

Il reste un long moment, sans le moindre bruit, si ce n'est son souffle. Soudain je sens quelque chose de dur et de mouillé contre mon occiput, Borg me plaque la tête sur le côté. Je cligne des yeux. Il a un pied sur ma tête, appuie, certes doucement mais tout de même de plus en plus fort.

J'ai mal aux dents, l'impression que ma joue va exploser tandis qu'il augmente la pression, mais je n'émets pas un bruit, laisse la douleur prendre le contrôle de mon corps, en occuper le moindre espace. J'ai tellement mal, l'impression que mes dents vont se détacher et s'enfoncer dans ma mâchoire. Ma joue me brûle, mon crâne semble au bord de l'explosion. Je sais que je ne vais pas résister plus longtemps, mon corps hurle à la libération de cet étau.

À l'instant où je vais crier, Borg allège la pression et ôte son pied. Il reste debout au-dessus de moi, longuement, toujours sans un bruit. Puis il se tourne et s'en va.

Plus loin, il s'arrête et le haut-parleur se met à crépiter. La voix de Solveig Borg remplit la pièce.

M'évertuant à maîtriser les battements de mon cœur, je reste parfaitement immobile sur le sol, puis je remue de nouveau le bout des doigts, les orteils, la nuque, pour vérifier si tout marche comme il faut.

J'entends Borg battre les cartes sur la table, il les distribue. Un nouveau courant d'air froid déferle par la porte et je décide d'ouvrir les yeux. Le couteau n'est plus là, Borg est assis dans le fauteuil entre les deux cadavres. Il se penche vers la table, les coudes sur les cuisses, des cartes devant le visage. Il a l'air de réfléchir, joue une carte, en pioche une autre.

« À toi, maman. »

Il s'avance au-dessus de la table pour attraper les cartes de sa défunte mère.

Sans quitter le salon du regard, je me passe la main sur le visage et essuie délicatement le sang de mes yeux. Je vois Borg jouer une carte et se rasseoir dans son fauteuil.

Au début du refrain, je plaque mes deux paumes contre le sol et rampe prudemment sur le côté, vers l'ouverture de la porte, avant de m'arrêter, de nouveau, parfaitement immobile.

« Il faut que tu pioches, Olaf », marmonne Borg.

Il s'avance au-dessus de la table et rassemble les cartes au milieu avant de les poser devant le corps ratatiné à sa droite. J'opère alors une nouvelle rotation et me retrouve la tête orientée presque droit sur la porte d'entrée.

Quand Borg se lève à nouveau pour distribuer des cartes à sa mère, je me rapproche de la sortie avec une longue traction du bras. S'il se tournait sur le côté maintenant, il verrait aussitôt que je me suis déplacé.

Je ne le vois plus, le dossier du canapé occulte mon champ de vision, mais j'attends malgré tout le début de la chanson suivante. Dès qu'elle commence, je me traîne sur le dernier tronçon jusqu'à la porte, me hisse sur mes genoux, lève la tête vers le froid et franchis le seuil à quatre pattes pour sortir dans la neige.

Chapitre 107

Dehors, tout est gris. Les arbres et les montagnes ont été engloutis dans le brouillard. Au pied du perron, je vois les empreintes de Borg et, à côté, comme un chemin dans la neige s'éloignant du chalet.

Je me relève dès la dernière fenêtre dépassée, mais dois m'accroupir à nouveau, car mes douleurs faciales me donnent des étourdissements. Je force mes yeux à s'ouvrir, serre les dents plus fort, me relève encore et suis les traces dans la neige fraîche.

Ce que je vois alors me coupe le souffle et me fait allonger le pas.

Gunnar se trouve presque au milieu de l'étang, avec seulement la tête et la moitié du torse au-dessus de la surface. Quelque chose doit l'attirer au fond, parce que les muscles de son visage et de son cou sont contractés et sa peau est rouge et blanc de froid.

« Aide-moi », dit-il dans un souffle, l'air terrifié. Il a les pupilles complètement dilatées et de la fumée de givre sort de sa bouche quand il parle. « Je n'en peux plus…

— Tu es coincé dans quoi ? »

J'arrache mes vêtements d'extérieur et patauge dans l'eau glacée. Le froid me brûle la peau.

« Je s-sais pas, gémit-il en claquant des dents, je me suis r-réveillé en atterrissant dans l'eau. Dépêche-toi ! » Gunnar fixe le brouillard entre l'étang et le chalet. « Pour l'amour de Dieu, dépêche-toi… »

Je tremble déjà de froid, claque des dents. Reprenant mon souffle, je l'empoigne, son corps est glacé, il a la chair de poule, c'est comme si je me frottais à un bloc de glace alors que j'essaie de trouver ses mains sous l'eau. Elles sont ligotées dans son dos et je sens quelque chose tirer sur la corde à l'autre bout.

« Putain, mais comment est-ce que tu arrives à rester debout ? »

Je triture le nœud.

« Je n'y arrive pas, justement. Libère-moi, bordel !

— C'est trop serré, je… »

Je reprends mon souffle encore une fois, plonge sous l'eau, attrape la corde et la suis. Au bout de quelques mètres, j'arrive à un rocher immergé, à moins que ce ne soit le fond. La corde disparaît ensuite là où l'eau devient toute noire et impénétrable. Je m'accroupis en tenant la corde et avance jusqu'au bord du rocher. Juste au-dessous, je tâte quelque chose qui semble être un cadre en métal. J'essaie de le hisser, ne tarde pas à renoncer. Ça pèse trop lourd. Je remonte à la surface.

« La corde est accrochée à un cadre qui pend vers le fond, je ne vais jamais pouvoir le remonter…

— Merde ! » Gunnar se pousse vers la rive. « Je n'en peux plus, je…

— Je vais essayer de défaire le nœud du cadre. » Je tiens la corde avec lui. « Donne-moi un peu de mou quand tu sentiras que je tire, juste un peu…

— Je vais me noyer…

— Sûrement pas. »

Je plonge, progresse en m'aidant de la corde jusqu'au cadre et arrive aux nœuds. J'ai l'impression que mes poumons vont éclater, mon visage est engourdi, mais je parviens à défaire le premier nœud. Je m'attaque ensuite au second et sens bientôt la corde lâcher et le cadre disparaître au fond. Je rejoins Gunnar, le prends par le bras et l'entraîne avec moi vers la rive, où nous nous écroulons tous deux dans la neige.

Je me force à me remettre debout et c'est alors seulement que je constate que Gunnar est tout nu. Je dénoue le reste des cordes avant de le tirer en position assise et de lui mettre mes vêtements d'extérieur, puis je le hisse par un bras et le traîne vers les arbres en contrebas.

Dès que nous arrivons sous les épicéas, je m'arrête et le couche par terre. Le sol sans neige est couvert d'épines de résineux et de crottin de mouton gelé. Je plisse les yeux vers l'étang et le chalet, que je distingue à peine. Soudain, je vois une silhouette imposante se couler hors des brumes et se diriger vers l'étang.

Chapitre 108

Svein Borg n'est qu'à trente mètres de distance. Il s'arrête au bord de l'étang et s'accroupit en regardant l'eau, comme s'il cherchait à voir quelque chose sous la surface. Gunnar est couché, le visage contre le sol. Son système respiratoire semble encore sous le choc de son séjour dans l'eau glacée, son souffle est irrégulier, râpeux, et je pose doucement la main sur sa bouche pour l'assourdir.

Soudain, Borg se relève. Il se tourne, garde les yeux baissés, vers le sol.

« Merde ! La neige ! Il suit nos traces. »

L'instant suivant, Svein Borg lève enfin les yeux, droit vers là où nous nous trouvons.

J'empoigne Gunnar et l'entraîne dans la forêt. Le terrain est en pente, j'ai moins de mal à le déplacer.

Nous continuons de descendre vers une clairière grise au brouillard dense. Derrière nous, j'entends des bruissements dans les branches. Je vais me retourner, mais je glisse et Gunnar lâche un gémissement alors que son corps heurte le sol. Il tombe brutalement sur le côté et se met à rouler. Je m'accroche à lui et nous partons en roulé-boulé dans la pente avant d'être arrêtés par un rocher couvert de mousse.

Je redresse Gunnar, l'adosse au rocher. Nous sommes sortis de la forêt ; quelque part derrière la mer de brouillard, le vent est en chasse. Devant moi s'étire un large couloir d'éboulis.

Je ne suis pas en état de poursuivre dans les cailloux avec Gunnar et il est exclu de remonter. Je choisis donc de m'écarter du rocher, de lui, pour me rendre au plus épais du brouillard.

« Votre père n'était pas russe, n'est-ce pas ? » Je crie dans le vide. « C'est Olaf, votre père, non ?

— C'est ce qu'il disait. Le jour où il est monté au chalet. » La voix de Svein Borg sonne creux dans la forêt au-dessus de moi. « Je suis tombé sur lui sur la route et je l'ai pris en stop. Il me croyait toujours enfant et s'est mis à me parler de l'époque où on habitait au chalet, quand j'étais petit. Il a dit qu'on devait garder le secret parce qu'il était marié.

— J'ai vu votre oncle et votre tante. » Je continue de tituber dans les cailloux, de m'éloigner de Gunnar. « Ça ne leur plaît pas.

— Vous avez oublié votre ami ? »

J'entends que Borg est descendu, sa voix est plus forte maintenant. Il approche.

« Non. Il est ici, avec moi. » Je serpente sur les pierres vers le pied de la montagne, où j'entends que le vent est plus vif. « On joue aux cartes. Je viens de distribuer un nouveau tour. Venez, camarade.

— Je pense qu'il n'en a plus pour très longtemps. On devrait peut-être faire venir un médecin ?

— Les secours sont en route. Hélicoptère et tout.

— Par ce temps ? » Il rit. « Je ne crois pas, non.

— Eh ben, on n'est que tous les trois, alors.

— Vous n'avez pas l'intention de l'aider ? Vraiment ? crie Borg, du même endroit que tout à l'heure.

— Non. Je n'aime pas ce type. C'était mon patron, avant.

— Voyez-vous ça… On compte ensemble, alors ? Un, deux, trois et je lui brise le crâne avec une pierre ? »

La partie est perdue. Il ne va pas me suivre dans l'éboulis.

« Non… J'arrive.

— En voilà un gentil garçon… »

Je reviens sur mes pas en crapahutant.

« Ils vont la renvoyer au cimetière où est sa place, et ce sera direct au pays enchanté entre les nuages. On se souviendra d'elle uniquement comme d'une momie découverte dans un chalet de montagne, déterrée de son repos éternel par son dingue de fils. Ses chansons, sa voix, tout sera oublié.

— Ils ne feront pas ça…

— Si. Je les connais.

— Ils ne peuvent pas. »

Je m'approche. Je doute que mon crâne supporte une nouvelle séance de son traitement de choc.

Le rocher où j'ai laissé Gunnar apparaît entre les nappes de brouillard.

« Allez-y, laissez mon ami dormir, il a besoin de repos. Allez-vous-en. Je ne vais pas vous suivre.

— Vous l'avez vue, vous n'auriez pas dû…

— Je ne dirai rien. » Je m'arrête pour guetter un mouvement dans la mer de brume. « Partez ! » Je crie aussi fort que je peux. « Tirez-vous ! Sauvez-la avant qu'il soit trop tard ! »

Pas de réaction. J'attends, j'écoute pendant plusieurs minutes avant de franchir les derniers mètres.

Gunnar est toujours là où je l'ai laissé. Son corps est presque blanc de neige, sa peau glacée. Il repose, immobile, contre le rocher, le visage vers le sol.

« Gunnar, tu m'entends ? »

Il reste muet. J'époussette la neige de son poignet, appuie deux doigts sur son artère. Sa peau est si froide que je ne sens rien du tout. Je le bascule sur le côté et plaque l'oreille contre sa bouche. Un faible souffle humide effleure ma joue. Je colle l'oreille contre sa poitrine, sens la chaleur me gagner en entendant son cœur battre ; il bat lentement, en sourdine, mais il bat.

Je contourne le rocher, explore l'autre côté. Je crie « Svein ! » d'une voix rauque, mais seul le vent qui dévale la montagne me répond. Je vais arracher quelques branches des épicéas les plus proches et les dispose autour de Gunnar.

« Il faut qu'on attende ici. » Je parle tout bas et lui prends la main, la serre fort dans la mienne. « Tiens le coup jusqu'à ce que j'aie pu me reposer un peu. Et puis on reprendra notre chemin dès que le brouillard se lèvera. OK ? »

Gunnar déplace à peine la tête, comme s'il voulait parler, mais elle retombe. L'instant suivant, la mousse desséchée craque à peine derrière le rocher. Je me lève et vois Borg émerger du brouillard et venir se placer devant moi.

Chapitre 109

« Vous voilà », fait Svein Borg d'un ton satisfait.

Il a l'air de mesurer une tête de plus que la dernière fois.

« Vous ne pouviez pas juste partir… »

Je soupire en secouant la tête.

« Eh non.

— D'accord. » Je tapote l'épaule de Gunnar et l'adosse de nouveau au rocher. « Je dois avouer que je m'étais trompé sur un point. »

Je balaie la mousse, la neige et l'herbe sèche de mes vêtements mouillés.

« Lequel ? »

Svein Borg n'est qu'à quelques pas de moi, les bras ballants.

« J'ai dit que vous étiez une mauviette, pas forcément physiquement, mais dans votre façon de tuer. Vous avez sacrément grandi. À tous égards.

— C'est que… » Ses commissures s'étirent légèrement. « Dans un camp de travail russe, on est bien obligé de s'habituer. Ils s'imaginent pouvoir prendre tout ce qu'ils veulent, avec les Norvégiens.

— Je dois vous avertir. Je sais très bien me battre. »

Svein Borg fait un pas en avant.

« Vous n'auriez pas dû venir ici.

— On a aussi fait des photos, dis-je alors qu'il va approcher encore.

— Quoi ? » Il s'arrête, le regard sombre, luisant dans le brouillard humide. « Qu'est-ce que vous avez fait ?

— On a pris des photos. Pour l'enquête. Pour les journaux. La totale. Vous êtes un tueur en série, Svein. Un taré à la cervelle truffée de tumeurs cancéreuses qui attaque et tue des innocents. Des comme ça, on n'en a pas beaucoup dans ce pays. Qui sait, peut-être que Milla écrira un livre sur vous quand vous serez mort ? Non, pas sur vous, sur moi. Le héros qui captura l'homme le plus dangereux de Norvège dans les montagnes des Lofoten et remit la mère du malheureux dans la bonne terre chrétienne où était sa place. On pourrait l'appeler *Les Portes du paradis* ? Qu'en pensez-vous ? »

Svein Borg a le souffle déjà plus court, son corps entier se soulève et s'abaisse alors qu'il aspire de l'air, reprend de la force pour l'attaque imminente. Il fait encore un pas vers moi, lève un énorme poing pour me défoncer le crâne, mais avant qu'il ait pu achever son mouvement je m'avance et expédie un coup de pied de toutes mes forces dans son genou d'appui.

Il y a un affreux craquement, suivi d'un cri. Svein essaie de conserver son équilibre, sa jambe se dérobe sous lui, comme si les tendons de son genou s'étaient rompus, il chancelle. Je m'appuie au rocher, frappe de nouveau, au même endroit. Cette fois, son genou entier part en arrière et sur le côté alors qu'il ouvre les bras comme pour se retenir au brouillard qui nous enveloppe.

« C'est vous qui n'auriez pas dû venir. »

Je m'avance, frappe une troisième fois, dans la région du ventre ce coup-ci. Svein se plie en deux. Je recule à nouveau, prends mon élan et me jette sur lui. Il part à la renverse dans l'éboulis en moulinant des bras. Il se retourne à demi, essaie d'amortir le choc avec sa jambe blessée, mais son pied se tord et il ne fait que prendre plus de vitesse. Il crie quelque chose avant de disparaître dans le brouillard. Tout en écoutant son corps dégringoler, je retourne au rocher, m'y appuie de tout mon poids.

Je halète, dans des flots d'adrénaline et de douleur. Je n'ose pas m'éloigner du rocher et de Gunnar. J'écoute, respire, écoute, attends.

Je finis par retrouver la maîtrise de mon corps. Je n'ose ni m'asseoir ni bouger, mais je respire mieux. Il n'y a plus aucun bruit dans l'éboulis. Rien que le vent qui souffle et la respiration irrégulière de Gunnar à mes pieds. Le temps passe, le vent forcit, les rafales déchirent le brouillard, offrent de courts intermèdes dans toute cette grisaille en révélant des bribes de paysage. Bientôt, je vois aussi la mer et les cimes les plus élevées, en face. Le brouillard finit de se lever.

J'esquisse quelques pas prudents vers le couloir d'éboulis. À chaque pas, je m'arrête, j'écoute et je regarde autour de moi, avant d'avancer encore, au-dessus de l'endroit où je pense que Svein Borg a dû atterrir. Je me poste sur la plus grosse pierre et regarde.

Personne.

Après m'être approché du bord, avoir regardé derrière chaque pierre, chaque corniche, sans voir personne, je me résous à descendre plus bas, sur plusieurs mètres de part et d'autre. Toujours personne.

Svein Borg a disparu.

Je reste un moment au milieu de l'éboulis avant de tourner les talons et de grimper jusqu'à Gunnar. Je m'assieds à côté de lui.

« Encore un peu, Gunnar, dis-je dans un murmure. Ils ne vont plus tarder. »

Chapitre 110

Gunnar ouvre les yeux. Nos regards se croisent.

« Tu m'entends ? »

Il répond à mon chuchotement d'un faible hochement de tête, remue lentement la mâchoire inférieure, lève la main, effleure son visage, s'arrête sur sa bosse à la tempe.

« On est où ? s'enquiert-il d'une voix rauque en appuyant délicatement sur la bosse.

— En bas du chalet de Svein Borg. »

Je lève la tête au-dessus du rocher pour observer les alentours.

« Et Borg ?

— Je sais pas.

— Qu'est-ce qui s'est passé, au juste ? »

Je le lui raconte en quelques mots.

Un bruit se fait entendre, alors, dans la forêt au-dessus de nous. Je me relève, regarde par-dessus le rocher et aperçois trois personnes entre les arbres.

Je leur fais signe.

« Par ici ! »

Mon geste me fait frôler mon visage. Mon nez n'est plus qu'une patate de travers, mes paupières inférieures sont rugueuses et poisseuses. Je constate aussi de la pointe de la langue que j'ai perdu un bout d'incisive.

Une voix de femme crie quelque chose aux autres et tous trois mettent le cap sur nous.

« Enfin ! dis-je dans un gémissement, la main sur mon visage.

— Putain, tu as une de ces gueules… », ricane Gunnar.

Je m'affale à côté de lui en me tâtant la face. Il change de position alors que les pas approchent.

Le temps reste gris, mais les brumes sont plus hautes, on voit le couloir jusqu'au fjord et, plus loin, les vagues qui blanchissent. Il ne neige plus, le soleil qui a percé le brouillard fait scintiller les pierres de l'éboulis.

« Mon Dieu ! » s'exclame une voix connue, tout près. C'est Johanne. En anorak rouge et chapka. Elle ressemble à ces skieurs des vieux films norvégiens en noir et blanc. « Vous êtes vivants ! »

Elle vient s'accroupir devant nous.

Les deux policiers m'aident à me relever.

« Où est Borg ?

— On l'a retrouvé au milieu de l'éboulis. Il est en vie, mais tout juste. Il a dû essayer de descendre de la montagne dans le brouillard et se tromper de chemin, me répond Johanne. Il était au milieu de l'éboulis, avec son quad. On a dû se mettre à quatre pour les redescendre jusqu'au chemin.

— Les redescendre ? demande Gunnar, qui s'est relevé sans aide.

— Il semblerait qu'il ait eu… sa mère… avec lui sur le quad. »

Gunnar lâche un gémissement en étirant les bras. Il roule sa nuque, mouvement qui lui fait serrer les dents.

Il promène son regard autour de lui, sur les hommes qui nous entourent, puis sur moi, avant de le ramener sur son torse et ses jambes.

« Où sont mes chaussures ? s'enquiert-il, le regard alternant entre ses pieds et moi. Et pourquoi tu n'as pas de vêtements sur toi ?

— Ce qui se passe en montagne, mon pote, dis-je tout bas en tâtant encore une fois mon nez douloureux, reste en montagne.

— Oh, ta gueule ! »

Il se cale contre le rocher et tourne la tête vers la montagne, au-dessus de nous, tandis que le brouillard continue de ceindre les sommets.

Chapitre 111

« Le scanner indique une fracture des os propres du nez.

— C'est-à-dire ? »

Quand je respire, j'ai l'impression qu'on m'a fourré du papier ou des raisins secs dans les narines.

« Le nez est cassé », traduit l'ORL en levant un miroir de poche devant mon visage.

Mon appendice nasal est enflé, de travers, bleu. Teinte qu'on retrouve aussi dans les deux demi-cercles sous mes yeux. Cette touche de couleur et ma face chamboulée me donnent l'allure d'un homme des cavernes qui aurait attrapé la rage.

« Enlevez-moi ça. »

Je me détourne du miroir.

« Nous allons devoir pratiquer ce qu'on appelle une septorhinoplastie, pour réparer la cloison nasale, m'explique-t-elle. Cette opération ne se fait pas ici. De toute façon, il faut que le nez désenfle, ce qui peut prendre jusqu'à dix jours. En attendant, on va vous mettre une attelle et un bandage de gaze. Il faudra faire bien attention et rester le plus possible au calme pendant les jours qui viennent, afin de ne pas aggraver les dommages. En cas de saignement, il faut vous asseoir, vous pencher en avant et respirer par la bouche pour empêcher le sang de descendre dans la gorge. Je vous recommande aussi de consulter un dentiste dans les jours à venir pour votre incisive cassée.

— J'ai mal dans toute la face…

— Vous aurez une ordonnance de paracétamol en partant, dit le médecin avant de poser son miroir et de retourner s'asseoir à son bureau. Je vais tout de suite vous poser l'attelle. Si vous habitez dans le coin, l'opération peut se faire à Tromsø, vous recevrez une convocation dans les…

— Pas Tromsø. Stavanger. Je vais partir d'ici dès que mon copain sera en état. »

Elle hoche la tête tout en écrivant sur son ordinateur.

« Aucun problème. Je vous mets l'attelle et vous serez prêt à partir. Je voudrais toutefois attirer votre attention sur le fait que, si vous voyagez en avion dans les jours à venir, vous risquez de connaître une aggravation des douleurs, voire des saignements à certains moments du vol, ça peut…

— Tant pis, je ne resterai pas ici plus que nécessaire.

— Très bien. » Elle imprime l'ordonnance et la signe d'un geste fulgurant. « Alors je vais vous trouver une attelle et de quoi la fixer. Si vous voulez bien patienter ici… »

Elle se lève et sort. Pendant son absence, j'attrape le miroir et le lève de nouveau vers mon visage.

« Bon Dieu de merde ! »

Je frissonne à la vue du spectacle et m'empresse de reposer le miroir.

Gunnar a raison, j'ai une de ces gueules…

« Ha ha ha ! » Gunnar alterne éclats de rire et quintes de toux quand j'entre dans sa chambre à l'hôpital de Svolvær, où il est en observation pour traumatisme crânien. « C'est quoi, cet engin sur ta tronche ? s'esclaffe-t-il en se redressant dans son lit.

— Une attelle, dis-je avec mauvaise humeur en m'installant dans le fauteuil à côté de son lit. Quand est-ce que tu sors ?

— Aujourd'hui, si on ne me trouve rien qui se balade entre les oreilles. » Gunnar sort les mains de sa couette, les lève devant son visage, serre les doigts, les poings, examine attentivement ses phalanges et ses jointures. « Johanne est passée pendant que tu te faisais plâtrer la face.

— Qu'est-ce qu'elle a dit ?

— Que Borg allait être transféré à Tromsø en hélicoptère dans la journée. Apparemment, il a le dos et le genou sérieusement amochés.

— Et ?

— Elle a dit que c'était bon, qu'on pouvait lui parler d'abord.

— Quand ?

— Elle va venir nous chercher.

— Alors il ne nous reste qu'à attendre ici ?

— Exact. » Gunnar me lance un nouveau regard avant de se remettre à rire. « Tu t'es vu dans la glace ?

— Oui.

— Et ? »

Il rit encore.

Je me cale dans le fauteuil et ferme les yeux. Une seconde plus tard, Johanne et un collègue apparaissent à la porte, en uniforme, l'arme de service à la hanche.

« Il est prêt, déclare Johanne. Et vous ? »

J'ouvre les yeux et me hisse du fauteuil.

« Oui. Allons-y. »

Gunnar soulève sa couette, mais Johanne lui fait signe de s'arrêter.

« Désolée, camarade, dit-elle. Vous n'avez pas encore le feu vert du médecin.

— Mais… », commence Gunnar. Il se lève et est presque debout quand il se met soudain à vaciller. Il retombe sur le lit, bascule sur le côté. « Bordel ! feule-t-il, le visage dans la couette. Bordel de bordel de merde…

— Je m'en occupe. » J'avance pour l'aider à se redresser. « Détends-toi, je reviens tout de suite. »

Il repousse ma main et s'assied dans son lit sans me regarder. Puis il remonte la couette sous son visage et ferme les yeux. Je me tourne vers Johanne et l'agent, fais signe à Gunnar et les suis dans le couloir vers l'ascenseur qui va nous mener au service où se trouve Svein Borg.

Chapitre 112

Svein Borg est dans un lit au milieu de la chambre, environné de câbles et d'appareils. Le corps intégralement plâtré, il est couché sur le dos, le visage levé vers les néons du plafond. Un agent monte la garde à sa porte, lui aussi en uniforme, son arme dans un holster de hanche. Il fait un signe de tête à Johanne et nous laisse entrer, tous les trois.

« Où est maman ? m'interroge Svein Borg quand j'approche.

— À la morgue. » Je tire un fauteuil vers son lit alors que Johanne et les deux agents nous surveillent du seuil. « Je pense qu'elle va être renvoyée au cimetière où vous l'avez déterrée.

— Elle détestait cet endroit. C'est juste qu'à la fin elle a eu peur de ce qui allait venir.

— Qu'est-ce que vous aviez prévu de faire d'elle, là-haut, au juste ? Brûler son corps et répandre les cendres ?

— À la fin, oui, dit-il quand nos regards se croisent enfin. Il a survécu, l'autre ? Votre ami ?

— Oui. »

Svein Borg s'humecte les lèvres en regardant de nouveau les néons.

« J'aurais dû vous tuer, dans le chalet.

— C'est sûr.

— Vous n'aviez rien à faire là-haut. Cet endroit était juste pour nous.

— Vous, maman et papa ?

— C'était vraiment mon père ? »

Je hausse les épaules.

« Qu'est-ce que j'en sais ? Et vous, qu'en pensez-vous ?

— Je lui ai défoncé le crâne avec l'arrière d'une hache.

— Ah, les fils et leurs pères…

— Elle n'aurait pas dû me mentir, elle aurait dû me le dire.

— Ah, les fils et leurs mères… »

Il se tait. Son regard danse sur les néons, sa langue pointe à peine entre ses lèvres. Même dans cet état misérable, il demeure gigantesque.

« Ils disent que je suis paralysé à partir de la moitié du dos, mais je crois qu'ils mentent. Je ne sens rien à partir du cou. »

Il cligne vivement des yeux quand je me lève. Je m'incline au-dessus de lui pour que nous ayons un contact visuel. « Robert Riverholt, dis-je. Son ex-femme, Olivia, la fille de Milla, et sa copine Siv, mon ex-femme, Ann Mari. Kenneth Abrahamsen. Vous ne voyez pas du tout de qui je parle, n'est-ce pas ? »

Il m'observe un long moment, non pas d'un air scrutateur, comme au camp de travail d'Arkhangelsk, non pas d'un air sombre, déterminé, comme au chalet et dans le brouillard près de l'éboulis, mais avec des yeux de verre, ceux des poupées, sur lesquels on peint des iris et des pupilles.

« Non.

— Avant que nous vous en parlions, quand nous sommes venus en Russie, vous ne saviez pas que Riverholt et Milla avaient commencé à examiner d'anciennes affaires de disparition ?

— Non.

— Vous ne savez même pas qui est mon ex-femme, ni pourquoi j'ai une belle cicatrice sur tout l'avant-bras ?

— Non.

— Vous n'avez pas planifié vos meurtres, vous n'avez pas sélectionné vos victimes à l'avance, vous ne les avez pas étudiées pour les connaître avant de les tuer, si ?

— Je peux vous en parler, si vous voulez.

— Un autre jour. »

Je m'écarte de son visage et de son regard abîmé, me rassieds. Je réfléchis tandis que mes doigts effleurent la gaze qui retient mon attelle.

« Je suis mort, commence Borg quand je fais montre de partir. Quand j'étais sur la table d'opération pour me faire enlever ma tumeur au cerveau. Au milieu de l'opération, je me suis réveillé avec une étrange sensation de flottement. Je percevais toujours ce qui se passait autour de moi, je voyais les médecins qui travaillaient. Il n'y avait pas cette lumière blanche dont ma tante m'avait parlé, pas d'ancêtres morts qui m'attendaient, juste les flammes rouges d'un feu qui se pressait aux fenêtres du bloc opératoire. Je me souviens que je criais, j'étais en colère parce que personne ne voulait me répondre ou m'aider. » Il me regarde. « À mon réveil, j'ai raconté à maman que j'avais vu ces flammes. Elle m'a dit que ce n'était qu'un rêve, mais je savais. Et quand j'ai senti la tumeur pousser à nouveau dans ma tête, j'ai compris que le moment était venu.

— Vous l'avez tuée ?

— Maman avait peur de mourir.

— Et les autres ?

— Ils avaient peur. Je les ai aidés. Je les ai aidés pour la partie la pire. » Il baisse le ton et ses yeux suivent les miens comme deux aimants. « Vous savez, vous aussi. N'est-ce pas ?

— Je sais quoi ?

— Que cette vie n'est pas pour vous. Je le vois dans vos yeux, le désir d'autre chose. Je vous aurais aidé aussi, chuchote-t-il comme je ne réponds pas. Même après ce que vous avez fait à maman. Même vous. » Il cligne des yeux, ses prunelles sont devenues brillantes. « Vous pensez qu'il a vu tout ce que j'ai fait pour lui, pour eux, et qu'il me laissera entrer ?

— "Il" ?

— Dieu. Vous pensez vraiment qu'il peut tout voir, même ce qui se cache dans le cœur de quelqu'un, qu'il comprend tout ? »

Svein Borg essaie de tourner la tête pour ne pas me perdre de vue alors je me lève et reste à côté de son lit, hors de son champ de vision.

« Non », dis-je finalement.

Puis je tourne les talons et m'en vais.

Chapitre 113

Quand je reviens dans sa chambre, Gunnar est assis au bord de son lit, il s'habille.

« Qu'est-ce qu'il a dit ?

— Il avait envie de parler. » Je m'assieds dans le fauteuil. « J'ai décidé de le laisser attendre les vrais interrogatoires avec de vrais policiers. De toute façon, si jamais nous devions le revoir un jour, j'ai établi avec lui une relation suffisamment forte.

— Bien. » Gunnar grimace en étirant le bras en arrière pour passer sa chemise. « Et maintenant ? »

Je le regarde en souriant. La manœuvre me fait souffrir dans toute la face.

« Maintenant, on s'occupe de l'autre affaire. On connaît tout de l'affaire Borg, alors il est temps de revenir à ce qui a déclenché tout ça. Retour à la case départ.

— Et elle est où, la case départ ? »

Il se penche vers un fauteuil, attrape le pantalon qui y est suspendu, le met, enfonce sa chemise dedans, la lisse avec les paumes, devant, derrière, sur les côtés, puis serre sa ceinture.

« Quand j'ai eu le docteur Ohlenborg au téléphone, dis-je alors que Gunnar s'accroupit avec précaution pour chercher ses chaussures, il m'a donné son interprétation de Svein Borg et de son projet, et nous sommes partis du principe que Borg avait collaboré avec l'individu qui a tué Robert et m'a attaqué. Qu'ils avaient un intérêt commun à collaborer. Mais on s'est fourvoyés, on est tombés dans le même piège que Robert, alors que nous aurions dû regarder de plus près ce que nous avions en main, ce que nous savions déjà…

— À savoir ? »

Gunnar a trouvé ses chaussures, il se redresse et les enfile.

« À savoir que Siv et Olivia sont montées dans la voiture de quelqu'un qu'elles connaissaient, ou du moins croyaient connaître. Que Robert a été tué alors qu'il cherchait la fille de Milla. Le docteur Ohlenborg m'a expliqué que l'individu que nous recherchons agit par pur instinct de survie et ne veut pas que quiconque sache ce qu'il a fait. Le docteur Ohlenborg a aussi dit que le meurtre de Robert et Camilla n'était pas son premier, qu'il avait dû faire ses débuts à un autre moment. Quelque chose a mal tourné à ce moment-là et il a ensuite eu la possibilité de réfléchir au problème. À notre arrivée aux Lofoten, j'ai prié Iver de me fournir les relevés d'un portable et d'une adresse e-mail, je les ai maintenant obtenus et j'ai quelqu'un à qui je voudrais parler dès que possible.

— Pourquoi ? »

Il va se placer devant le miroir du lavabo.

« Quand Olivia m'a appelé, j'ai fait une grosse bourde, poursuis-je alors qu'il examine son visage. J'ai parlé de son coup de fil à tout le groupe. Je crois que l'individu que nous cherchons ne savait pas qu'elle était toujours en vie, et il va vouloir y remédier. »

Gunnar se détourne enfin du miroir et se tourne vers moi.

« Comment est-ce possible ? Comment a-t-il pu ne pas le savoir ?

— C'est ce que je vais demander à cette personne à qui je dois parler.

— Bon. » Il inspire calmement et sa chemise se plaque sur ses épaules et sa poitrine, puis il souffle en serrant les poings. « Où allons-nous, au juste ? Avec qui devons-nous parler ?

— Pas nous, moi. Toi, tu rentres à la maison et tu attends que je t'appelle. Il faut que tu sois prêt.

— Et toi ?

— Je repars là où tout a commencé. »

Chapitre 114

Je me réveille dans un violent sursaut, comme si d'un seul coup on appuyait sur un interrupteur. J'ouvre les yeux et vois le visage de Siv. Sa bouche est entrouverte, quelques mèches blondes reposent sur ses lèvres, sans le moindre frémissement. J'ai tellement mal quand je respire, mon cou, ma nuque, l'air est comme du sable dans ma trachée.

Je respire encore et avance la main vers son visage, cherchant chez elle le même interrupteur que celui qui vient de me rallumer.

« Siv… Siv, s'il te plaît. Il faut te réveiller. »

Je continue de caresser son visage du bout des doigts jusqu'à ce qu'un bruit tout proche m'arrête dans mon geste, me fige sur place. Je ne bouge plus, reste concentrée sur les yeux de Siv pendant qu'il creuse, concentrée sur le maigre éclat qui résiste encore à l'obscurité.

Derrière elle, j'entends la mer, et j'entrevois tout juste la remise à bateaux et le soleil entre les arbres. Je reste ainsi, prisonnière de mon propre corps, jusqu'à ce que les coups de pelle cessent, dans une atmosphère saturée de l'odeur de terre froide et humide.

Il ne m'accorde même pas un regard quand il vient s'accroupir près de Siv, dont les jambes tressautent quand il commence à les tirer. Le visage de Siv s'éloigne du mien. Je reste les yeux dans le vague, vers la mer et les rochers, alors que le vent secoue les branches qui nous surplombent. Je ne remue pas un muscle, même quand il en a fini avec Siv et revient me chercher. Je laisse ses mains dures saisir mes épaules et me balancer dans la fosse avec elle. J'enfouis mon visage dans sa poitrine quand une pluie de terre se met à tomber sur nous.

Chapitre 115

Après une brève conversation dans son bureau, Karin m'abandonne devant la porte de la chambre d'André. Cette fois aussi, j'ai demandé à m'entretenir avec lui seul à seul et quand je lui ai expliqué de quoi il retournait elle a consenti non sans réticence à me laisser lui parler sans avoir la bénédiction ni de Kenny ni d'Iver.

Je frappe à sa porte et ouvre.

« Salut, André. »

Comme la dernière fois, il est assis à son bureau. Il m'observe, sur ses gardes, avant de retourner à ses livres.

« Salut, marmonne-t-il.

— Tu te souviens de moi ? »

Je vais m'asseoir au bord de son lit, derrière lui.

« Qu'est-ce qui est arrivé à votre nez ? »

Je passe les doigts sur mon attelle.

« Je me suis retrouvé face à un tueur en série. Ça ne lui a pas plu et il a décidé de me refaire le portrait.

— Un tueur en série ? » Enfin, il se retourne. « À quoi est-ce qu'il ressemblait ?

— Grand comme un ours, énervé comme un taureau, mais moi aussi, j'ai quelques tours dans mon sac.

— Qu'est-ce…

— Je sais bien jouer au mort, et je sais aussi faire des bleus aux couilles.

— Vous l'avez tapé dans… dans…

— En plein dans les bijoux de famille, oui.

— Pourquoi il tuait des gens ?

— Il pensait aider ses victimes, et lui-même.

— C'est lui qui…

— Non, André. Maintenant, on en a attrapé un, mais il en reste un autre. C'est pour ça que je suis ici.

— Je ne sais rien, affirme-t-il en revenant à ses livres.

— Dans la police, quand on parle avec un témoin pour la première fois, c'est pour qu'il explique comment il est impliqué dans les événements. Ensuite, ce que nous faisons, c'est que nous regardons la déposition pour voir s'il y a des anomalies. Si nous en trouvons, nous nous demandons pourquoi le témoin a dit une chose et pas une autre, quelle est sa motivation. Lors de notre entrevue suivante, nous avons trouvé des réponses et nous pouvons donc le confronter, lui offrir une possibilité de nous dire ce que nous savons déjà. C'est la deuxième fois que nous nous rencontrons, André. Je suis là parce que je sais pourquoi tu t'es expliqué comme tu l'as fait l'autre jour. J'ai reçu un relevé des communications de ton portable et de ton adresse e-mail, je sais aussi que tu es un bon garçon, un bon garçon qui a agi comme il l'a fait pour protéger quelqu'un qu'il aime bien et qui est complètement seul.

— Il lui a dit qu'il allait l'emmener chez sa mère.

— Il mentait, dis-je. Moi, je ne te mens pas.

— Il a tué Siv, chuchote André.

— Où est Olivia ? »

Il se retourne vers moi.

« Quelque part à Oslo. Je crois qu'elle habite dans une espèce de coloc. On se skype.

— Elle t'a dit ce qui s'était passé le jour de leur disparition ?

— Oui.

— Tu peux me le raconter ? »

André serre ses mains l'une dans l'autre, son regard plonge vers le sol.

« Oui. »

Chapitre 116

Je sens toujours la chaleur qui émane de la poitrine de Siv malgré la terre froide qui appuie de toutes parts. Je plisse mes paupières et essaie de respirer à travers ses vêtements. C'est peut-être l'absence de bruit qui m'indique finalement que je suis prête et ne veux plus attendre, à moins que ce ne soit les fourmis dans mes pieds, mes violents tressaillements et ma panique croissante. Je commence à me mouvoir, d'abord les doigts puis les jambes, je tape des pieds, tire et pousse la terre froide entre Siv et moi.

Je respire par le nez pour ne pas vomir, ne pas m'étouffer, et, n'arrivant plus à refouler la sensation de noyade, je griffe autour de moi, nage à travers la terre vers la surface, vers la lumière…

Sitôt arrivée en haut, je me sens l'envie de crier, de vider mes poumons pour laisser entrer de l'air frais, meilleur, mais je suis incapable d'articuler le moindre son et je me fige en l'apercevant, lui, entre les arbres, devant la maison.

Il est sur la terrasse, dodeline de la tête en regardant les planches où Siv gisait il y a peu. Puis il saisit la poignée de la porte vitrée et entre dans la cuisine. Je vomis, encore et encore, jusqu'à ce que mon estomac soit vide, puis je rampe hors de la tombe, laboure la terre avec mes doigts pour cacher mes vomissures et recouvrir le trou. Après un dernier regard sur la maison, je me lève et je cours.

Chapitre 117

« Il les a emmenées à la maison de sa mère, à Tjøme, en prétendant qu'il allait leur montrer où elle habitait et les présenter. Olivia m'a dit qu'elle était dans la salle de bains quand il est arrivé quelque chose à Siv. En sortant, elle l'a trouvée couchée sur la terrasse, saignant de la tête. Il a dit que c'était un accident, et puis il a mis ses mains autour du cou d'Olivia en sanglotant. Ensuite, elle s'est réveillée à côté de Siv dans le bois en contrebas de la maison, il creusait une fosse juste à côté. Il les a balancées dedans et a rebouché le trou, mais Olivia a réussi à sortir. Elle m'a skypé quelques jours plus tard. Elle avait besoin d'argent et de plusieurs de ses fringues. Je suis passé prendre quelques affaires dans sa chambre et ensuite je suis allé la retrouver. Elle m'a expliqué ce qui s'était passé, qu'on ne pouvait faire confiance à personne, pas parler à la police. Rien.

— Et maintenant ? Que fait-elle ?

— Elle dit qu'elle travaille, je crois qu'elle…

— Je vois. Tu es inquiet pour elle, tu la protèges. Mais il faut que je la trouve et j'ai besoin de ton aide.

— Je lui ai parlé de vous. Je lui ai dit que vous la cherchiez, que vous aviez l'air bien.

— Oui, elle m'a appelé. À quand remonte la dernière fois où tu as été en contact avec elle ?

— À hier. Elle était toute contente. Elle a dit qu'on allait bientôt se revoir.

— Que voulait-elle dire, à ton avis ?

— Elle venait de recevoir un e-mail de sa mère, elles devaient se voir aujourd'hui. »

Chapitre 118

Quand on est venues, avec Siv, il y a près de six mois, les plus grands arbres étaient orange et rouge. Ils ont maintenant de nouvelles feuilles, c'est le printemps. Ma gorge se noue dès que j'aperçois le bâtiment au bout de l'allée. Siv est toujours là, dans le bois de l'autre côté de ta maison, maman.

J'avance vers le perron. C'est comme si ses doigts se refermaient de nouveau sur mon cou, mais je ne m'arrête pas, parce que je te crois, maman. Ces six derniers mois ont été très durs, j'avais tellement peur qu'il soit là si je te contactais. Il t'aurait peut-être fait du mal s'il avait compris que je n'étais pas dans la fosse avec Siv, que j'en étais sortie.

J'avais abandonné et puis j'ai reçu cet e-mail de toi. J'étais tellement lasse d'avoir peur, d'être seule, mais tu m'as écrit que tu ne renoncerais pas à me chercher avant qu'on soit de nouveau ensemble, toutes les deux. Je t'ai répondu que j'allais te montrer où il avait caché Siv et tu m'as dit qu'on allait appeler la police ensemble pour qu'elle puisse rentrer chez elle, elle aussi.

Je m'arrête une seconde sur la première marche, le vent qui souffle de la mer secoue les arbres du jardin et me donne soudain le vertige. De nouveau, il m'est très difficile de respirer, de nouveau ses doigts sont là. Mais je ravale ma douleur et me force à sonner à la porte. Bientôt, tes pas résonnent dans le vestibule et je vois ton ombre apparaître derrière la vitre colorée.

Maman, as-tu aussi hâte que moi ?

Chapitre 119

Je me gare au bord de l'allée, marche jusqu'à la maison, m'arrête en haut du perron, écoute à la porte. Rien. J'y reste quelques secondes sans entendre un bruit, pose la main sur la poignée et entre.

Le vestibule et le salon sont inondés de lumière. On n'entend que le faible bourdonnement du réfrigérateur dans la cuisine. Il y a un blouson de fille rouge par terre au milieu du salon.

Je le ramasse, l'emporte dans la cuisine. Le four est allumé, une pâte lève sur le plan de travail. La maison semble par ailleurs déserte.

J'ouvre la porte de la terrasse, lance un coup d'œil par celle du chalet d'écriture de Milla, m'arrête pour regarder le bosquet, la remise à bateaux, le rivage. J'aperçois la silhouette d'un homme.

Je dévale les marches de la terrasse et cours vers le bosquet. L'homme semble être en train de sortir le bateau. Je perds l'équilibre, culbute et heurte le sol, le souffle coupé. Rouvrant les yeux, je constate que j'ai atterri dans un trou fraîchement creusé au milieu du bois.

Il s'en exhale une odeur de putréfaction rance et je dois me boucher le nez tandis que je me hisse tant bien que mal vers le bord. Je remarque alors un rouleau de sacs-poubelles noirs et du gaffer argenté et, dans le trou, le corps en partie déterré d'une jeune fille. Elle est couchée sur le flanc. Le temps a fait son œuvre et gommé celle qu'elle était jadis, mais je reconnais néanmoins les contours du visage de Siv vu en photo.

Je me lève de toute ma hauteur, me place contre un tronc d'arbre et scrute la remise à bateaux et le rivage. L'homme a tiré l'embarcation presque jusqu'à l'eau. Quelques mètres plus haut, je vois un autre homme, qui gît le visage contre les rochers.

J'avance jusqu'à la lisière du bosquet, contourne la remise à bateaux par un épais fourré et grimpe sur les rochers de l'autre côté.

« Salut, camarade, dis-je en arrivant au point culminant des rochers, juste au-dessus de la cale. Vous allez pêcher ? »

Chapitre 120

Il s'arrête et regarde vers le rocher où je me tiens, plisse les yeux.

« Qu… quoi ? s'exclame-t-il en reculant vers le bateau. Qu'avez-vous dit ?

— Je me demandais si vous sortiez pêcher. À moins que vous n'alliez poser des casiers ?

— Je crois qu'il est trop tôt pour les crabes. »

Ses doigts remuent nerveusement sur le plat-bord.

« C'est Joachim que vous pensiez emmener à la pêche ? » Je désigne du menton le corps sur le sol. « Balancer les corps des filles près des casiers, et Joachim aussi, pour qu'il ait l'air d'être tombé à l'eau et de s'être noyé alors qu'il se débarrassait de ses cadavres. Un plan astucieux et un bouc émissaire presque parfait. Juste un petit hic…

— Ah ?

— Moyens, mobile et occasion. Vous la connaissez, celle-là, non ? Joachim a un mobile, absolument, l'occasion, peut-être, mais avait-il les moyens de mener à bien ce que vous avez fait ? Allons, Kenny. Personne n'avalera ça. Vous connaissiez Olivia avant, puisque vous les aviez rencontrées, elle et Siv, l'année précédente, quand elles avaient fait leur première fugue et que vous étiez descendu les chercher à Ibiza avec Karin. Elles vous auraient fait confiance si vous vous étiez pointé un jour en disant à Olivia que vous aviez trouvé sa mère et que vous vouliez la ramener chez elle. »

Ses muscles faciaux tressaillent.

« C'était un accident, commence Kenny, ses doigts se crispant et se décrispant sur le plat-bord. Ce n'était pas censé se passer comme ça. Siv s'est soûlée, elles avaient piqué une bouteille de vin dans la cuisine pendant que je leur faisais visiter la maison et l'avaient bue ici, au bord de l'eau. J'ai décidé qu'on reviendrait plutôt un autre jour, mais Siv est tombée, là-haut, à l'angle de la terrasse. Elle faisait la folle en dansant et elle est tombée la tête la première sur une pierre. Qu'est-ce que je pouvais faire d'autre ?

— Pourquoi les avez-vous emmenées ici, au départ ? C'était quoi, votre plan ?

— Pourquoi Robert aurait-il eu les honneurs de l'avoir ramenée à Milla ? J'étais là pour elle bien avant qu'il entre en scène. Pourquoi aurait-il… Quand Milla a commencé avec ses histoires de retrouver sa fille, j'ai dit et redit à Iver qu'on devait lui expliquer qu'on savait déjà où elle était, mais il a fait la sourde oreille, et d'un seul coup Milla se pointe au commissariat avec Robert en déclarant qu'elle l'a embauché pour retrouver Olivia.

— Et il était alors trop tard. L'occasion était passée.

— Oui.

— Et maintenant nous voilà ici. Vous et moi.

— Vous et moi.

— Où est-elle ? »

Il lance un petit coup d'œil vers la remise à bateaux et le bosquet.

« L'autre jour, quand on était ici, au bord de l'eau, vous n'auriez pas dû me faire confiance. Vous vous souvenez ? J'étais le seul en qui vous aviez confiance, qui pouvait aller dans le Nord-Norge pour suivre les traces de Svein Borg.

— Non, Kenny. Je vous ai envoyé là-bas pour vous éloigner des autres. Et parce que je savais que, comme vous le faites depuis le début, vous alliez tout mettre en œuvre pour que nous continuions de suivre la piste de Borg. Mais je dois avouer que quand vous avez orchestré votre propre disparition mystérieuse dans l'appartement de Milla, une scène de crime sans traces, j'ai commencé à me demander si j'avais bien la bonne personne dans mon viseur. Je suppose que vous avez paniqué quand Olivia m'a téléphoné, que vous avez cru que la partie était terminée, et que c'est pour ça que vous avez disparu ?

— Oui, j'ai eu un choc quand vous avez dit qu'elle vous avait appelé. Je croyais qu'elle était là où je l'avais laissée, je n'avais jamais envisagé d'autre possibilité. Toutes les fois où j'avais marché sur cette fosse depuis… l'idée ne m'était jamais venue qu'elle pouvait… Il fallait que j'y aille et que je rouvre pour vérifier, et elle était bel et bien en vie… Qui aurait cru que…

— Qu'est-ce qui vous a fait changer d'avis ? De plan ?

— Olivia. Vous avez raison, je pensais filer, je ne voyais pas d'autre issue, mais mon cerveau de policier s'est réveillé. Si elle était en vie, où était-elle depuis tout ce temps ? Je comprenais bien que, me sachant flic, elle avait peur et n'avait pas le choix, elle devait se cacher, mais en même temps elle avait bien dû parler à quelqu'un, avoir de l'aide pour rester cachée si longtemps. Il n'y avait pas trente-six possibilités : c'était André, le premier de la classe du foyer, qui n'arrivait pas à cacher qu'il était amoureux d'elle. Exactement le type que j'aurais appelé si je m'étais trouvé dans sa situation.

— Alors vous avez demandé à Runa de vous donner les relevés de son portable et de son e-mail, comme moi.

— Ils se parlaient. Ils se skypaient. Je n'ai eu aucun mal à trouver l'e-mail d'Olivia dans le relevé, André n'a pas précisément pléthore d'amis. Alors j'ai créé une nouvelle adresse – millalind@hotmail.com – et je lui ai envoyé un e-mail, disant que je la cherchais, que je savais ce qui s'était passé, je la priais de revenir à la maison, je disais que j'allais l'aider, que j'allais faire disparaître toutes les choses douloureuses qu'elle avait traversées et que j'allais faire mettre le méchant en prison. Ha ha ha ! Bon sang ! Elle a répondu dans les minutes qui ont suivi !

— Donc vous êtes convenus de vous retrouver ici.

— Je suis resté dans le coin jusqu'à ce que Milla reparte à son appartement. Quelques jours avec Joachim et elle craque, il faut qu'elle retourne en ville. J'ai envoyé un e-mail à Olivia pour lui dire que la voie était libre et qu'il fallait venir aussi vite que possible.

— Mais vous aviez besoin de Joachim ici pour que votre plan fonctionne.

— Quand je suis entré, il était en train de faire des petits pains. Tablier à fleurs et tout. Vous auriez dû entendre ses hurlements de ménagère suédoise quand il a compris ce qui allait se passer. Je lui ai défoncé le crâne, sur le plat-bord du bateau, ensuite je l'ai traîné ici et…

— Vous êtes drôlement consciencieux, dites-moi. Ces pauvres SMS que vous m'avez envoyés quand vous cherchiez à jouer le rôle de Borg, vous avez même laissé le portable dans l'appartement de Riverholt pour lui attribuer ces meurtres aussi. Et en dépit de tout ce travail, Milla ne voulait pas de vous. Elle n'aurait jamais quitté Joachim. Vous, moi, Iver, même Robert, nous ne sommes que des passagers dans sa vie, on monte à un arrêt, on descend au suivant. Depuis le début, le seul homme pour qui il y ait jamais eu de place, c'est celui qui est couché à vos pieds. Même Robert aurait fini par le comprendre, si vous ne lui aviez pas collé une balle dans le crâne.

— Robert Riverholt, souffle Kenny. Vous ne le connaissiez pas. Il était comme vous, il n'aurait jamais renoncé à chercher les filles. Robert, c'était le genre qui devait toujours jouer les héros, qui insistait pour que le soleil brille sur lui et sur personne d'autre.

— Alors vous l'avez tué parce qu'il ne gobait plus votre histoire de nouvelle fugue en Espagne, et parce que vous pensiez qu'il allait vous enlever Milla. Vous vous figuriez que la bataille était entre vous et lui, pas entre vous et Joachim.

— Robert était un nase.

— Vous avez pris votre temps, vous vous êtes bien appliqué, vous avez planifié chaque étape. Vous êtes devenu ami avec son ex-femme, Camilla, vous alliez lui chercher son courrier, vous la conduisiez à droite à gauche, tout en imaginant comment le tuer en faisant porter la faute sur elle. Ça a dû vous coûter un peu, quand même, quand vous étiez dans sa voiture et qu'elle a compris ce que vous alliez lui faire… »

Il ferme les yeux, secoue la tête.

« Elle était très malade, sur son lit de mort, me dit-il en les rouvrant. Je lui ai rendu service.

— Comme Borg a rendu service à ses victimes ?

— Non. Pas comme Svein Borg.

— Et Ann Mari ? Quel service lui avez-vous rendu ? »

Kenny lâche un petit rire.

« Votre ex-femme ?

— Oui.

— Aske et ses femmes ! crache-t-il soudain, plein de morgue, en lançant un regard vers un instrument de pêche terminé par un croc métallique, juste devant lui dans le bateau. Comment vous vous y prenez, au juste, pour que ces femmes fassent tout pour vous ? J'étais venu vous tuer, vous. Je suis resté longtemps devant le lit à vous regarder tous les deux, elle était accrochée à vous, et vous, vous étiez complètement parti, à moitié hors du lit, la bouche ouverte, à baver comme un taré de l'asile. Ensuite, elle s'est réveillée. » Kenny rit sous cape, saisit la gaffe, serre les doigts autour du manche. « Je lui ai mis la main sur la bouche et lui ai chuchoté que j'étais là pour vous tuer. Je lui ai dit que c'était vous ou elle. Elle a levé les mains, m'a laissé couper, sans un bruit. Pendant un long moment, j'ai envisagé de tenir la promesse que je lui avais faite, mais je me suis rendu compte que ce n'était pas faisable. »

Quand Kenny se tait, je laisse mon regard couler dans la pénombre, sur la mer, vers les flotteurs des casiers à crabes.

« Où est-elle ? » dis-je finalement.

Kenny désigne du menton la remise à bateaux.

« Là-dedans.

— Elle est morte ?

— Vous n'avez qu'à aller voir. »

Il se penche vers le plat-bord, la gaffe à la main. Il me suit des yeux, évalue la distance entre nous, calcule le temps dont il dispose avant sa prochaine manœuvre.

« Je vais y aller », dis-je au moment où j'aperçois quelqu'un parmi les arbres derrière lui.

Kenny a lâché le plat-bord. Il me fixe alors que je descends du rocher vers la remise à bateaux. Je m'arrête à quelques mètres de lui, plisse les yeux une dernière fois vers la mer avant de le regarder de nouveau.

« Au fait, il y a quelqu'un qui a beaucoup insisté pour vous rencontrer. »

Je lui désigne d'un geste la personne derrière lui.

Kenny se retourne vivement vers l'immense individu qui se faufile hors du sous-bois.

« Je vous présente Gunnar Ore, mon ancien patron à l'Inspection générale de la police. » Je passe promptement devant lui. « Le fiancé d'Ann Mari. Il aimerait vous parler. »

Chapitre 121

« Ne regarde pas », siffle Gunnar à mon passage.

Je le retiens par la manche.

« Il faut d'abord que je vérifie si elle est dans la remise à bateaux. »

Il se dégage et marche vers Kenny. Je rejoins prestement la porte ouverte. Au milieu de la remise, il y a une capote de bateau enroulée, avec une corde nouée autour et, semble-t-il, quelque chose à l'intérieur.

Je m'agenouille.

Pendant que je défais les nœuds, je vois du coin de l'œil que Kenny est passé de l'autre côté du bateau, ils ont l'air de jouer à chat ; Gunnar, qui est le chat, contourne lentement l'embarcation pour attraper Kenny, qui semble mal parti.

Je défais le dernier pli de la capote, révélant une jeune fille allongée sur le dos, les mains ligotées, la bouche bâillonnée à l'adhésif. Les yeux d'Olivia luisent de peur quand ils croisent les miens.

Gunnar se tourne vers moi.

« Tout va bien ?

— Oui ! dis-je en relevant Olivia en position assise. Elle est vivante ! »

Il se concentre de nouveau sur Kenny, qui a interrompu sa ronde et crispe sa main autour de la gaffe avant de l'abattre sur lui.

Gunnar esquive en renversant le torse en arrière, attrape la gaffe et la balance sur le rivage. Après quoi il expédie son poing dans la figure de Kenny, le saisit par le bras, l'attire à lui et lui fait une clef de cou, tout ça d'un seul et même mouvement. Il se met à serrer.

« Non ! » Kenny s'accroche au plat-bord des deux mains. « Non, non, non ! »

J'entends sa respiration sifflante de là où je me trouve. Au bout d'un moment, Gunnar desserre son étau, inspire profondément, jette Kenny au sol et l'attrape par les pieds.

Le corps soulevé à l'horizontale, celui-ci s'agrippe au bateau en criant à l'aide. À la fin, il lâche prise et Gunnar le traîne sur la cale puis vers le rivage, alors qu'il cherche fébrilement un endroit où s'accrocher.

« Gunnar ! » Je marche vers le bord de l'eau. « Tu ne peux pas…

— Retournez-vous, tous les deux ! » glapit Gunnar sans quitter Kenny des yeux.

Il s'arrête sur la rive et change de prise, campe ses jambes de part et d'autre de Kenny et le tire jusqu'à ce que l'eau lui arrive au-dessus des genoux.

« Retourne-toi, Thorkild, répète-t-il alors que je fais un nouveau pas en avant. Tu ne veux pas voir ça. »

Quand il est suffisamment loin, il plonge Kenny sous la surface avant de s'asseoir sur son dos.

« Au se… », gargouille Kenny, luttant pour garder la tête hors de l'eau.

Je prends Olivia et plaque sa tête contre ma poitrine, referme mes mains sur ses oreilles et me force à regarder ailleurs.

Derrière, j'entends Gunnar murmurer, une fois de plus :

« Détourne le regard, Thorkild. Ce n'est pas pour toi. »

Chapitre 122

Je rouvre les paupières quand il ôte ses mains de mon visage. Il me demande si je veux bien qu'il m'éloigne de là. Je hoche la tête et il me soulève délicatement, me porte dans le bois, passe devant le trou dans le sol. Il contourne la maison, s'arrête un instant devant pour indiquer aux policiers qui arrivent où ils doivent aller. Il ne me lâche pas, même une fois que nous sommes sortis de l'allée. Il me demande si je veux attendre dans sa voiture, je secoue la tête en m'agrippant à lui, j'ai peur de sentir le sol sous mes pieds.

Bientôt une autre voiture vient s'arrêter à côté de nous. Au volant, je vois un homme, il sort, parle, fait le tour et ouvre la portière côté passager.

Je reconnais tes yeux immédiatement, ils n'ont pas changé depuis la dernière fois que je t'ai vue. Ils sont exactement pareils. Tu as l'air si apeurée, si perdue, comme moi.

Je me coule hors de ses bras et dans les tiens. Je serre, m'accroche et tourne la tête pour pouvoir enfin voir tout ton visage.

« Maman, me voici. C'est moi, Olivia. »

Épilogue

Personnellement, je trouve que c'est à l'aube que les cimetières sont les plus beaux, quand le brouillard se lève, redonnant leurs couleurs aux plantes, à l'herbe, aux immeubles. Ce jour-là, les poussières de l'hiver sont balayées de l'asphalte, les jardinières sont sur les balcons et les jeunes pousses des jardins imposent le printemps, même quand il pleut et que la grisaille refuse de lâcher prise.

Je m'arrête devant la croix en bois temporaire. Derrière moi une voiture se gare, une portière s'ouvre, claque, des pas fermes avancent sur le gravier entre l'église et le cimetière, vers l'endroit où je me tiens.

« Ça fait longtemps que tu es là ?

— Je viens d'arriver, dis-je. Quand est-ce qu'ils t'ont relâché ?

— Juste après t'avoir interrogé, répond Gunnar Ore en venant à côté de moi. Apparemment, ils ne te portent pas dans leur cœur. L'enquêteur qui menait l'interrogatoire était sacrément furieux, je dirais que tu t'es fait un nouvel ennemi…

— Dis-lui de prendre un ticket et de se mettre dans la queue.

— Merci. » Gunnar pose durement la main sur mon épaule. « Merci de ne rien leur avoir donné.

— Pourquoi l'aurais-je fait ? »

Nous restons tous deux à regarder le tas de terre devant nous sans rien dire.

« Ils vont installer la pierre tombale dans la semaine, indique-t-il avant de s'accroupir et de chercher un endroit approprié où poser les fleurs qu'il a apportées.

— Bien. Comment ça s'est passé, pour Iver ? Ils ont fini avec lui aussi ?

— Iver s'en est bien sorti. » Il hoche la tête en se relevant et s'époussette les genoux. « Tu viens à la maison ? On pourrait boire un café et…

— Tu les as ?

— Quoi ? fait-il d'un ton éteint.

— Tu le sais.

— Tu es sûr ? Je pensais que tu n'en avais plus besoin…

— Non. Tu ne le pensais pas.

— D'accord », soupire Gunnar.

Il balance le sac en plastique par terre devant la tombe d'Ann Mari.

Je me baisse, le ramasse, l'ouvre, regarde dedans.

« Tu te souviens que je croyais que c'était elle qui l'avait fait ? » Mon regard balaie les boîtes et les plaquettes de cachets à l'intérieur. « Que c'était Ann Mari qui avait tenu le couteau ?

— Oui.

— J'avais tout de même raison sur un point, Gunnar. »

Je referme le sac avant de me tourner de façon à me trouver face à lui.

Gunnar joint les mains sur sa poitrine.

« Quoi ?

— C'était un adieu. Ann Mari a voulu que je reste parce qu'elle savait que c'était la dernière fois. Avant que vous vous mariiez. »

Les yeux rivés au bout de ses chaussures, Gunnar hoche la tête.

« Et maintenant ?

— Il est temps de rentrer à Stavanger. J'ai des gens qui m'attendent. »

Il lève les yeux, d'abord sur le sac en plastique, puis sur moi.

« Frei ?

— Frei est morte.

— Et Milla ? Tu lui as parlé, depuis que…

— Elle a tout ce qu'il lui faut maintenant.

— Tu vas t'en sortir ? »

Je hausse les épaules.

« J'ai un sac bourré de médicaments et ma nature de gagnant. Qu'est-ce qui pourrait mal tourner ? »

Gunnar souffle sur ses mains et lève les yeux vers le ciel.

« Quand pars-tu ?

— Cet après-midi.

— Tu as le temps de boire ce café avant ?

— Oui. »

Nous tournons les talons, quittons la tombe d'Ann Mari et marchons vers la voiture de Gunnar.

Au-dessus de nous, le soleil est en passe de traverser les nuages. Entre deux averses, il plonge ses rayons autour du cimetière et les rues de la capitale deviennent belles, si belles…

Cet ouvrage a été composé par
Fr&co - 61290 Longny-au-Perche

Imprimé en France par

MAURY IMPRIMEUR
à Malesherbes (Loiret)
en octobre 2022

POCKET - 92 avenue de France, 75013 PARIS

N° d'impression : 266158
S32135/01